微创无瘤防御理论与实践

Theory and practice of minimally invasive procedures and tumor-free strategy

主　编　凌　斌
副主编　梁　静　陈春林　孟元光
编　委（按姓氏汉语拼音排序）

白　莉	西安交通大学第二附属医院	王　倩	郑州大学第二附属医院
曹小娟	南方医科大学深圳医院	王文慧	中日友好医院
陈春林	南方医科大学南方医院	王武亮	郑州大学第二附属医院
陈志龙	郑州大学第二附属医院	吴大保	中国科学技术大学附属第一医院
董延磊	山东大学第二医院	熊员焕	江西省人民医院
冯定庆	中日友好医院	徐　臻	郑州大学第二附属医院
贺桂芳	中日友好医院	薛　翔	西安交通大学第二附属医院
蒋冰阳	南方医科大学南方医院	杨志英	中日友好医院
李爱华	山东第一医科大学附属聊城医院	叶明侠	中国人民解放军总医院
梁海燕	中日友好医院	于　欢	中日友好医院
梁　静	中日友好医院	张丽丽	山东第一医科大学附属聊城医院
凌　斌	中日友好医院	张师前	山东大学齐鲁医院
刘　萍	南方医科大学南方医院	赵　芳	中日友好医院
刘晓蝶	中日友好医院	赵　虎	郑州大学第二附属医院
陆安伟	南方医科大学深圳医院	赵卫东	中国科学技术大学附属第一医院
孟元光	中国人民解放军总医院	周　莉	南方医科大学深圳医院
彭　程	中国科学技术大学附属第一医院	周晓峰	中日友好医院
申　平	南方医科大学南方医院	周　颖	中国科学技术大学附属第一医院
王利君	郑州大学第二附属医院	朱　琳	山东大学第二医院
王铭洋	中国人民解放军总医院		

中国教育出版传媒集团

高等教育出版社·北京

内容简介

　　现代医学广泛应用的微创手术具有创伤小、康复快等优势,但是由于微创手术中没有严格遵循无瘤原则操作,因此造成医源性肿瘤扩散转移,严重威胁患者生命安全,已经构成重大公共卫生健康问题。本书针对微创技术发展中面临无瘤原则的严峻挑战,首次提出了微创无瘤防御体系的概念,总结微创医学临床实践中医源性肿瘤播散转移的经验教训,以及无瘤防御的方法,为妇科、普通外科和泌尿外科等临床微创医生提供微创无瘤防御的系统性理论及实践经验。编写内容主要分为总论、各论及手术演示三部分,涵盖了基础理论、妇科及外科相关疾病微创手术中存在的无瘤防御问题和应对策略,具有临床实用价值。

图书在版编目(CIP)数据

　　微创无瘤防御理论与实践 / 凌斌主编 . -- 北京:高等教育出版社,2022.10
　　ISBN 978-7-04-058967-2

　　Ⅰ. ①微… Ⅱ. ①凌… Ⅲ. ①肿瘤 – 显微外科手术
Ⅳ. ① R730.56

　　中国版本图书馆 CIP 数据核字(2022)第 117636 号

Weichuang Wuliu Fangyu Lilun yu Shijian

| 策划编辑 | 吴雪梅 瞿德竑 | 责任编辑 | 瞿德竑 | 封面设计 | 张　志 | 责任印制 | 朱　琦 |

出版发行	高等教育出版社	咨询电话	400-810-0598
社　　址	北京市西城区德外大街4号	网　　址	http://www.hep.edu.cn
邮政编码	100120		http://www.hep.com.cn
印　　刷	北京市联华印刷厂	网上订购	http://www.hepmall.com.cn
开　　本	787mm×1092mm　1/16		http://www.hepmall.com
印　　张	15.5		http://www.hepmall.cn
字　　数	260千字	版　　次	2022 年10 月第 1 版
插　　页	2	印　　次	2022 年10 月第 1 次印刷
购书热线	010-58581118	定　　价	56.00元

本书如有缺页、倒页、脱页等质量问题,请到所购图书销售部门联系调换
版权所有　侵权必究
物 料 号　58967-00

数字课程（基础版）

微创无瘤防御
理论与实践

主 编 凌 斌

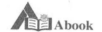

微创无瘤防御理论与实践

微创无瘤防御理论与实践
Theory and practice of minimally invasive procedures and tumor-free strategy

主编 凌 斌

微创无瘤防御理论与实践数字课程与纸质图书一体化设计，紧密配合。数字课程内容主要为手术演示视频，拓展了图书内容，为读者提供了直观的资源呈现形式。

用户名： _____ 密码： _____ 验证码： _____ 5360 忘记密码？ 登录 注册

http://abook.hep.com.cn/58967

扫描二维码，下载 Abook 应用

前言

临床医学从远古中走来，传说人类在石器时代采用烧灼的石块压迫伤口，延至隋唐时期为烧烙止血术，文字记载"亦烧铁烙之，令焦如炭"，远古医学借此手段救死扶伤的本质是仁爱。毋庸置疑，临床技术代表着一个时代的生产力水平，耳熟能详的开腹手术、开颅手术实属无奈之举，科学技术发展之宗旨理当更好地为人类服务，因此外科手术从巨创走向微创和无创，既减轻医源性伤害，始终都是人类美好的期望，也是医学科学发展的必然。显然，当代外科手术阔步走向文明，微创化之趋势实乃微创文明之江河，浩浩汤汤，不可阻挡。

值得强调的是，长此以往的专业训练，医者多热衷于应用千锤百炼的临床诊治方法。微无创医学就是要解决医源性伤害这个问题。

为了治疗疾病而采用外科手术对患者造成的伤害，可以概括为近期伤害和远期伤害。通常所言手术并发症多发于术后近期，因果清晰，症状明显，医患皆关注，丝毫不敢懈怠。目前的主流思想是，如果围手术期平安微创、快速康复，似乎也就顺利渡过手术难关，实则不尽然，假如术中发生医源性肿瘤播散种植，肿瘤往往潜伏数月或数年，悄无声息地生长，后发制人，预后堪忧，因此不得不防。面对罹患肿瘤之高危人群，微创术中更需要强调临床医学和预防医学的结合。

腹腔镜技术是现代科学技术发展的成果，是微创医学技术的杰出代表，广泛应用于腹部手术相关学科，备受青睐。然而，人无远虑，必有近忧，30年前，当腹腔镜技术初现端倪之时，我国妇产科一代宗师江森教授就敏锐意识到这项新技术尚不成熟，如不加以完善则后患无穷。令人遗憾的是，腹腔镜技术迅速普及，然而缺乏无瘤防御。2014年美国食品药品监督管理局（Food and Drug Administration，FDA）针对腹腔镜下子宫肌瘤手术首次发布安全警告，大约350例接受腹腔镜手术的患者中就有1位隐匿者发生医源性肿瘤播散转移，并且鉴于腹腔镜技术应用的普遍性和问题的严重性，将其界定为重大公共卫生健康问题。2020年美国FDA再次声明，强调不仅恶性肿瘤，而且良性肿瘤，甚至正常组织细胞都可能播散异位种植生长，需要高度重视和防御。显然，腹腔镜技术还存在重大缺陷，面临重大科学难题。

医者须臾不能忘记的是，微创术中不经意间播散种植的肿瘤细胞种子，必然会种植生长，并在未来结出恶果。辩证唯物主义的发展观认为，发展中遇到的问题，需要采用发展的方法解决。

相较于传统开腹手术的巨创，腹腔镜手术更加微创。然而，腹腔镜技术作为新的技术，尚待实践中总结经验，不断完善。因此纵览医学发展的历史长河，站在未来看现在，一切过往的腹腔镜技术相对又是巨创和粗糙的，而未来的腹腔镜技术一定是更加微创而精致的。

诚然，无瘤理念已经小有历史，因此在临床实践中，面对患者的生命，静水流深，微创技术无论如何琳琅满目，无论如何微创便捷，无论如何快速发展，无瘤原则均当坚如磐石，此乃敬畏生命，务必遵循，没有任何理由容忍撼动之。

因此，外科手术步入所谓"微创时代"，总结历史的经验和教训，千呼万唤建立和完善微创无瘤防御体系，即在无瘤原则思想指导下建立，并在微创医学实践中行之有效的一系列防范措施。强调以医学教育为基础，医院管理为保障，科技创新为引领，针对微创医学实践中医源性肿瘤转移的多种原因，构建全方位、多层次的安全防控屏障。宏观而言，当下重视微创无瘤防御教育，强化医院生物安全保障，注重医源性肿瘤播散转移的精细化管理尤为重要。

努力让微创技术更加安全，功德无量。

凌斌

2022 年 1 月

目录

1. 总论

2. 各论

3.　手术演示

彩插

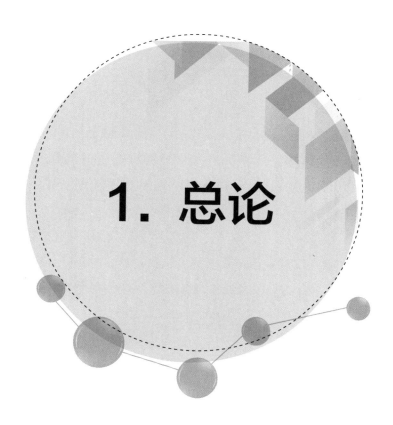

1. 总论

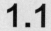

1.1

外科学发展史

拉丁文中，外科学由"手"和"工"两个词组成，顾名思义，外科是医生用手治疗疾病的一门学科。外科在我国有着悠久的历史。公元前1300年夏商时期，甲骨文上已出现"疗""疮"等外科疾病的记载；在中国最早的医学典籍《黄帝内经》中，已有针砭、手术等多种外科疗法；东汉末年，华佗（141—203年）首次应用麻沸散作为全身麻醉剂为患者进行剖腹术。

1.1.1 外科发展的阶段

外科学发展可分为六个阶段，体现了外科逐渐脱离宗教控制，最终发展成为独立科学体系的过程。

（1）原始社会时代：医学源自巫术。公元前五千年，我们祖先已学会开颅技术"环钻术"，但仅用于为患者"驱魔"。

（2）古希腊时代：哲学的出现开启了医学新时代，外科从内科中分离出来。

（3）古罗马和中世纪时期：基督教的强势统治压制了外科的进一步发展。

（4）文艺复兴时期：宗教势力逐渐减弱，解剖学的开创迎来了人体构造的正确认识，外科开始成为一个专门的职业。

（5）18世纪，以英国John Hunter为代表的外科医生将实验动物外科作为研究病理生理基础的一种手段，使外科提升为一门独立学科。

（6）19世纪40年代，随着消毒、麻醉、输血等技术的产生和进步，外科学得以逐渐深化及完善。而心脏外科的成熟和器官移植技术的面世，代表着外科学走向辉煌。

1846年，美国医生William T. G. Morton在麻省总医院进行了世界首例公开乙醚麻醉手术演示，标志着现代麻醉的开端。

1847年，匈牙利医生Ignaz Semmelweis率先提出医护人员采用洗手消毒法以

3

预防产褥热，此后产褥热死亡率降到了历史最低点 1.3%。

1867 年，英国外科医生 Joseph Lister 首次采用苯酚消毒手术室、手术部位和伤口，并在《柳叶刀》上阐述外科手术消毒原则，奠定了抗菌法的基本原则，被后人称为"现代消毒之父"。

1886 年，德国医生 Ernst von Bergmann 发明了高压蒸汽法消毒手术器械和敷料，使抗菌法演变为无菌法。

1890 年，美国医生 William Halsted 设计并使用外科灭菌橡胶手套，大大降低了患者的感染风险。至此，无菌术趋于完善。

1900 年，奥地利医学家 Karl Landsteiner 发现了血型，并最终确立了现代血型系统，从此解决了输血安全问题。

1902 年，Luther Hill 首次成功完成了被穿透的心腔的修补术。

1921 年，瑞典耳鼻喉科医生 Carl Olof Nylen 使用自己制造的固定式单目显微镜完成慢性中耳炎手术，推动了显微手术发展。

1949 年，美国医生 John Heysham Gibbon 成功研制出第一台人工心肺机。1953 年，人类成功地利用人工心肺机完成了第一台心脏直视手术。

1954 年，美国外科医生 Joseph Murray 成功进行了第一例同卵双生子的肾移植手术，接受手术者获得长期存活，器官移植技术从此迈入新纪元。

1983 年，英国泌尿科医生 John EA Wickham 首次提出微创外科（minimally invasive surgery，MIS）概念。MIS 的概念不仅是指切口小，而是在以人为本的前提下，以尽可能小的创伤，达到最佳的内环境稳定，争取最佳的疾病治疗效果。

1985 年，德国医生 Erich Muhe 使用自己发明的腹腔镜器械进行了第一例腹腔镜下胆囊切除术，并在 1986 年德国外科学会会议报道，但未获认可。目前公认法国医生 Philippe Mouret 在 1987 年完成了世界首例腹腔镜下胆囊切除术，标志着微创外科时代的真正开始。

1999 年，Intuitive Surgical 公司研制出"达·芬奇"（da Vinci）手术机器人，标志着世界第一台真正的手术机器人的诞生。达·芬奇手术机器人具有三个关键核心技术：可自由运动的手臂腕部 EndoWrist、3D 高清影像技术、主控台的人机交互设计，可使手术操作更为精细，减少患者创伤，目前已广泛应用于神经外科、心血管外科、泌尿外科、妇产科等学科的多种手术。

随着微创技术的发展，一项"无瘢痕"的经自然孔道内镜外科技术（natural orifice transluminal endoscopic surgery，NOTES）应运而生，其指不经体表切口，利用内镜通过人体自然孔道，如胃、阴道、膀胱等进入体腔进行手术，从而达到腹壁无瘢痕，减轻术后疼痛的效果。1998 年，美国 5 所大学的专家组成 "Apoll 小组" 开始 NOTES 研究。2004 年，Kalloo 等发表了将胃镜经胃切口置入腹腔进行肝活检的动物实验报告，正式提出了 NOTES 概念。2007 年，法国斯特拉斯堡大学医院 Marescaux 领导的小组完成了世界首例经阴道内镜胆囊切除术，这是人类第一次完成的真正意义上的临床 NOTES 手术。2008 年，王东等实施了国内首例腹腔镜辅助下的经胃内镜腹膜后肿大淋巴结活检术，开创了我国 NOTES 临床研究的先河。

21 世纪的外科已从传统手术时代进入微创手术时代，强调将人作为一个整体来看待，在手术治疗疾病的同时，尽可能地保证患者的整体平衡不被破坏，体现了 "以患者为中心、以循证为依据、以微创为方向" 的现代医学模式。

1.1.2 微创发展中的无瘤技术

微创外科发展过程中也不可避免产生了新的临床问题，微创手术中如何经微孔取出大块肿瘤？人工气腹是否造成肿瘤播散？这些问题给外科医生敲响了警钟，促使外科医生重视微创手术的无瘤原则，不断改进无瘤技术，规范手术流程。

1894 年，Halated 通过对乳腺癌手术疗效的总结，首次在 *Annals of Surgery* 杂志上阐述了肿瘤外科手术的无瘤原则，即不切割原则和整块切除原则。其目的在于最大限度地避免医疗操作造成的肿瘤转移复发。传统手术无瘤原则包括：①肿瘤的不可挤压性原则；②锐性解剖原则；③隔离肿瘤原则；④肿瘤整块切除原则；⑤减少术中扩散机会原则；⑥减少癌细胞局部污染原则。

然而，微创手术与传统手术有很大差距。循证医学为新技术下的无瘤原则赋予了新的内涵。新技术下的无瘤手术需要遵循以下原则：①任何外科新技术开展都应严格遵循临床伦理规范；②和传统手术相比，新技术不得降低患者生存率；③应充分发挥新技术的优势，例如可借助腔镜高清图像及扩大的手术视野发现隐藏的病变；④客观评估新技术的潜在风险，并制定相应对策。当微小切口切除巨大瘤体取出困难时，可将肿瘤置入密闭袋，在袋内粉碎后取出。

2014 年 11 月 29 日—30 日，由中国医师协会、中国医师协会微无创医学专业委员会主办的中国医师协会微无创医学专业委员会成立大会在重庆隆重召开。微无创医学是一个涉及全部临床医学专业的理念，几乎蕴含于全部的临床、护理、影像和检验医学等专业。当代微无创医学技术已经取得了辉煌的成就，医学必然是从巨创，潮流般地奔向微创，并最终达到无创之境，这是任何力量也无法阻挡的历史潮流。

参考文献

［1］Fenster J M. Ether Day：The Strange Tale of America's Greatest Medical Discovery and the Haunted Men Who Made It ［M］. New York：Harper Collins，2001.

［2］Clark P F. Joseph Lister，His Life and Work ［J］. The Scientific Monthly，1920，11：518-539.

［3］Haas L F. William Stewart Halsted ［J］. Journal of Neurology，Neurosurgery & Psychiatry，2000，69：461-464.

［4］Geoff W. Joseph Murray：innovative surgeon and pioneer of transplantation ［J］. Lancet，2011，377：987.

［5］Challacombe B J，Khan M S，Murphy D，et al. The history of robotics in urology ［J］. World Journal of Urology，2006，24：120-127.

［6］Muhe E. Die erste Cholecystektomie durch das laparoskop ［J］. Langenbecks Arch Klin Chir，1986，369：804.

［7］Wilson E B. The evolution of robotic general surgery ［J］. Scandinavian Journal of Surgery，2009，98：125-129.

［8］Zorron R，Filqueiras M，Maggioni L C，et al. Transvaginal cholecystectomy：report of the first case ［J］. Surgical Innovation，2007，14（4）：279-283.

［9］Marescaux J，Dallemagne B，Perretta S. Surgery without scars：report of transluminal cholecystectomy in a human being ［J］. Archives of Surgery，2007，142（9）：823-826.

［10］Tsin D A，Sequeria R J，Giannikas G. Culdolapamscopic cholecystectomy during vaginal hysterectomy ［J］. Journal of the Society of Laparoendoscopic Surgeons，2003，7（2）：171-172.

［11］Kalloo A N，Singh V K，Jagannath S B，et al. Flexible transgastric peritoneoscopy：a novel approach to diagnostic and therapeutic interventions in the peritoneal cavity ［J］. Gastrointestinal Endoscopy，2004，60：114-117.

［12］王东，于恩达，李际辉，等. 腹腔镜辅助下经胃内镜腹膜后淋巴结活检术一例 ［J］. 中华消化内镜杂志，2009，26（4）：171-174.

［13］Halsted W S. The Results of Operations for the Cure of Cancer of the Breast Performed at the Johns Hopkins Hospital from June，1889，to January，1894 ［J］. Annals of Surgery，1894，20：497-555.

［14］Cole W H，Packard D，Southwick H W. Carcinoma of the colon with special reference to prevention of recurrence ［J］. Journal of the American Medical Directors Association，1954，155（18）：1549-1553.

（赵　芳　梁　静）

1.2

人文医学精粹

从古至今，从东方到西方，人类对于生命和健康的思考从未停止过，对于人文医学的朴素思想自古有之，较早期的人文医学一般是长期或曾经做过医生的心得体会。

随着医学技术的飞速发展，人类对于生命的思考越来越多，对于医学人文性的思考愈来愈深刻，为人文医学的诞生奠定了基础；人文医学作为一门年轻但是对人类发展意义重大的学科，在不断探索中逐渐发展，成为探讨医学起源、医学价值、医学规范及与医学相关的社会文化现象的一组学科群。可见，人文医学是介于医学和人文学科的交叉学科，是研究医学与人文关系，从人文观念角度对各种医学现象和事件进行思考和总结的学科。具体来讲，人文医学包括医学史学、医学哲学、医学伦理学、卫生法学、卫生经济学、医学社会学等学科。

1.2.1　人文医学的发展史

由于医学的诊治对象是患有疾病的人，医学被认为是最具人文传统的学科，医生是最富含人情味的职业。在中国古代，医学被称为"仁术"，医生的爱心被誉为"仁心"，"救人一命胜造七级浮屠"是广施仁爱的最高境界。古希腊医学家希波克拉底认为"医术是一切技术中最美和最高尚的"。但20世纪以前，医学技术的进展相当缓慢，医生们凭借有限的药物和实践中摸索的经验，为患者解决力所能及的问题。由于治疗手段贫乏，医生们注重对患者的态度，关注他们的内心感受。我国北宋时期文学家苏轼，在疫病流行期间创办了"安乐病坊"，照顾无家可归的患者；欧洲中世纪创办的"修道院医院"都是为了收治贫困患者，充溢着人道主义的关爱。正如特鲁多医生所述：有时是治愈，常常是帮助，总是去安慰，这也是他行医生涯的概括和总结。20世纪以前的医学，对于疾病的诊治能力有限，即使在医院也只不过是对患者实施简单的照顾与护理。

自 20 世纪以来，医学才得到了迅猛发展，人们发明了很多现代化诊疗设备：X 射线机、心电图机、内镜、超声诊断仪、全自动生化分析仪、计算机体层扫描（computed tomography，CT）、磁共振成像（magnetic resonance imaging，MRI）、正电子发射体层扫描（positron emission tomography，PET），医生们借助这些仪器设备，可以较为准确地分析疾病原因和器官功能变化。肾透析、起搏器、器官移植、体外膜氧合（extracorporeal membrane oxygenation，ECMO）等技术在疾病治疗中发挥着重要作用，化学药物治疗、放射治疗、辅助生殖技术、介入治疗则提供了更多治疗手段。分子生物学技术的飞速发展，使人们在分子通路、基因治疗和生物靶向治疗方面越来越深入。这些诊疗技术的应用，使患者像机器一样，被简化为某一部位损伤或功能失常需要维修或更换零件，而病痛则转化为检验单上的数值和各类影像图片，作为一个整体的患者，就这样逐渐在现代医学诊疗过程中被数据化和图片化了。

"科技万能""技术至上"的张扬将人们带入不切实际的幻想中，无论是医生还是患者，乃至整个社会人群，都沉浸在"先进仪器设备和药物保障健康"的误区，这是技术至上引导下的"医学异化"。不断更新的诊疗技术使医生仅关注躯体疾病，而忽视患者的感受，医生们宁愿花费更多的时间在实验室，而不是在床边与患者交流，主观认为躯体问题解决了，其他问题都会迎刃而解。诊疗技术的程式化、自动化使医生远离患者，死亡被看作是分子的瓦解，疾病被看作细胞或分子结构和功能的异常，医学似乎逐渐背离了其固有的仁心仁术的思想。

特别是在大型医院，由于医疗资源的过度集中，候诊室外拥挤的患者耗尽了精疲力竭医生的同情，和患者沟通交流的时间被压缩到最少。单纯重视疾病治疗，轻视其他环节的管理，使人们把全部的希望都寄托在药物治疗和手术治疗上。但有研究表明，数以万计的药物中，确切有效的仅占 10%，可有可无的占 30%，根本无效的占 60%，而盲目依靠仪器、忽视问诊和常规检查所导致的临床误诊率节节攀升。因此，我们应警惕高技术带来的负面影响，警惕那些不切实际的承诺对社会造成的不良作用，以至于做出有悖于科学和人性的决策。令人不安的是，这种因利益而导致的客观性缺乏，不仅牵涉到个人，也牵涉到学术机构。一些备受推崇的"高科技"费用昂贵，一旦突破适应证的防线，泛滥使用，其危害影响深远。如冠状动脉旁路移植术，美国著名医学家刘易斯称之为"半吊子技术"，术后常出现冠状动脉再度狭窄，患者生活质量差。冠状动脉腔内成形术也是如此。研究报告指出，在美国卫生经费有一半用于挽救仅存活半年的患者，目前尚有 4 000

万人缺乏基本医疗保障，其中一半以上是儿童。临床医学强调的一些昂贵的治疗虽然延缓了死亡进程，但是单纯依靠医疗技术来延长患者生命是有欠缺的，脱离患者去治疗疾病，将患者视为"肉体物质"或"生命机器"，可能会导致医疗保健的畸形发展，给患者和社会带来沉重的精神和经济负担。

医学的异化越来越受到人们的批评，专科化消解了整体性，技术化忽略了人的心理，市场化漠视人的情感，如何解决高新技术与适宜技术的矛盾，如何协调关心患者与治疗疾病之间的关系，已成为现代社会亟待解决的问题，正如现代临床医学的奠基人、美国著名医学家、人文学者奥斯勒曾指出"作为医生需要不断提醒自己，在看患者时，应当坐下来，哪怕只是30秒钟，患者会因此放松，更容易交流思想，至少感到医生愿意花时间对他的疾病感兴趣，这是医生的基本哲学"。

随着医学模式从生物医学模式向"生物－心理－社会"医学模式转变，关于医学的"目的和价值"成为关注的热点，与人文医学相关的著作也不断出版。遗憾的是，时至今日，仍有医生没有充分认识到生物医学模式的局限性，不理解人文医学的本质和价值。医学界普遍存在重技术轻人文的现象，要扭转长期以来生物医学模式所形成的思维定势并非易事。在这一时期，我国人文医学研究大多是孤立的、片面的，学科间缺乏交流融合，没有形成系统的人文医学学科体系，培养既有科学头脑又具人文精神的医生是一个长期过程。人文精神并非简单获取，主要来自从生活到临床的感悟及体验。

当医学发展遇到诸多棘手的社会问题时，人文医学显得尤其重要。比如当医院的发展与救死扶伤的责任相悖时，当出现医患矛盾、发生医疗纠纷时，当医学新进展与传统伦理道德冲突时，当公共卫生资源分配不公时，人们将如何抉择，医学又何去何从，这些问题不得不依靠医学社会学、医学伦理学、卫生法学、卫生经济学、医学哲学等交叉学科来解决。现代医生面临的挑战是医学技术和人文素养之间的平衡，而解决这一问题的关键在于医生不仅需要掌握自然科学知识，也需要掌握人文医学知识。

目前，许多国家已深刻认识到加强人文医学教育的必要性，许多医学院校都开设了相应的理论课程和实践训练，以促进医学科学与人文精神的结合，强调以患者为中心，把患者视为一个有机的整体，在诊疗过程中始终贯穿尊重和关爱理念，加强医患沟通，将"医乃仁术"作为医学的基本原则。但是在临床实践中，实现两者理想的融合并非易事，在相当一段时期内，我们依然会面临科学技术与人文精神之间融合的困惑。科学技术的迅速发展需要人们突破传统观念，需要相应的人文精神与之匹配，重塑价值观、道德观及评价体系，保持医学技术与人文精神之间的有机结合，以人文精神引领医学技术的正当应用十分重要。

医学科学与人文精神的融合，不仅体现在对患者个体的关照，还要确保全社会共享医学发展的成就，体现在卫生保健的公平原则和社会良知，确保医学技术沿着造福全人类的道路前进。因此，提倡医学的人文关怀是 21 世纪医学发展的主旋律，它不仅是对医生的要求，也是对整个卫生保健服务的期望。

1.2.2 人文医学的核心内容和重要意义

人文医学的精神实质就是以患者为中心，改变既往仅仅注重"治病"的观念，转向对患者生命健康、人格尊严、权利需求的关注、关怀与尊重。让我们从不同的角度来认识，从不同的角度看发展，感受前辈的艰辛和努力、担当和贡献，更新传统的医疗概念，更好地了解人文医学，去做好医学实践。现代医学的进步、医学模式的改变，都对医务人员职业道德、医学伦理提出了更高的要求，不仅关心患者的躯体疾病，更要关心心理及社会因素，进而实现医学救人济世的最高宗旨。

因此，人文医学精神的核心价值是现代医学进步极其重要的、不可或缺的条件。研究现代医学，必须着眼于人文医学精神的核心价值，将其更好地运用于医学实践之中，推动医学模式的合理转变，促进医疗卫生事业的健康发展。

参考文献

［1］朱明霞，赵金垣.浅析医学的发展与人文精神的缺失［J］.医学与哲学，2009，30（5）：57-58.

［2］唐雪梅，王明真，刘东梅.科学发展观视野下的医学人文精神培养探索［J］.中国卫生事业管理，2011（4）：293-294.

［3］杜治政.人文医学与医疗实践结合：人性化的医疗［J］.医学与哲学，2013，34（8A）：6.

（张师前　李爱华）

1.3 微创医学文明

人类发展史上，诞生过多种文明，所有的文明，都以各种方式，致力于维持其人口的健康。相对于很多学科来说，医学其实是一门非常年轻的学科，这可以从 19 世纪中叶，人类才知道病菌的存在这一事件中看出来。透过医学史这面绝妙的棱镜，我们可以更好地了解人类健康的发展。

我们把时间回望到古希腊时期。荷马（Homer）是古希腊著名的盲人诗人，《伊利亚特》和《奥德赛》是荷马的代表作。在《伊利亚特》中，医神阿斯克勒比俄斯是阿波罗的儿子，阿波罗传给他的儿子关于医治疾病的医学哲学：第一是语言，第二是药物，第三是手术刀。我们可以这样去理解这几句话：能够用心理疏导治疗好的疾病，就不用药物治疗；能够用药物治疗好的疾病，就不用手术刀治疗。可见，在古希腊的医学哲学理念中，已经有了朴素的微创医学观念。

微创，顾名思义，可以理解为"以尽可能小的或尽可能少的损伤，去治疗疾病"。微创医学，是建立在微创理念上的一种医学模式，"以人为本、以患者为主体"、不断追求诊治过程中对患者的最小创伤，是医疗过程中的一个永恒的主题。

20 世纪 80 年代以来，以内镜技术为代表的腹腔镜手术、宫腔镜手术、胸腔镜手术、膀胱镜手术等术式，得到了人们越来越多的重视。内镜技术的开展，使外科手术治疗进入了一个新的时期。1985 年，英国泌尿外科医生 Payne 和 Wickham 首次提出了 MIS 的概念，由于响应者少，甚至连其名称也有争论，有称其为"微侵袭外科"（minimally invasive procedure，MIP），也有称其为"最小切口外科"（minimal access surgery，MAS），无论何种称谓，其核心都认为这不是一种具体的手术方式，而是一种减少创伤的手术观念。在微创观念指导下的外科，才能称为微创外科。微创外科观念提出后，人们对其认识仍然肤浅。直到 1987 年，法国外科医师 Mouret 顺利完成了世界上首例腹腔镜胆囊切除术后，微创外科的观念才逐渐被接受。

1.3.1　微创外科的发展史

马克思对生产力是这样定义的：生产力是人们征服自然，改变自然，获得物质生活资料的能力。如同人们改变自然一样，以腔镜技术为代表的微创外科的发展史，就是医学专家们改变医学治疗模式的历史。历史是文明发展的重要组成部分，了解腔镜微创技术的发展，对我们理解微创外科具有重要的意义。

1.3.1.1　腔镜技术的起源

腹腔镜（laparoscopy）源于希腊语，其意思是通过一种内镜进行腹腔内检查和治疗。腔镜技术用于医疗已经有 200 余年的历史。1804 年，德国医师 Philipp Bozzini 发明了膀胱镜，他在 1805 年借助蜡烛光源，通过细铁管窥视尿道。1876 年，Nitze 将铂丝制成的光源装在膀胱镜前端，实现了光源由体外至膀胱内的转换，应该说，这是一个了不起的变革。1901 年，德国医师 Georg Kelling 首次用膀胱镜对充气的活狗的腹腔内进行了检查，开启了腹腔镜的新纪元。1910 年，瑞典医师 Jacobaeus 第一次将腹腔镜用于临床检查。1914 年，Jacobaeus 将经过改良的用于检查腹腔的"改良膀胱镜"，命名为"腹腔镜"。1924 年，首次利用 CO_2 形成气腹。1934 年，Ruddock 用手术腹腔镜对宫外孕患者进行镜下诊断。1944 年，法国 Raoul Palmer 采用头低臀高位，在全身麻醉下进行妇科腹腔镜腹腔操作。1947 年，Palmer 在腹腔镜监测下观察了输卵管通液。1963 年，Palmer 在妇科腹腔镜下开展了盆腔粘连分离术和电凝绝育术。让腹腔镜技术得到大发展的人，是德国基尔大学的 Kurt Semm，他发明了 CO_2 气腹机、气腹压力监测系统、盆腔冲洗泵、内凝器、钩剪、组织粉碎器等，这位 Semm 教授曾经多次来中国进行指导。1980 年，美国 Nezhat 开展了电视腹腔镜（video laparoscopy）治疗。电视腹腔镜为腹腔镜技术的推广与发展做出了不可磨灭的贡献，使得手术者可以看着电视屏幕做手术，改变了以前必须用眼紧贴光镜镜头才能进行诊断与治疗的模式。此外，电视腹腔镜可以多人台下观看，并且可以录像，使得腹腔镜技术的传播大大加快。

1.3.1.2　腔镜技术的发展

1987 年 3 月，法国里昂的外科医师 Philippe Mouret 首次运用电视腹腔镜成功实施胆囊切除术，被誉为微创外科手术发展史上的里程碑。

自 1987 年 Mouret 完成了世界上首例电视腹腔镜胆囊切除术后，该术式在全世界被迅速推广，并且迅速向其他学科蔓延。

1.3.1.3　腹腔镜技术在妇科的应用

经过数十年的内镜手术设备的不断研发，以及内镜手术技术的不断进步，腹腔镜几乎可以完成所有传统的妇科开腹手术，如腹腔镜宫颈癌根治术、盆腔及腹主动脉旁淋巴结切除术等术式。

1.3.2　微创外科的应用范畴

医学发展到今天，我们吃惊地发现一种现象，就是学科与学科之间的壁垒逐渐被打破。外科医师和内科医师之间的交集越来越多。比如脑出血，传统治疗大多是外科的开颅方式去止血、清除血肿。而今，对于早期发现的颅内出血，神经内科医师可以在数字减影血管造影（digital subtraction angiography，DSA）的引导下，用一根导管，加上药物治疗就能避免传统的开颅手术。同样的情况，还出现在冠状动脉严重狭窄的患者，几个冠状动脉支架，就可以明显改善患者冠状动脉狭窄导致的心脏疾病。

不仅仅是神经内科、心脏内科广泛使用微创技术，其实，微创外科已经渗透到每一个临床学科。在脊柱外科、关节外科、泌尿外科、胃肠内外科等学科，微创技术已经得到了广泛的应用。

近 30 余年来，与国外相比，中国的微创妇科取得了长足的进步和发展。用郎景和院士的话来说，就是"中国微创妇科的发展，经过几代中国妇科微创专家们的努力，我们与欧美国家的妇科微创同道的关系逐渐发生了改变。我们从曾经的追随者，到途中的并行者，再到现在的领跑者"。妇科阴式手术的发展，也取得了长足的进步，曾经"失传"的"经阴道的宫颈癌根治术"等术式，又在中国得以新生。

经自然腔道的手术，近些年在中国遍地开花。单孔腹腔镜几乎可以完成所有的妇科手术。还催生了一些创新术式，如"经阴道的腔镜盆腔淋巴结切除术"，"经阴道的腹膜外阴道残端骶骨固定术"等术式。

采用微创手术治疗妇科疾病已经被中国的老百姓广泛接受。医患交流中，经常听到患者这样的问题"医生，我可以做微创手术吗？"。科技的发展与患者的认同，使得微创治疗在中国有燎原之势。在中国的很多医院，微创手术的比例，甚至超过90%。

1.3.3　微创外科手术的优缺点

1.3.3.1　微创外科手术的优点

①手术野暴露好；②手术切口小；③出血少；④腹内粘连少；⑤术后疼痛轻微；⑥患者康复快；⑦兼有诊断和治疗作用；⑧腹部美容效果好。

1.3.3.2　微创外科手术的缺点

①学习曲线长；②设备昂贵；③并发症增多。

1.3.4　客观看待微创医学

如前所述，微创医学在改变医疗方式，正在而且还将影响医疗技术，我们应该如何看待微创医学的利与弊？

1.3.4.1　微创治疗是设备依赖性治疗

手术的本质，其实是通过一种创伤去治疗疾病。利用手术切除异常增生物、修复功能的同时，也可能会给患者带来医源性的伤害。特别是恶性肿瘤等手术，常常需要大切口、大范围的手术，才能减少术后复发机会，这样的手术创伤，必然会影响机体内环境的稳定。

需要注意的是，微创外科常常是通过一些器械去完成手术（如腹腔镜手术、经自然腔道手术）。这就意味着，微创手术常常是器械或者设备依赖性手术，必须由经过系统微创技术培训的医师，去实施微创手术；也必须在有合适的设备和器械的基础上，才能开展微创治疗。在实施微创手术时，切不可在技术不成熟、设备不到位的情况下盲目开展，否则将给医患双方都带来风险，严重时甚至可能危及患者生命。

1.3.4.2 小切口不是微创手术的标志

很多年以前，有人问著名妇科肿瘤学专家、北京协和医院吴葆祯教授，"一个成功的手术，最重要的是什么？"吴葆祯教授回答说："第一，是手术野的暴露；第二，是手术野的暴露；第三，仅有暴露是远远不够的。"从这段谈话可以看出，手术野的暴露是多么的重要。传统的手术，特别是癌症手术，要求切口足够大，才有利于手术的彻底性。以腹腔镜技术为代表的内镜手术，确实让手术野在得到充分暴露的前提下，使手术切口明显缩小。手术切口的缩小，可以减少患者的术后疼痛，减少手术的感染机会，减少患者住院的时间。那么，是不是切口越小就越是微创呢？答案是否定的。已经有研究证实，腹腔镜在宫颈癌手术的治疗中，输尿管瘘、膀胱瘘等严重并发症的发生率，要高于传统开腹手术；如果总是追求小切口，可能导致术野暴露困难，增加手术难度，可能会"把微创变为巨创"。著名外科专家、中国科学院院士黄志强教授指出："单纯的小切口外科并不等于微创外科。"

1.3.4.3 重视微创手术对治疗结局的影响

在无保护的腹腔镜下利用子宫肌瘤粉碎器将子宫肌瘤粉碎后，从腹壁穿刺器取出，这是以前妇科医师习以为常的事情。但是，腹腔镜子宫肌瘤粉碎术后可能造成子宫肌瘤的腹腔种植。更为严重的是，如果误将子宫肉瘤粉碎，将造成医源性的肉瘤播散，给患者的生命健康造成严重的后果。2014年4月17日，美国FDA对无保护的腹腔镜下子宫肌瘤粉碎发出警告。2020年2月，美国FDA再次强调：不建议腹腔镜手术中无保护状态下使用电动组织粉碎器，并将其定义为重大公共健康问题，这足以引起妇科同行们的高度重视。

2018年，美国MD. Anderson医院的Petro Ramirez在《新英格兰医学杂志》（*The New England Journal of Medicine*，*NEJM*）的一篇关于腹腔镜宫颈癌手术治疗结局的文章，震惊了全世界，文章的结论是"腹腔镜宫颈癌手术的术后复发率及术后死亡率，均高于开腹手术。"这个观点，在欧美国家，已经得到了较为广泛的认同。美国国家综合癌症网络（National Comprehensive Cancer Network，NCCN）指南、欧洲肿瘤内科学会（European Society for Medical Oncology，ESMO）指南，均认为开腹手术是宫颈癌手术治疗的"金标准"，不支持腹腔镜宫颈癌手术。

即使是卵巢癌诊断性的腹腔镜检查，都可能引起腹壁穿刺部位的转移，腹腔镜恶性肿瘤手术后的腹壁穿刺部位的转移，早就引起了妇科专家们的注意。

由上可见，在使用腹腔镜治疗恶性肿瘤时，必须辩证地看待微创手术与治疗结局的关系。微创手术必须要在坚持无瘤原则的基础上，实施规范化的治疗。

1.3.4.4　微创观念与传统治疗的关系

外科手术治疗中，有一些基本观念是必须要遵守的，如无菌观念、无瘤观念。同样，微创外科的运用与开展，是外科医师对事业追求的结果，微创是一种观念，是一种原则，是外科医师的思维方式与哲学的完美结合，是人文精神和技术发展的要求。需要说明的是，微创外科不是一门专科。只有贯彻微创观念的外科手术，才能称为"微创手术"。微创外科经过几十年的发展，其观念已经深入人心。具有微创观念，掌握微创技术，能够开展微创外科手术，已经成为一名外科医师应该具备的基本要求。已故的中国外科学奠基人裘法祖教授认为："微创外科属于技术创新，技术创新与理论创新从来就是不可分割的。微创外科的理论基础是'分久必合，合久必分'的哲学思想，即学科分科更细、更专，但同时又相互渗透和综合，微观和宏观是事物对立的两个方面。"

微创观念和技术的形成，必须建立在传统外科之上；传统手术与微创技术，两者是统一的，而不是对立的。微创外科医师的培养，需要从最传统的开腹手术做起。遗憾的是，现在由于腹腔镜手术广为盛行，很多年轻医师从工作开始，就只学习腹腔镜手术，疏于学习传统的开腹手术，这不得不说是人才培养的遗憾。

1.3.4.5　微创外科是新的医学模式的重要组成部分

临床治疗的终极目标，是患者经过治疗后，在心理和生理上得到最大限度的康复。这就是著名的"整体治疗"的概念。"整体治疗"要求在高于传统治疗效果的前提下，尽可能地减少患者因手术带来的近期和远期痛苦。微创外科就是在这样的环境下得以快速发展的。关于微创外科，裘法祖教授指出："微创外科属于生物技术，以现代生命科学为基础，结合先进的工程技术而发展起来，它融合了信息科学、生命科学、材料科学和医学工程学，使外科手术能达到微创化、功能化、智能化和数字化的程度。微创外科代表了以人为本的人文主义文化，是'生物 - 心理 - 社会'医学模式的一种具体体现。"

而今，微创外科已经得到了广泛的应用和发展，已经成为不断完善的医学模式的重要组成部分。

1.3.4.6 高新科技助力微创外科的发展

科学的发展，日新月异。连接传统医学与微创医学之间的，是科学技术水平的大发展。我们用已经普及的腹腔镜手术来说明这个问题。腹腔镜器械需要电子技术、光学技术、能量转换、信息传输、材料技术、生物技术、声学技术等。正因为有了这些技术的发展，才有了腹腔镜技术的进步。光学技术的发展，可以让手术者使用的腹腔镜的清晰度从 1K，到 4K，甚至 8K；电子技术的进步，让我们用上了高清的电子一体镜；信息技术的进步，让我们可以在广州看到北京的同步手术直播；机器人腹腔镜手术，可以让手术者免去手术疲劳之苦。

伟大的科学家爱因斯坦说过："科学技术的进步，究竟是给人类带来幸福还是带来灾难，应取决于人类自己。"微创是一种观念，建立在微创观念上的医学才能称为微创医学，微创医学是对传统外科技术的补充和发展。在实施微创医疗时，医师们必须要把医学的发展创新和"医者仁心"的医学人文精神相结合。忽视医学人文精神，随意夸大微创医疗的优点，忽视微创医学的缺点，必将对患者造成伤害。微创医学的应用与发展，也必须遵循"实践－理论－再实践－再理论，循环往复，以至无穷"的哲学理念，才能让微创医学文明得以生生不息，造福人类健康。

参考文献

［1］ Martin R F. Robotic surgery［J］. The Surgical Clinics of North America，2020，100（2）：13-14.

［2］ Chang J，Rattner D W. History of minimally invasive surgical oncology［J］. Surgical Oncology Clinics of North America，2019，28（1）：1-9.

［3］ Ramirez P T，Frumovitz M，Pareja R，et al. Minimally invasive versus abdominal radical hysterectomy for cervical cancer［J］. The New England Journal of Medicine，2018，379（20）：1895-1904.

［4］ Wadlund D L. Laparoscopy：risks，benefits and complications［J］. The Nursing Clinics of North America，2006，41（2）：219-229.

［5］ Kaiser A M，Corman M L. History of laparoscopy［J］. Surgical Oncology Clinics of North America，2001，10（3）：483-492.

［6］ Chapron C，Pierre F，Querleu D，et al. Complications of laparoscopy in gynecology［J］. Gynecologie，Obstetrique & Fertilite，2001，29（9）：605-612.

[7] Spaner S J，Warnock G L. A brief history of endoscopy，laparoscopy，and laparoscopic surgery [J]. Journal of Laparoendoscopic & Advanced Surgical Techniques Part A，1997，7（6）：369-373.

（陆安伟　周　莉）

1.4

微创无瘤防御体系

"故常无，欲以观其妙；常有，欲以观其徼。此二者，同出而异名，同谓之玄。玄之又玄，众妙之门。"《道德经》开篇直接点明了事物的矛盾统一性。在医学实践中，也时常感受到矛盾无处不在，譬如先进的微创技术和传统的无瘤原则。

1.4.1 微创是医学人文深情的呼唤

医学的诞生应当是人类兽性蜕变、文明进化的重要里程碑，医学无名之前，人类情感便已萌动对健康与生命的祈求与挽留。显然，医学是人类彼此关爱的原始情感表达方式，因此医学是神圣的人文关怀，然而历经万世仍当留存的必然是医学之初的那份纯洁与怜悯。

毋庸置疑，医学从来就不是纯粹的自然科学，它的起点是人文关怀。科学和人文构成医学的核心要素，在浩瀚的医学海洋中，科学是药物，科学是手术，科学带给我们的"有时是治愈"，显然，医学科学在照护着我们的肉体；人文是语言，人文是哲学，人文带给我们的"总是在安慰"，显然，医学人文在安抚着我们的灵魂。不难理解，科学只是传递医学人文关怀的一种手段而已，而非医学之本质。

手术虽然归属于科学，但是必须清醒地认识到，手术是一种创伤性治疗手段，毫无疑问，还是一种痛苦甚至残忍的方法，背离了温暖的人文关怀初衷，但是其目的依然是治病救人，实属人类没有办法的办法。

回望历史，据《后汉书·华佗传》记载可以窥视原始麻醉之貌：若疾发结于内，针药所不能及者，乃令先以酒服麻沸散，既醉无所觉，因刳（kū，剖开）破腹背，抽割积聚（肿块）。古人刮骨疗毒、烙石止血皆为历史中的临床医学，人类医学的悲壮历史由此可见一斑。诚然，2 000多年前的神医华佗，是一个没有无菌术、没有缝合术、没有解剖术、没有结扎术、没有抗生素的医生，居然可以做手术并获得成功，如今则难以想象。

临床医学技术代表着特定时代的生产力水平，须知技术手段永远是落后的，体现在它永远也满足不了人类的终极需求。"不以善小而不为，不以恶小而为之"作为微无创医学的宗旨，追求医疗让患者受伤害更少，实际是源自温暖人文关怀的深情呼唤。微创的思想并不是始于当代，其自古以来就是外科手术追求的一种境界，公元前 4 世纪 Hippocrates 即指出："医学干预首先必须尽可能无创伤，否则治疗效果可能比疾病的自然病程更糟糕。"显然，早在医学发展之初，人类就已经萌发了微创的意识。同时，微创又是一个相对的概念，随着科学技术的发展，其定义和内涵也在改变。现代的观点认为微创并不仅仅是小切口，其核心是将以人为本的思想贯穿在医疗活动的始终，目的是以最小的组织器官创伤、最轻的全身炎性反应和最理想的瘢痕愈合达到最佳的医疗效果，同时降低患者的心理创伤。

显然，医学发展的正确方向绝不会远离其初衷，一定是逐步摆脱历史的荒蛮，科学进步朝着医学人文关怀的本源回归。因此，手术需要止痛，需要止血，需要防治感染，即一切降低患者生理和心理创伤的方法，均是广义的微创。

微创归属于意识范畴，则为微创理念，医者须臾不可或缺；微创归属于物质范畴，则为微创技术，直接反映着医学所在时代生产力的水平。物质决定意识，现代微创医学蓬勃发展，归根结底取决于现代科学技术的进步。微创技术包括腔镜技术、超声聚焦技术、介入超声技术、介入放射技术、血管腔内修复术、微创化外科技术等，其中腹腔镜外科手术是微创技术的杰出代表。

1.4.2　微创之路艰难曲折

腹腔镜外科手术是 20 世纪外科手术发展史上的一个里程碑，本世纪的最初十年里，以腹腔镜技术为代表的微创外科手术全面拓展进入妇科治疗领域。随着手术机器人、NOTES、单孔腔镜手术、双镜联合等技术不断投入临床应用，目前微创手术已发展成为妇科肿瘤的常规术式，减少了围手术期应激反应和并发症，改善了妇科肿瘤患者的术后生活质量。

微创观念和微创技术已深入人心，腹腔镜技术的优势显而易见，但是从辩证唯物主义的观点认识事物，其必然有利有弊，客观现实也不断证实，腹腔镜技术还存在严重问题，鉴于腹腔镜技术应用的广泛性，已经构成重大公共卫生健康问题，必须高度警惕。

2018 年 10 月 31 日是宫颈癌腹腔镜手术的一个"转折点"，*NEJM* 在线发表了美国安德森癌症中心宫颈癌腹腔镜手术（laparoscopic approach to cervical cancer，LACC）的随机对照试验（randomized controlled trial，RCT）研究结果和美国哈佛医学院真实世界研究（real world study，RWS）结果，两者都认为相比于传统开腹手术，早期宫颈癌微创手术病死率、LACC 复发率均较高，而无瘤生存率（disease-free survival）和总体生存率（overall survival，OS）均较低。因此而颠覆了腹腔镜手术既往在宫颈癌治疗中的地位。

根据循证医学证据等级，RCT 的证据级别属于高级别证据，而当 RCT 与 RWS 结果同为阳性或同为阴性时，是最高等级的证据。*NEJM* 的两篇文章研究结果为相向性的均为阳性结论，互为印证，属于循证医学中的最高级证据，因此不容忽视。

2020 年 2 月，美国 FDA 再次声明，在腹腔镜下进行子宫或子宫肌瘤粉碎术应该在腹腔内隔离密闭的空间完成。

从外科技术发展的角度来看，微创似乎是不可抵挡的趋势，然而面对目前的"困境"和"逆流"，妇科肿瘤医生该如何克服微创发展的瓶颈问题，我们认为坚持无瘤原则是摆在外科医生面前的一个永恒主题。

1.4.3 肿瘤手术必须遵守无瘤原则

无瘤技术概念于 1954 年由医学家 Cole 等首先提出。它指的是在恶性肿瘤的手术操作中为减少或防止肿瘤细胞的脱落、种植和播散而采取的一系列措施。无瘤技术的目的：①避免肿瘤细胞沿血管、淋巴管扩散；②避免肿瘤细胞在创面种植。它是外科医护人员在手术中必须遵守的基本原则。

近 10 年来，我国腔镜技术发展迅猛，肿瘤手术越来越提倡微创化、腔镜化。需要注意的是，腔镜肿瘤手术同样需要遵守与传统开腹手术一样的无瘤原则。能否建立无瘤观念并在手术操作过程中贯彻始终，是决定恶性肿瘤根治手术成败的关键。但是，近期见到关于腔镜肌瘤粉碎后种植、宫颈癌腔镜手术与开腹手术结局的争论、卵巢恶性肿瘤破裂和穿刺口转移等事件的报道，无瘤防御理念向微创外科手术提出了巨大挑战。同时也引起妇科肿瘤医生的高度关注，并重新深入思考肿瘤治疗的标准和最佳手术途径。

回顾历史，无菌概念诞生不过百年，与细菌感染可导致严重后果类似，医源性肿瘤播散转移之后果更加严重。在日本胃癌规约中将腹腔脱落癌细胞阳性者列为姑息手术。也就是说，即使扩大切除、广泛清扫淋巴结，若腹腔脱落癌细胞阳性，也属非治愈手术。一味地追求微创，忽视无瘤化原则，以患者生命为代价进行微创手术，显然是本末倒置。

1885 年，Gerster 首先提出了外科手术会使癌细胞扩散的问题。1913 年，Tyzzer 提出了手术挤压肿瘤能增加肿瘤细胞接种机会，手术造成的组织创面也为癌细胞附着生长创造了条件的观点。大量研究已证实，无瘤操作可有效减少根治手术后肿瘤的局部复发和远处转移，从而改善患者的预后，延长患者的无瘤生存期。妇科肿瘤医生进行微创手术时，应该秉承无瘤防御理念，为之于未有，治之于未乱。

肿瘤手术的基本无瘤原则不论是在传统时代还是在微创时代都不应该改变，甚至应该强化。腹腔镜手术并不应该改变传统手术切除和清扫的范围，在腔镜下完全可以采取与开腹手术一致的非触碰技术（no touch technique）、有效的肿瘤术区隔绝技术等，最大限度地减少术中癌细胞的医源性播散。

在微创中坚持无瘤原则无疑更加困难，这是临床实践中的事实。

但我们不应该因噎废食，未战而怯，而应不断反思微创治疗在良性和恶行肿瘤中存在的问题，不仅仅只是局限于腔镜还是开腹之争，还应该借此契机思考、寻找应对措施。

1.4.4　微创原则与无瘤原则的辩证关系

对于腹腔镜恶性肿瘤手术中无瘤原则的应用，我们依然任重而道远。近几年来，频繁出现关于妇科微创手术而引起全球妇产科界广泛、激烈争论的问题，例如肌瘤粉碎问题、宫颈癌和卵巢癌手术方式的争论、微创手术何去何从、无瘤原则的底线在哪儿，引发我们深思。

1.4.4.1　腹腔镜子宫肌瘤粉碎的无瘤防御问题

（1）现状和隐患：1993 年，瑞士的 Rolf Steiner 首次推出电动子宫肌瘤粉碎器（简称肌瘤粉碎器）。在腹腔镜手术中应用以来，这项技术已经在全球的妇产科腹腔镜手术中得到推广。20 多年来肌瘤粉碎器在全球各国被广泛应用。根据美国国家卫生研究院统计，估计每年有超过 5 万例手术使用肌瘤粉碎器。

然而，使用肌瘤粉碎器的远期并发症是肌瘤粉碎器造成的良性病变组织及术前未诊断的隐匿性子宫恶性肿瘤组织的腹腔内播散。这一情况引起业界广泛讨论。

在手术过程中，由于肌瘤粉碎器的电动刀头旋转切割，可将未保护的子宫碎片组织"发射"向腹腔内各个方向。根据已有文献报道，医源性腹膜子宫平滑肌瘤病是使用肌瘤粉碎器后最常见的并发症，其发生率在 0.5% ~ 1.2%。这些病例多无明显症状，或因子宫肌瘤剥除术后多年出现腹痛、腹胀就诊时检查发现。此外，也有使用肌瘤粉碎器套管针处子宫肌瘤种植的报道，治疗上也多采用再次手术切除。

基于腹腔镜子宫肌瘤电动粉碎术的致命隐患，一些妇科肿瘤学家已经提出密闭袋内粉碎肌瘤的方法。但是，一项在体外子宫上进行的腹部肌瘤切除术的研究表明，在腹腔镜子宫肌瘤切除术中，子宫被切开、抓钳抓持肌瘤、剥瘤棒将肌瘤从子宫肌层分离剥出之后，此时还未进行肌瘤粉碎，在骨盆和腹部抽吸的液体中就已经发现平滑肌细胞和组织碎片。

（2）应对策略：首先，应严格掌握微创手术的适应证，选择合适的患者。对于术前已知恶性或癌前病变不应使用腹腔镜电动肌瘤粉碎器，应考虑采用开腹手术；对于高风险的绝经后女性、生长快和影像学检查提示血流丰富的病例，应慎重使用腹腔镜电动肌瘤粉碎器；对手术使用腹腔镜电动肌瘤粉碎器者，术前应对患者进行充分知情告知，尊重患者的选择。

需要对盆腹腔进行大量、充分的冲洗。最近一项腹腔镜子宫肌瘤切除术的研究表明，用 3 L 无菌生理盐水或蒸馏水冲洗盆腹腔后，未再发现存在子宫肌层细胞。所以，即使有条件使用封闭袋粉碎肌瘤，也应该对盆腔和腹腔进行大量的冲洗和抽吸，以最大限度避免肿瘤的种植和播散。

1.4.4.2　宫颈癌微创 / 开腹手术的无瘤防御问题

（1）现状和隐患：2018 年，*NEJM* 同时发表了关于宫颈癌微创和开腹手术肿瘤学结局的两项临床研究文章，在妇科肿瘤界掀起了轩然大波。NCCN 宫颈癌指南也因为此研究自 2019 年第 3 版起，将宫颈癌手术治疗的原则更新为"宫颈癌手术治疗的标准和经典途径是开腹途径"。很多专家开始考虑腹腔镜手术预后较差的原因，并重新来审视宫颈癌手术治疗中无瘤的问题。

目前宫颈癌微创手术存在的主要问题是：①举宫器的应用和无保护盆腔内切开阴道，这些操作会导致局部复发或转移的风险增高；②宫旁各韧带切除的范围不够，从而使肿瘤残留，留下复发隐患；③若子宫旁或者淋巴结已经出现了转移病灶，超声刀的切割会造成肿瘤组织的碎屑烟雾播散而导致肿瘤复发。

（2）应对策略：首先，应严格掌握微创手术的适应证，选择合适的患者进行腹腔镜宫颈癌根治术。陈春林等在最近发表的关于 1538 项目的一系列研究中也指出，只有在肿瘤直径 < 2 cm 的病例，腹腔镜手术肿瘤学效果才不差于开腹手术。

其次，术中尽量避免器械使用不当导致的医源性肿瘤播散。例如，应该尽量避免放举宫器或旋入螺旋举宫头，可以考虑通过悬吊或者提拉子宫代替举宫器来固定子宫。另外，离断阴道前，提前夹闭阴道穹防止肿瘤外溢或者经阴道离断阴道。

最后，预防手术范围的不足导致疾病残留。陈春林等关于中国宫颈癌大数据的文章中提到，近 10 年来，国内较多的做的都是 B 型子宫切除，这从多数患者均在 14 天内可拔出尿管得到佐证。而这 10 年，正是国内腹腔镜宫颈癌手术快速大量发展的 10 年，手术范围的不足，必然导致腹腔镜宫颈癌手术的总体预后不良。而传统开腹手术已经形成了一套较为成熟的操作手法，可以保证切除足够的宫旁组织，在最高程度上保证肿瘤手术的无瘤和无残留。

1.4.4.3 卵巢癌微创 / 开腹手术的无瘤防御问题

（1）现状和隐患：卵巢癌的全面分期手术已经成为治疗早期卵巢癌的标准术式，开腹手术仍是卵巢癌的经典手术方法。

目前腹腔镜用于肿瘤细胞减灭术方面缺少足够有价值的证据，因此存在很多争议。2015 年 *Oncology* 杂志上发表的研究提出晚期卵巢癌的腹腔镜下肿瘤细胞减灭术的应用需慎重。该研究对 21 例低分化晚期卵巢癌患者采取新辅助化疗后再进行肿瘤细胞减灭术，后续再接受 6 个疗程的敏感药物的化疗，其中 10 例腹腔镜手术和 11 例开腹手术均达到理想肿瘤细胞减灭术。结果显示腹腔镜组有 2 例产生并发症，经过 20 个月的随访，两组复发率相近，分别为腹腔镜组 80% 和开腹组 88%；虽然两组病死率差异无统计学意义，但腹腔镜组为 20%，开腹组为 0；平均无化疗间隔期腹腔镜组更短（13.3 个月），开腹组为 20.5 个月。因此，腹腔镜下肿瘤细胞减灭术的远期疗效有待更多的研究来明确。

尽管如此，在临床实践中，大多数医生并没有将手术方式改为开腹手术。

目前卵巢癌微创手术存在的问题在于：①手术时腹腔成为一个密闭的高压容器，CO_2 气流连续不断地从穿刺孔进出形成涡流，形成的气压或烟雾化作用使气体在通过穿刺孔时携带的癌细胞种植于穿刺孔气体出口处，有学者称之为"烟囱效应"或"喷雾作用"。腹壁穿刺口肿瘤转移的发生率在 0.1% ~ 20%，早期卵巢癌发生率低，晚期卵巢癌发生率高，个别文献报道高达 47%。②腹腔镜下附件肿瘤破裂的风险较开腹手术增加，并可能导致肿瘤分期升级，成为不支持腹腔镜在卵巢癌中应用的重要因素之一。现最大的一项多中心回顾性研究（1500例患者）发现囊肿或包块破裂是无瘤生存的独立影响因素。但该研究有其局限性，其中大多数患者进行了不充分的分期手术，这可能影响研究结果。Kajiyama等报道在保留生育功能手术中，包块破裂不影响无瘤生存期。目前没有明确的结论表明术中肿瘤破裂影响患者的预后。③目前动物实验的结果提示高CO_2气腹压力所引起的通气、细胞学、激素水平及免疫学指标的变化可能会促进肿瘤的种植与生长。

（2）应对策略：恶性肿瘤的治疗效果、肿瘤结局是第一要素，事关患者生命安全，其次才是微创性，肿瘤结局应该是卵巢癌治疗过程中最重要，也是最根本的问题。开腹手术仍是治疗卵巢恶性肿瘤的"金标准"。对早期病例可以采用腹腔镜进行分期手术甚至肿瘤细胞减灭术，但手术中应遵循和重视肿瘤治疗原则。

首先，术中严防漏气和手术结束时从套管内释放气体是腹腔镜下特有的无瘤技术。所有穿刺套管均宜使用有螺纹的防滑脱套管，以免气体从戳孔漏出时造成癌细胞种植。

其次，动作应尽量轻柔，不要挤压肿瘤，尽可能避免在手术过程导致肿瘤破裂。对于临床上高度怀疑卵巢恶性肿瘤者，尽可能单侧附件切除术，标本装袋取出，避免肿瘤脱落或污染新鲜创口。

第三，勿穿透切割肿瘤原则（no cut-through tumor），术中要锐性解剖肿瘤，对组织应做到提而不撕、拨而不断；肿瘤整块切除，不仅局限于瘤体，还包括淋巴结整块切除。

第四，使用有效的肿瘤术区隔绝技术，包括术中接触过瘤体组织的器械及辅料不再使用；在肿瘤组织周围解剖时应注意避免血液流出污染手术区；减少肿瘤手术的出血，其实也是减少癌细胞血液污染；腹腔镜下清扫下来的淋巴结组织应及时装袋，而非随意置于盆腹腔。

最后，高度重视恶性肿瘤手术结束后的冲洗。"慎终如始，则无败事"。手术创面冲洗是防止感染及癌细胞残留的重要措施，标本切除后用蒸馏水冲洗，蒸馏水为低张溶液，可使游离的肿瘤细胞水肿、膨胀及破裂。在手术结束前，用43～45℃蒸馏水1 000～3 000 mL，反复冲洗，可有效地防止癌细胞的种植。

1.4.5　建立和完善微创无瘤防御体系

1.4.5.1　无瘤原则与无瘤防御体系的辩证关系

（1）无瘤防御体系的教育：无瘤防御是医学实践中以无数患者生命为代价获得的惨痛经验教训，医源性肿瘤扩散转移有其科学依据和规律，涉及多学科、多领域、多部门、多环节，但是在目前的医学教育中却被严重忽视。无瘤防御知识教育碎片化，似乎与多学科相关，因此，在近代微创医学蓬勃发展的时期，手术者和器械护士、医院感染管理者、医保管理者等皆迫切需要微创无瘤防御体系（minimally invasive procedures and tumor-free strategy，MIPTFS）的系统知识，鉴于目前肿瘤治疗的效果，努力制定和完善临床治疗中的预防措施才是上策。

（2）无瘤防御体系的管理：MIPTFS是微创医学发展历程中不可丢弃的屏障，必然始于教育而畅行于管理。

医护人员是无瘤防御的直接践行者，务必充分知晓肿瘤的生物学行为，并深谙疾病的复杂性、多样性及其治疗方法中潜在的医源性转移风险点，知己知彼方可百战不殆，针对存在医源性肿瘤转移的常见病、多发病及其重点问题，行业学会或协会宜尽快制定切实可行、适合国情的医疗行为指南或共识，规范操作，有的放矢，循序渐进，逐步完善。

医学的不完美性始终存在，各种诊治方法必然金无足赤，不同历史时期的医护人员肩负着不同的历史使命，现代微创医学发展生机勃勃、浩浩汤汤，汇集人类科学的精华于微创大成。毋庸置疑，现代医者承上启下，非常幸运，历史赋予了机遇和挑战，敏锐识别潜在的风险是临床科学研究的前提，任何愚钝麻木和视而不见都是微创医学发展的障碍，绝非是对微创医学的坚守和维护，因此医者知耻而后勇，从规范个体的实践中感悟真谛，继而规范医者群体行为，防患于未然，造福万千病患，功德无量。

医院感染管理是医院管理工作的重点，是医疗质量的重要指标，其工作中心就是有效防控医源性感染，即在医学服务中，因病原体传播引起的感染。令人遗憾的是，狭义的病原体概念严重束缚了医院感染管理工作者的思想，病原体似乎就是细菌、病毒等微生物，忽视了同样具有生命力的细胞，如恶性肿瘤细胞。

针对细菌、病毒的医院感染管理工作颇有建树，外科手术遭遇细菌感染之严重后果显而易见，医者需谨慎面对，上至医院感染管理，下至洗手细节，环环相扣，一招一式，规范培训，小心翼翼，日积月累，深入人心。

然而，外科手术遭遇医源性肿瘤播散转移之后果同样严重，迥然不同的是，恶果并不在术后立刻显现，即使医者在术中不经意间播撒的肿瘤种子经过生根、开花、结出恶果的时候，我们也可以认为是疾病的自然转归，似乎可以心安理得。

由于腹腔镜技术已经广泛应用，微创手术造成的医源性肿瘤扩散转移已经构成了重大公共卫生健康问题，在此背景之下，值得呼吁的是，医院感染管理部门应当作为管理工作的责任主体，为了公众的健康安危义不容辞，责无旁贷，并进而着手制定管理什么和如何管理。

管理的结果必然使得医疗行为更加科学化、精细化，医疗质量提升，患者安全更加有所保障。显而易见，为了预防肿瘤细胞扩散，构建微创无瘤防御体系非常必要。

（3）无瘤防御体系的临床实践：强化肿瘤手术的准入制度和肿瘤医生的规范化培训。

腹腔镜下宫颈癌根治性手术为妇科四级手术，但目前国内并未严格设置手术权限，大多数妇科医生均可实施。尤其由于学术会议、网络教学和视听学习的推广，腹腔镜手术的学习简单化、可视化，使得手术的学习曲线明显缩短，大量医生在没有受过严格肿瘤培训的情况下，即开始开展宫颈癌手术。

一方面，由于没有接受规范的妇科肿瘤的培训，仅仅通过模仿完成手术。因此，对于术前病例的选择、手术方案的制订、术后的规范治疗均存在很大的问题。另一方面，由于担心并发症的发生及对于手术设计的理解不到位，下意识地缩小了手术范围，导致手术治疗的不足。

国际妇产科联盟（International Federation of Gynecology and Obstetrics，FIGO）2018 年指出，Ⅰb1 期患者首选 C 型子宫切除，Ⅰb2 期和Ⅱa1 期患者手术和放疗效果相当，Ⅰb3 期和Ⅱa2 期治疗以放化疗为主。因此，在肿瘤小于 2 cm 的宫颈癌患者中，手术治疗效果最优；肿瘤大于 4 cm 或者晚期的患者，无论开腹还是腹腔镜，手术效果均不理想，放疗应该是最优的选择。宫颈癌的治疗，是一个结合诊断、治疗和辅助放化疗甚至免疫治疗在内的完整体系，而手术指征掌握不严格，治疗方式选择不当，势必会导致整体宫颈癌治疗效果欠佳。

外科手术与其他学科的重要区别在于手术治疗的质量及效果取决于手术者的手术技巧。微创手术作为一种新技术，更需要手术者具备良好的素质和娴熟的技术，否则良好的手术效果无从谈起。应该要求开展此类手术的医生接受妇科肿瘤的规范化培训，具备妇科肿瘤医生基本素质后方可开展。同时建立培训制度及严格的考核体系势在必行。

1.4.5.2　强化无瘤防御的医疗质量管理

无瘤技术的提出和应用已有半个世纪，在恶性肿瘤手术治疗效果中起着至关重要的作用，而国内无瘤技术的开展受限于客观的经济条件和成本核算，使得部分医务人员无瘤技术意识淡薄，无瘤技术操作执行率偏低，导致恶性肿瘤医源性扩散，最终影响恶性肿瘤手术治疗效果。

品管圈（quality control circle，QCC）就是由同一工作现场、工作性质相类似的基层人员，自动自发地进行品质管理活动所组成的小集团，又名质量控制圈、质量小组、QC 小组，全体合作，集思广益，按照一定的活动程序来解决工作现场、管理、文化等方面所发生的问题及课题。它是一种比较活泼的品管形式。

在品管圈活动的引导下，我们找出无瘤技术实践中存在的问题并予以排序，拟定对策，持续改善医疗管理和服务质量水平。目前应用中的无瘤技术，医护人员既是研发者、施行者、监督者、改善者，又是受益者。品管圈活动引导下的无瘤技术，在 PDCA 循环［即计划（plan）、执行（do）、检查（check）和处理（act）］带动下，会逐步解决国内无瘤技术开展的经济和成本阻力问题，使医务人员具备规范的无瘤技术观念意识，有效执行无瘤技术操作。

不难理解，技术手段和医学理念独立来看都不是完美无缺的，其实真正的完美存在于各种技术手段和医学理念的融会贯通和综合运用。

综上，微创手术目前仍是妇科恶性肿瘤的主要术式，而无瘤防御理念和无瘤技术保障手术效果，两者是传统和创新的矛盾体，具有其独特的生命力。不论是腔镜还是开腹手术，无瘤防御理念应该时刻铭记在心，无瘤技术都应该成为实施妇科恶性肿瘤手术必备的技能，尤其在微创手术时代更是最基本的技能。因此，回归肿瘤治疗的本质，选择合适的微创手术病例，强化肿瘤手术的准入制度和肿瘤医生的规范化培训，坚持无瘤原则以期达到最优的治疗结局。

参考文献

[1] Cole W H，Packard D，Southwick H W. Carcinoma of the colon with special reference to prevention of

recurrence [J]. Journal of the American Medical Association, 1954, 155 (18): 1549–1553.

[2] Wickham J E. Minimally invasive surgery: future developments [J]. BMJ, 1994, 308 (6922): 193–196.

[3] Ramirez P T, Frumovitz M, Pareja R, et al. Minimally invasive versus abdominal radical hysterectomy for cervical cancer [J]. New England Journal of Medicine, 2018, 379 (20): 1895–1904.

[4] Melamed A, Margul D J, Chen L, et al. Survival after minimally invasive radical hysterectomy for early-stage cervical cancer [J]. New England Journal of Medicine, 2018, 379 (20): 1905–1914.

[5] Steiner R A, Wight E, Tadir Y, et al. Electrical cutting device for laparoscopic removal of tissue from the abdominal cavity [J]. Obstetrics and Gynecology, 1993, 81 (3): 471–474.

[6] 陈春林, 刘萍, 郎景和. 中国子宫颈癌临床诊疗大数据研究项目第一期总结——腹腔镜与开腹手术肿瘤学结局对比 [J]. 中国实用妇科与产科杂志, 2020, 36 (1): 80–85.

[7] Favero G, Macerox N, Pfiffer T, et al. Oncologic concerns regarding laparoscopic cytoreductive surgery in patients with advanced ovarian cancer submitted to neoadjuvant chemotherapy [J]. Oncology, 2015, 89 (3): 159–166.

[8] Vergote I. Role of surgery in ovarian cancer: an update [J]. Acta Chirurgica Belgica, 2004, 104 (3): 246–256.

（凌　斌　贺桂芳）

1.5

无瘤发展历程

恶性肿瘤手术除了遵循一般外科手术的基本原则外，另有一个需要遵循的特殊原则，那就是"无瘤技术"原则。在 20 世纪 60 年代以后，以防止肿瘤复发为目的的无瘤原则开始逐渐得到医生的重视。1979 年我国已有学者提出肿瘤外科医生应该具有"无瘤观念"，在临床诊疗工作中需要严格遵守"无瘤操作"，最大限度减少"医源性扩散"，以进一步提高患者的生存率。且随着越来越多的临床研究证实，严格的无瘤技术可以最大限度地减少或防止癌细胞的医源性播散，从而改善患者的预后，延长患者的无瘤生存期。

1.5.1 无瘤操作技术原则

随着对肿瘤生物学行为认识程度的加深和手术技术的进步，无瘤操作技术的相关观点和具体实施方法也在不断发展和完善。狭义的无瘤操作技术是指为了防止探查和手术过程中肿瘤细胞远处播散和局部种植所采取的相关措施。广义的无瘤操作技术还包含有行彻底根治术的思想，以往对肿瘤多器官侵犯、转移、腹膜种植的手术，治疗多持消极态度，而新近文献表明对上述病例如能尽量行肉眼下的根治性病灶切除加规范化淋巴结清扫，也可提高患者的远期生存率。

良好的无瘤操作技术是保证无瘤原则切实施行的基础，对提高手术效果和患者预后有重要意义，目前已广泛运用于所有恶性肿瘤的手术治疗。除前述无瘤总原则之外，部分学者还建议以下细节方面也需引起重视：①探查顺序由远离肿瘤区域至靠近肿瘤区域；②尽量使用能量器械凝闭细小的淋巴管或血管，减少肿瘤细胞进入脉管的机会；③受肿瘤组织污染的器械及时交由器械护士物理清洁，实行有瘤区和无瘤区的器械用物的分隔制度，原则上凡与肿瘤接触过的器械、敷料不得重复使用；④手术结束需要反复冲洗盆腹腔，以减少游离肿瘤细胞，常用的冲洗液有 43℃的蒸馏水、氯己定冲洗液、聚维酮碘溶液和抗肿瘤药溶液等。

1.5.2　无瘤操作技术在妇科恶性肿瘤手术中的重要性

无瘤操作技术在妇科恶性肿瘤手术治疗过程中非常重要。以宫颈癌为例，有研究显示，宫颈癌复发与原发肿瘤直径≥4 cm、组织学类型不良及子宫颈深间质侵犯、淋巴毛细血管受侵、盆腔和腹主动脉旁淋巴结转移、子宫旁组织受侵、阴道和子宫内膜受侵及对放化疗的敏感性等因素有关，其中盆腔淋巴结转移是影响宫颈癌预后最重要的因素。

2018 年美国安德森癌症中心的 LACC 研究颠覆了腹腔镜手术既往在宫颈癌治疗中的地位，为妇科内镜界敲响了警钟，也引发了深入、细致、全面的思考。

于是，我们在中国的宫颈癌诊疗大数据中，从 1538 项目数据库中筛选 2009 年 FIGO 分期为 I b2 期、接受了腹腔镜或开腹手术的病例进行分析，不限定是否有术前辅助治疗，也不限定术后辅助治疗的情况，共纳入分析的 2 547 例患者中腹腔镜组 653 例，开腹组 1 894 例。我们发现匹配前生存分析显示腹腔镜组与开腹组的 5 年 OS 差异无统计学意义（82.7% vs 88.5%），腹腔镜组 5 年 DFS 低于开腹组（77.3% vs 83.1%，$P = 0.001$），COX 多因素分析提示腹腔镜手术不是 I b2 期宫颈癌患者死亡的独立危险因素，但是复发 / 死亡的独立危险因素，腹腔镜组复发 / 死亡风险是开腹组的 1.458 倍；匹配后两组各纳入 646 例，我们发现腹腔镜组 5 年 OS、DFS 均低于开腹组（OS 82.7% vs 90.9%，$P = 0.007$；DFS 77.4% vs 84.6%，$P = 0.001$），COX 多因素分析提示腹腔镜手术是 I b2 期宫颈癌患者死亡、复发 / 死亡的独立危险因素，腹腔镜组死亡风险、复发 / 死亡风险分别是开腹组的 1.645 倍、1.641 倍。

在复发的病例中可能部分患者手术前已有临床转移或隐匿的亚临床转移病灶存在，也有可能一部分是由于医生检查和手术操作不当造成的医源性的促使转移因素存在。上述数据告诉我们，可能应该更为谨慎地考虑对患者有益的治疗策略，包括 CO_2 气腹对肿瘤细胞增殖的影响、举宫器的改进、减少气腹气压的波动、改善切除子宫的取出方式、规范切除淋巴结等，进一步贯彻执行更严格的无瘤原则，减少术中医源性肿瘤扩散和癌细胞污染的机会，从而达到进一步延长患者无瘤生存期的目的，也期待今后有更多的中心贯彻执行严格无瘤原则的研究数据为妇科肿瘤的手术治疗提供证据。

1.5.3　问题与展望

妇科恶性肿瘤的手术区别于良性疾病的一个特点就是无瘤的观念和无瘤的技术操作，良好的无瘤操作技术是实施无瘤原则的可靠保证，对提高手术效果和患者预后有重要意义，因此无瘤操作技术应该成为妇科肿瘤专科医生的必备技能之一。但是在目前的临床应用中，尚存在以下的不足：

（1）没有执行无瘤操作的技术规范：部分医院医师还存在不熟悉妇科肿瘤相关手术的解剖知识，以及手术切除步骤和范围尚不规范等问题，需要加强规范化的培训和学习。

（2）腔镜手术操作上的不足：例如手术操作时间偏长，术中举宫器对癌灶的挤压，阴道离断的方式、淋巴结的切除顺序和切除后的组织隔离，套管针（trocar）的使用，CO_2气腹刺激，粉碎器的不当使用等，都需要进一步的改进和规范化。

对于无瘤技术操作，外科医生应充分认识其重要性，并且像遵循无菌原则一样严格遵守无瘤原则，将无瘤操作贯穿于整个手术过程，这是肿瘤根治术中每一个参与手术的医生和护士必须理解、掌握及严格遵循的原则。随着恶性肿瘤手术技术的进步和对肿瘤生物学行为、肿瘤细胞的黏附和播散机制研究的进展，肿瘤的无瘤操作技术也将会不断地发展变化。

参考文献

［1］Cole W H. Problems in operability［J］. Ulster Medical Journal，1954，23（2）：102–116.

［2］Ramirez P T，Frumovitz M，Pareja R，et al. Minimally invasive versus abdominal radical hysterectomy for cervical cancer［J］. New England Journal of Medicine，2018，379（20）：1895–1904.

［3］Melamed A，Margul D J，Chen L，et al. Survival after minimally invasive radical hysterectomy for early-stage cervical cancer［J］. New England Journal of Medicine，2018，379（20）：1905–1914.

［4］陈春林，刘萍，郎景和. 中国子宫颈癌临床诊疗大数据研究项目第一期总结——腹腔镜与开腹手术肿瘤学结局对比［J］. 中国实用妇科与产科杂志，2020，36（1）：80–85.

（蒋冰阳　陈春林）

1.6

腹腔镜技术与无瘤防御

无瘤技术的主要目的是避免肿瘤细胞沿脉管（血管及淋巴管）扩散、避免肿瘤细胞在创面种植。目前无瘤技术和无菌技术处在同样重要的位置，甚至有时比无菌技术更重要，是外科医护人员在手术中必须遵守的基本原则。

与良性肿瘤相比，恶性肿瘤更具有侵袭性，更易发生播散、种植，这决定了恶性肿瘤手术理念不应等同于一般外科手术。在我国，许多恶性肿瘤（包括妇科恶性肿瘤）的 5 年生存率低于国外，其中原因可能包括没有健全的肿瘤专科医生准入制度，导致无瘤技术欠缺的非肿瘤专业医师施行恶性肿瘤手术；缺少相关培训，没有严格执行肿瘤专业的职业规范。总之，由于对无瘤观念认识不足，手术操作过程中未注意贯彻无瘤技术，导致术中肿瘤细胞的脱落、医源性种植或播散，造成手术后的局部复发、种植或转移。为验证无瘤技术的重要性，国内外进行了很多相关的研究，在结直肠恶性肿瘤、胰腺恶性肿瘤、肝癌等领域均证实，与传统手术相比，手术中严格遵守无瘤技术治疗的患者有复发率低、复发时间晚、5 年生存率更高的趋势。由此不难看出，能否建立无瘤观念并在手术过程中贯彻实施，是决定恶性肿瘤根治手术成败的关键。在妇科领域，即使是良性肿瘤我们也应强调无瘤原则。例如，子宫肌瘤虽是良性肿瘤，但在腹腔镜子宫肌瘤切除术中无保护应用肌瘤粉碎器可能会导致严重的医源性播散。

1.6.1　无瘤技术的原则

近 20 年来，随着腹腔镜手术设备水平的飞速发展，手术医师的操作技巧也逐步成熟起来。近 10 年来，我国腔镜技术也发展迅猛，恶性肿瘤手术越来越提倡微创化、腔镜化，尤其机器人手术的兴起，使手术越来越精细化。但 2018 年，两篇重磅文章的发表，颠覆了妇科医疗界对腹腔镜的认识：相比传统的开腹手术，宫颈癌腹腔镜微创手术让患者术后的死亡风险升高 6 倍，癌症复发风险升高 4 倍。

震惊过后，仔细分析原因，其实不是腹腔镜技术本身的问题，而是无瘤技术有没有贯彻始终决定了不一样的预后。我们一定谨记，在追求微创美观的同时，腹腔镜恶性肿瘤手术同样需要遵守与传统开腹手术一样的无瘤原则。

1.6.1.1　肿瘤的不可挤压原则

肿瘤的不可挤压原则要求术中动作尽量轻柔，不要直接挤压瘤体，以免导致肿瘤破裂或将肿瘤细胞挤入血管、淋巴管造成医源性转移。这在开腹手术时比较容易贯彻实施，但在腹腔镜手术时需要我们时刻谨记，注意到一些细节的处理。如在腹腔镜宫颈癌手术时，要求我们尽可能地免举宫，因为放置举宫器常导致宫颈肿瘤被深深挤压，将肿瘤组织挤压进宫腔，也可能因挤压使血窦开放，肿瘤细胞随之进入血液循环，如此一来，可能由于手术加速了肿瘤的远处转移。在腹腔镜子宫内膜癌手术时，也尽量不要放举宫器（放杯状举宫器时可以不使用举宫杆），以免导致肿瘤细胞脱落造成残端复发。腹腔镜卵巢肿瘤手术时，也尽量不要挤压肿瘤，以免病理为恶性时因挤压破裂导致医源性种植。

1.6.1.2　肿瘤的隔离原则

由于恶性肿瘤细胞有容易在新鲜手术创面种植的特性，所以在传统恶性肿瘤手术中，切下的标本要求及时移除体外或者用纱布包裹肿瘤进行操作，此即肿瘤的隔离原则。相对地，腹腔镜恶性肿瘤手术中，标本也应当及时放入标本袋中。以妇科恶性肿瘤手术举例，腹腔镜下清扫下来的淋巴结组织应及时装袋，而非随意置于盆腹腔。对于性质不明的囊性卵巢肿瘤，尤其是囊内有乳头状结构的，不要破入盆腹腔。而实性卵巢肿瘤、子宫肌瘤等，因不能明确良恶性，切除后也应及时放入标本袋避免与正常组织接触，切忌随意摆放在盆腹腔内；取出时应该通过阴道穹后部或脐孔或放入密闭袋中保护性旋切取出。

1.6.1.3　肿瘤的锐性解剖原则

恶性肿瘤手术范围相对较大，风险较高，术中避免钝性撕扯，可以保证完整切除肿瘤的同时减少出血，减少损伤，减少对肿瘤的挤压。腹腔镜手术时利用双极和超声刀切割，不但可减少出血，而且可凝闭小的淋巴结或血管，减少肿瘤细胞进入脉管的机会。由于腹腔镜手术方式的特殊性，使得腹腔镜恶性肿瘤手术更强调按照解剖和间隙做手术。为更清晰地显露术野，在各种间隙、层次的处理及淋巴结清扫时，对组织应做到提而不撕、拨而不断。对于需要分离的间隙、切除的组织，要求锐性解剖，不仅是为了保证术野的清晰，也是为了手术的安全考虑。因为注重解剖的概念，更多的是为了避免器官、大血管的损伤，保证手术安全。按照解剖做手术这个理念应该贯穿在手术的整个过程。

1.6.1.4　减少肿瘤术中扩散机会原则

减少肿瘤术中扩散机会原则是无瘤原则的核心所在。无瘤原则归根结底其实就是减少术中肿瘤细胞的扩散。手术中根据肿瘤的特点及转移路径设计好手术操作顺序至关重要。例如，在分离肿瘤周围组织前，结扎、凝闭或离断肿瘤组织的供应及回流的血管，可以在减少术中出血的同时减少肿瘤细胞进入血液循环的机会，可能会给患者带来更好的预后。因为术中的牵拉、分离等操作都有可能使肿瘤细胞进入血液循环，导致肿瘤细胞的血行播散。淋巴结的处理，应先处理远处淋巴结，再处理邻近淋巴结，减少肿瘤细胞因手术操作沿淋巴管向更远的淋巴结转移的机会。另外，还强调术中的无瘤原则需要医护相互配合、相互督促、共同遵守，包括术中使用的器械、缝针及缝线等。

1.6.1.5　减少癌细胞污染原则

减少癌细胞污染原则即避免癌细胞脱落，种植在手术创面，因而在肿瘤组织周围解剖操作时应注意避免血液流出污染手术区。在肝门部胆管癌根治术中，为了整块切除病灶，有时需切除门静脉，过去的数据统计表明，切除门静脉的患者生存率低于未切除门静脉的患者；有研究推测切除门静脉的过程中可能使病灶附近的肿瘤细胞播散，使得切除门静脉的患者预后反而更差。在腹腔镜子宫内膜癌手术中，放举宫器时切忌穿透宫腔，取子宫时切忌无保护地切透内膜，其他操作前一定要先行双侧输卵管结扎；在腹腔镜卵巢囊肿剥除时，尽可能不要使肿瘤破裂，若无把握可考虑将附件放在密闭取物袋中进行剥除。现代外科手术，强调精准解剖，强调减少术中出血，特别是腹腔镜手术要求视野干净；对于恶性肿瘤手术，强调精准手术的理念，不仅仅是为了手术安全性。减少肿瘤手术的出血，其实也符合减少癌细胞污染原则（血液污染）。

1.6.1.6　肿瘤整块切除原则

虽然肿瘤整块切除原则写在最后，但它是恶性肿瘤手术的理论基础，即将癌灶及癌灶周围的亚临床病灶完整切除。能否根治、切净肿瘤是决定恶性肿瘤治疗效果的关键之一，是无瘤原则的精髓所在。对于囊性的、怀疑是恶性的肿瘤，手术时要强调包膜的完整性来体现无瘤原则。对于实体肿瘤，手术时强调距肿瘤一定距离进行完整切除来体现无瘤原则，如卵巢癌的手术，建议从正常组织处切入，卷地毯似地将肿瘤组织整块切除。须整块切除的不局限于瘤体，还包括淋巴结。而且真正意义上的淋巴结清扫术本身即要求分离出动、静脉血管之间的间隙，要清扫血管表面、侧方的淋巴结及淋巴管，还要切除淋巴结周围的脂肪组织，最后各组淋巴结要连成整块一起完整切除。因为非整块切除的做法可能导致脉管中微小转移灶自断端逸出并种植于术野和游离于腹腔，有些术者为了术后淋巴结分组的准确而在术中即行淋巴结解剖的做法不符合无瘤原则。

1.6.2　腹腔镜技术相关的并发症及不利因素

1.6.2.1　穿刺口种植

腹腔镜手术不同于开腹手术，需使用套管针经过腹壁穿刺口进行操作，腹腔镜术后腹部穿刺孔肿瘤种植或转移（port site metastasis，PSM）时有报道。1978年国际上首次报道了1例腹腔镜下卵巢癌探查术后第2周，在患者的腹壁穿刺孔及气腹针穿刺点等部位发现了局灶性的卵巢癌转移。随着机器人腹腔镜的推广，腹壁穿刺口转移也出现于机器人腹腔镜术后的病例中。因此，越来越多的妇科医生开始关注腹腔镜特有的并发症。

1998年Reymond等将腹壁PSM定义为：腹腔镜术后腹壁局部出现的早期肿瘤复发，出现在一个或多个穿刺口瘢痕处或切口创面组织内，且PSM不伴有腹膜肿瘤转移。关于PSM的发生率相关文献报道不一，如卵巢癌的PSM发生率报道为1.96%～19.4%，许多研究认为发病率的高低与疾病的恶性程度、肿瘤种类、组织学类型、FIGO分期、有无腹水、腹腔镜的目的等因素有关，但目前仍有争议。Shoup等发现上消化道恶性肿瘤腹腔镜手术术后PSM发病率为0.79%（13/1 650），与开腹手术相近。但有学者认为小切口更易于肿瘤细胞生长，腹腔镜术后腹壁转移风险较开腹手术肿瘤转移风险高。

（1）不同类型肿瘤PSM发生率：Zivanovic等对2251例恶性肿瘤患者中的1694例进行了腹腔镜手术，其中包括附件（卵巢/输卵管）及腹膜癌（767例）、子宫内膜癌（547 例）、宫颈癌（160 例）、伴腹腔内疾病的乳腺癌（60 例）和其他（160 例），妇科肿瘤约占 87%。术后 PSM 总发生率为 1.18%（20/1694），附件（卵巢/输卵管）及腹膜癌的 PSM 发生率为 1.96%（15/767）、宫颈癌 PSM 发生率为 1.25%（2/160）、子宫内膜癌 PSM 发生率为 0.18%（1/547）。而 Martínez 等研究显示子宫内膜癌与宫颈癌手术的 PSM 发生率相近，分别为 0.33% 和 0.43%。

（2）肿瘤的分级和分期与 PSM 发生率：支持晚期卵巢癌、大量腹水、恶性肿瘤破裂等与 PSM 发生密切相关的文献相对较多。有研究表明，Ⅰa 期卵巢癌患者腹壁穿刺孔部位转移率为 1.2%，Ⅰc～Ⅳ期则增至 26%。Nagarsheth 等对 87 例妇科恶性肿瘤进行腹腔镜手术，其中 5 处穿刺孔转移发生于 1 例Ⅲb 期卵巢癌的腹腔镜二次探查术后，另外 3 处穿刺孔转移发生于 1 例Ⅲc 期原发性腹膜癌患者，2 例患者术前均有腹水存在；PSM 发生率为 2.3%（2/87），每个穿刺点转移率为 2.4%（8/330），提示存在大量腹水的妇科恶性肿瘤的腹腔镜手术会增加术后 PSM 的风险。Heitz 等的研究同样提示病理级别高的恶性肿瘤、腹水量超过 500 mL 均是 PSM 的危险因素。Huang 等对 31 例上皮性卵巢癌或交界性恶性肿瘤患者进行腹腔镜手术，术后有 19.4%（6/31）发生了 PSM；通过免疫学、流式细胞仪等分析发现，发生 PSM 的肿瘤 S 期细胞比例明显高于无 PSM 并发症的患者；其中 2 例是在术后化疗时发现 PSM，术后需要辅助治疗的患者多有高危因素，通常预后较差，提示术后需要辅助治疗可以作为 PSM 的危险因素之一。但有研究认为疾病期别、大量腹水与 PSM 无关。Vergote 等的研究指出，对Ⅲ～Ⅳ期的 173 例卵巢癌患者行诊断性腹腔镜手术，术后有 17.3%（30/173）发生 PSM，其中 4.6%（8/173）因可明显触及皮下肿瘤生长，被临床诊断为 PSM，22 例通过穿刺孔病灶切除取病理诊断为 PSM；对发生 PSM 的 30 例患者和未发生 PSM 的 143 例患者进行相关指标的比较，如先期化疗平均时间（分别为 12 天、8 天）、有腹水的比例（分别为 83%、72%）、组织学浆液性（分别为 87%、82%）、卵巢癌处于Ⅳ期（分别为 13%、31%）、3 年生存率（分别为 68%、37%），对各项指标分别进行统计学分析，结果无明显差异，其研究认为 PSM 的发生与先期化疗、手术平均时间、大量腹水及疾病处于Ⅳ期无明显关联。

（3）PSM 的分类：Palomba 等提出 PSM 有"孤立性"和"非孤立性"两种，孤立性 PSM 是指肿瘤仅穿刺孔复发无其他部位复发的证据，非孤立性 PSM 是指肿瘤在穿刺孔及其他部位同时复发。该研究报道了在 12 例腹腔镜子宫内膜癌分期手术后发生 PSM 的患者中，孤立性 PSM 4 例，其中 3 例为早期子宫内膜腺癌

G2，1 例 Ⅱ b 期 G2，最终仅有 1 例存活至术后 10 个月且未再发现病灶；非孤立性 PSM 8 例，50% 组织学分型差，60% 为高级别，最终无一例幸存。该研究结果提示，组织学上分型差及病理分期级别高是非孤立性 PSM 的高危因素，还提出 PSM 的发生与套管的位置与直径无关。Zivanovic 等报道腹腔镜恶性肿瘤手术后 1.18%（20/1694）发生了 PSM，其中 95%（19/20）在发生 PSM 的同时有癌转移（扩散）到其他部位。

（4）PSM 发生时间：腹腔镜手术后发现 PSM 时间不定，这可能受到患者出现症状或随访时间等因素影响。有研究表明，短者几天，长者达数年。Zivanovic 等报道妇科恶性肿瘤腹腔镜术后发生 PSM 的时间为 0.1 ~ 26.2 个月，平均 7 个月；Martínez 等报道子宫内膜癌及宫颈癌腹腔镜术后发生 PSM 的时间为 6 ~ 48 个月，平均为 8 个月；Nagarsheth 等报道，妇科肿瘤腹腔镜术后发生 PSM 的时间为 7 天 ~ 3 年；Palomba 等报道子宫内膜癌腹腔镜术后发生 PSM 的中位时间为 15.3 个月。

目前 PSM 的发生机制不明，腹腔镜穿刺孔的转移受多种因素影响，如烟囱效应、肿瘤生物学特性相关因素、外科手术技术因素、CO_2 及气腹相关因素、能量器械使用因素、宿主免疫反应因素等，任何一种单独的因素都无法解释 PSM 发生，因而多数学者认为是多因素作用的结果。

1.6.2.2　CO_2 对肿瘤的促进作用

（1）"烟囱效应"：CO_2 因其无色、无味、非易燃性，在血液中的溶解度高而不易产生气体栓塞，已成为气腹腹腔镜使用的标准气体。CO_2 气腹具有腹腔内压力均匀、盆腹腔暴露好的优势，因而广泛应用于妇科良恶性肿瘤的诊治。

烟囱效应是指户内空气沿着有垂直坡度的空间上升或下降，造成空气加强对流的现象。在腹腔镜手术时，腹膜的压力梯度差所引起的"烟囱效应"会使 CO_2 通过穿刺套管泄露导致漂浮的肿瘤细胞流出，从而引起手术器械的携带及穿刺孔部位肿瘤细胞的种植。

（2）CO_2 及气腹对肿瘤的影响：马睿锐等研究结果显示，CO_2 气腹压力导致腹腔内的暂时缺血、缺氧，诱导缺氧诱导因子 1α（HIF-1α）生成，HIF-1α 表达增强可刺激肿瘤蛋白及基因转录，促使血管内皮生长因子（VEGF）大量生成，增强了胃癌细胞株（SGC-7901）在裸鼠腹腔中的生长及转移。CO_2 气腹因腹腔膨胀的机械压力及化学损伤会破坏腹膜的完整性，使腹膜间皮细胞受损、基膜暴露，其下的结缔组织随之剥脱，使得肿瘤细胞易于黏附生长和转移，气腹的破坏程度取决于气腹压力的大小。这都提示我们降低气腹压力有助于减少 PSM 的发生与肿瘤复发。

（3）CO_2 气腹对机体免疫系统的影响：对于 CO_2 气腹对宿主免疫反应的影响尚有争议。Shen 等研究提示，CO_2 溶解于水可使细胞需氧代谢转变为厌氧代谢，这种酸中毒状态下调了腹腔内巨噬细胞的吞噬作用，抑制了机体的免疫功能，从而刺激了肿瘤细胞的生长。Ost 等进行了小鼠模型动物实验，腹腔镜检查使用的 CO_2 气腹会抑制巨噬细胞产生肿瘤坏死因子 α（TNF-α），减少淋巴细胞和细胞因子的释放，这种短暂的免疫抑制可以促进肿瘤细胞的转移。Neuhaus 等认为套管针刺入处通常较紧，穿刺孔局部的免疫及炎症反应可能与普通伤口不一样，长时间的操作所造成的局部缺血、缺氧、酸中毒、血栓形成及浆液渗出等也为肿瘤细胞的种植、生长提供了条件。而王玲等认为腹腔镜手术患者术后可较早恢复免疫稳态，免疫因子尤其细胞免疫利于术后患者机体免疫功能的恢复，激活抗肿瘤免疫应答，这对于对抗肿瘤免疫十分重要，对肿瘤的复发具有明显的抑制作用。

（4）超声气雾：恶性肿瘤腹腔镜手术中超声刀是必备手术能量器械。超声刀在工作中，刀头产生 55 500 Hz 的机械震动，振幅为 50 ~ 100 μm，刀头振动与组织蛋白接触，对组织施加机械能，使组织产生高频率的震动，其内部细胞相互摩擦产生热量，从而使组织内的水分子汽化，蛋白质氢键断裂和蛋白质结构重组，细胞崩解，组织被切开。组织碎片在机械震荡的作用下，与汽化的水分子一起以气雾的形式向周围空间扩散。除大量水汽以外，超声气雾中还含有大量一氧化碳、丙烯腈类及丙酮、甲醛等挥发性有机物。同时也观察到有大量大小不等的碳化组织微粒和形态近似细胞的结构及活性蛋白、病毒及活性细胞等。叶根榕等收集超声刀切割胃癌组织时产生的气雾，在其中观察到了具有生物活性的胃癌细胞，并将这些细胞接种于小鼠胃壁，可见明确肿物生长，且病理组织学检查证实为胃癌细胞。胡旭光等的研究证明气雾中活性细胞的数量与所切割的组织密度、超声刀切割功率、切割持续时间有关。

1.6.3　注意事项及改进措施

1.6.3.1　术前

为避免医源性肿瘤转移，术前应当遵循"少刺激肿瘤"的原则，以减少人为操作导致肿瘤细胞脱落和种植。如腹腔镜宫颈癌根治术，在进行腹腔操作前，先行"套袖缝合"封闭阴道，以防宫颈肿瘤细胞脱落造成残端复发。怀疑子宫内膜癌的患者在诊断性刮宫时阴道内一定放上纱布，若刮出物考虑恶性，不要再反复搔刮宫腔。

1.6.3.2　术中

（1）医疗层面

1）减少穿刺口种植的改进措施：①研究证实，在腔镜器械如抓钳、镜头及套管针处存在游离的肿瘤细胞，这些肿瘤细胞可以直接造成该部位的肿瘤种植，同时上下移动套管针可明显增加刀口处种植概率。因此可将套管针缝合固定在皮肤上，或者使用自身带螺纹的套管针，不仅可以防止套管针的意外脱落，还可以避免手术操作过程中因为过松的套管针上下活动摩擦造成戳口内出血，进而引起血行的转移或局部的种植。并且一旦套管针脱落，腹腔内 CO_2 的压力将从该戳口处释放，导致"烟囱效应"。②拔出套管针时推荐使用强力聚维酮碘棉球反复擦洗套管针在腹壁外的裸露部分，并将套管针在腹腔内的部分浸泡于无菌蒸馏水 5 min 以上，方可自戳口处拔出，并且拔出套管针之前必须放掉腹腔内的 CO_2，以减少戳口的肿瘤种植转移。③排尽 CO_2 后才能拔出套管针，否则在套管针拔出过程中可因"烟囱效应"，使游离在腹腔中的肿瘤细胞随着腹腔内压力的释放而随气流种植在戳孔处。④缝合腹壁戳口处的腹膜组织。腹腔内游离气液体中含有脱落的肿瘤细胞，如果不缝合腹膜，可经破损的腹膜处进入戳口，从而引起戳口内的种植转移，因此戳口处腹膜应仔细关闭缝合。腹腔镜腹部恶性肿瘤手术的长期临床研究发现，关闭腹膜的切口种植和转移率明显低于未关闭腹膜的切口，证实了关闭腹膜的重要性；另外，缝合戳口还可大大降低戳口疝发生率。值得一提的是，缝合腹膜前还应该用灭菌注射用水仔细冲洗戳口。

2） CO_2 气腹改进措施：一项研究显示，气腹会破坏腹膜的完整性，破坏程度取决于气腹压力的大小，间皮细胞受损、基膜暴露，使得肿瘤细胞易于黏附生长。间皮细胞受损同时导致其透明质酸分泌增加，透明质酸是细胞外基质的重要成分，同时也是肿瘤细胞表面黏附分子 CD44 的配体，其浓度的升高使得肿瘤细胞与组织的黏附能力增强，导致肿瘤的种植转移风险增加。气腹对间皮细胞的损伤，可能由于压力导致腹膜的机械性扩张，或干燥的流动气体导致干燥的腹腔环境，损伤程度与气腹时间、压力、气流量呈正相关。因此，采用低压力、低流量气腹，缩短手术时间可以减少间皮细胞损伤，减小气雾中肿瘤细胞与机体组织黏附的风险，对预防种植转移具有一定意义。

3）减少超声气雾的改进措施：超声刀切割的功率越大，时间越长，气雾量、活性细胞越多。用较小的切割功率，较短的切割时间有利于控制形成气雾的量。超声刀切割过程中经套管持续排气，使腹腔中气雾处于最小浓度，不仅可以保持视野的清晰，也使活性雾化状态的活性肿瘤细胞处于最小浓度，理论上可降低种植转移风险。规范使用超声刀，避免超声刀对肿瘤组织的直接接触和切割，每次切割处于低功率、短时间状态，可减少活性肿瘤细胞的逸出、避免器械污染。

4）加强术后冲洗，联合冲洗原则：若为良性肿瘤建议大量温盐水冲洗盆腹腔，不必联合化疗药物。若为恶性肿瘤，建议使用43℃的温热蒸馏水联合化疗药物（如顺铂或洛铂）冲洗腹腔，这是因为蒸馏水为低渗性，利用蒸馏水灌洗腹腔可使肿瘤细胞吸水肿胀破裂而死亡，同时43℃的温热蒸馏水可使肿瘤组织因受热而闭塞微小血管，并栓塞肿瘤细胞的滋养血管，从而加剧肿瘤细胞缺氧，引起肿瘤细胞的酸中毒及代谢障碍而裂解死亡；再配合化疗药物杀灭肿瘤细胞的作用，能有效降低肿瘤细胞种植转移概率。通过上述措施，可以最大限度地减少肿瘤细胞扩散，达到无瘤操作目的。

5）"悬吊腹腔镜"的应用：悬吊技术首先由日本研发，1991年，日本医生Negai等首先将悬吊技术应用于胆囊切除术，并在世界第三届内视镜外科学术会议上进行推广，之后悬吊技术逐渐应用于其他腹部手术。美国McColl等于1993年研发免气腹装置，利用机械臂连接腹壁提升器将前腹壁吊起，从而在腹腔内形成手术操作空间。日本医生井坂惠一于1993年首先将悬吊免气腹腹腔镜手术应用于妇科手术并改良为单钢针皮下悬吊技术，进一步促进了微创手术在妇科疾病中的发展。目前除国外悬吊腹腔镜器械外，我们国内悬吊式腹腔镜器械也逐步发展起来。相较于常规腹腔镜技术，悬吊式腹腔镜免除了CO_2气腹造成的诸多问题。

（2）护理层面：术中器械护士能否严格、准确地遵守无瘤操作原则，是关系到腹腔恶性肿瘤手术能否达到根治效果的重要因素之一，所以针对器械护士的无瘤操作进行针对性的、定期的培训是十分必要的，只有培训合格的护士方能参与肿瘤的手术配合。操作要求是：①手术器械应分区放置：器械护士应该在手术操作台上人为建立无形的相对"有瘤区"及相对"无瘤区"，进行过肿瘤操作或直接接触过肿瘤的器械均应置于相对"有瘤区"，不能再用于正常组织的手术操作；②手术器械应采取灭瘤技术：器械护士应该及时更换直接触碰过癌细胞的手术器械，如果的确有必要再次使用该器械，也应该将替换下的器械完全置于无菌蒸馏水中浸泡至少 5 min，杀灭手术器械表面的残留癌细胞，方可再次使用；③不接触原则：禁止用手接触肿瘤组织或淋巴组织标本，更不可直接用手触摸切下来的标本，而应当用弯盘接递，并利用专门的持物钳将标本装入标本袋中送病理检查；④彻底的腹腔灌洗：准备足够量的灭菌蒸馏水，做好关腹前的腹腔冲洗工作，将残留的、脱落的肿瘤细胞进行彻底机械冲洗，并利用蒸馏水的渗透作用杀灭腹腔内脱落的游离癌细胞。

参考文献

［1］韩晓鹏，许威，于建平，等.腹腔镜胃癌根治术无瘤技术的应用［J］.现代肿瘤医学，2015，23（21）：3128-3131.

［2］何士英.无瘤技术在结肠癌手术中的应用［J］.医药前沿，2012，20（35）：189-190.

［3］刘阳，李思.腹腔镜直肠癌切除术中的无瘤技术［J］.中国内镜杂志，2008，14（4）：441-442.

［3］Kuroki T，Eguchi S. No-touch isolation techniques for pancreatic cancer［J］.Surgery Today，2017，47（1）：8-13.

［4］Li Y，Xu K S，Li J S，et al. The research of no-touch isolation technique on the prevention of postoperative recurrence and metastasis of hepatocellular carcinoma after hepatectomy［J］. Hepatogastroenterology，2014，61（131）：784-791.

［5］Ramirez P T，Frumovitz M，Pareja R，et al. Minimally invasive versus abdominal radical hysterectomy for cervical cancer［J］. New England Journal of Medicine，2018，379（20）：1895-1904.

［6］Melamed A，Margul D J，Chen L，et al. Survival after minimally invasive radical hysterectomy for early-stage cervical cancer［J］. New England Journal of Medicine，2018，379（20）：1905-1914.

［7］Dobronte Z，Wittmann T，Karácsony G. Rapid development of malignant metastases in the abdominal wall after laparoscopy［J］. Endoscopy，1978，10（2）：127-130.

［8］Tse K Y，Ngan H Y. The role of laparoscopy in staging of different gynaecological cancers［J］. Best Pract Res Clin Obstet Gynaecol，2015，29（6）：884-895.

［9］Reymond M A，Schneider C，Kastl S，et al. The pathogenesis of port site recurrences［J］. Journal of Gastrointestinal Surgery，1998，2（5）：406-414.

［10］Zivanovic O，Sonoda Y，Diaz J P，et al. The rate of port-site metastases after 2251 laparoscopic procedures in women with underlying malignant disease［J］. Gynecologic Oncology，2008，111（3）：431-437.

［11］Huang K G，Wang C J，Chang T C，et al. Management of port-site metastasis after laparoscopic surgery for ovarian cancer［J］. American Journal of Obstetrics and Gynecology，2003，189（1）：16-21.

［12］Shoup M，Brennan M F，Karpeh M S，et al. Port site metastasis after diagnostic laparoscopy for upper gastrointestinal tract malignancies：an uncommon entity［J］. Annals of Surgical Oncology，2002，9（7）：632-636.

［13］Martínez A，Querleu D，Leblanc E，et al. Low incidence of port-site metastases after laparoscopic staging of uterine cancer［J］. Gynecologic Oncology，2010，118（2）：145-150.

［14］Nezhat F R，Finger T N，Vetere P，et al. Comparison of perioperative outcomes and complication rates between conventional versus robotic assisted laparoscopy in the evaluation and management of early，advanced，and recurrent stage ovarian，fallopian tube，and primary peritoneal cancer［J］. International Journal of Gynecological Cancer，2014，24（3）：600-607.

［15］Heitz F，Ognjenovic D，Harter P，et al. Abdominal wall metastases in patients with ovarian cancer after laparoscopic surgery：incidence，risk factors，and complications［J］. International Journal of Gynecological Cancer，2010，20（1）：41-46.

［16］Vergote I，Marquette S，Amant F，et al. Port-site metastases after open laparoscopy：a study in 173 patients with advanced ovarian carcinoma［J］. International Journal of Gynecological Cancer，2005，15（5）：776-779.

［17］Palomba S，Falbo A，Russo T，et al. Port-site metastasis after laparoscopic surgical staging of endometrial cancer：a systematic review of the published and unpublished data［J］. Journal of Minimally Invasive Gynecology，2012，19（4）：531-537.

［18］Chitrathara K，Khan A，Sreedharan N，et al.Vaginal vault metastasis：the new enigma in port site recurrences in gynecological laparoscopic surgeries［J］. Gynecology and Minimally Invasive Therapy-GMIT，2016，5：116-119.

［19］Curtis N J，Taylor M，Fraser L，et al. Can the combination of laparoscopy and enhanced recovery improve long-term survival after elective colorectal cancer surgery［J］? International Journal of Colorectal Disease，2018，33（2）：231-234.

［20］Banys-Paluchowski M，Yeganeh B，Luettges J，et al. Isolated subcutaneous implantation of a borderline ovarian tumor：a case report and review of the literature［J］. World Journal of Clinical Oncology，2016，7（2）：270-274.

（朱　琳　董延磊）

妇科微创与无瘤技术

腹腔镜手术作为内镜手术的重要组成部分，已经成为外科革命的先锋，它把现代最先进的科学技术与现代医学结合起来，是传统的手术技术与现代电子信息技术、光导工艺技术及各种能量传导等结合的产物；它是医生视觉和手臂的延伸，它改变了医生的思维观念、技术路线和操作技巧，且正逐步成为许多妇科手术治疗的新模式。腹腔镜手术应用广泛、技术发展迅速，因其创伤小、切口小、术后恢复快、并发症少等优点，迅速得到了广大医生和患者的认可。近年来的手术实践表明，现代腹腔镜技术在妇科肿瘤类疾病治疗方面，发挥着越来越重要的作用。

然而，恶性肿瘤的生物学特性决定了其手术模式及手术原则不同于普通的外科手术。具体而言就是要更加注重无瘤化操作，任何检查或操作的不当都可能造成肿瘤的播散。据统计，医源性扩散和转移是造成手术失败的一个重要环节。因此，在诊疗妇科肿瘤疾病的手术中，也要特别注意无瘤技术的应用及相关经验的积累。

1.7.1　无瘤技术

所谓无瘤技术就是指应用各种措施减少或防止癌细胞的脱落、种植和播散，防止癌细胞沿血道、淋巴道扩散及癌细胞的创面种植。不恰当的外科操作可导致癌细胞的医源性播散。一般而言，肿瘤治疗的最高目标就是无瘤生存，外科切除是实体瘤治疗达到无瘤生存的至关重要的一个环节。其中需要遵循一般性的手术操作原则。

（1）不挤压：恶性肿瘤手术强调手术过程中动作轻柔，切断血管时注意先断静脉后断动脉，从而防止肿瘤细胞沿血管、淋巴管扩散。

（2）隔离肿瘤：术中将癌组织与正常组织分开以减少种植，取物袋的使用是经典的隔离手段。淋巴结清扫过程中注意完整切除淋巴结并放入取物袋完整取出，尤其是有可疑的淋巴结时，不要直接从套管针处取怀疑恶性的组织、淋巴结，一旦取了要及时冲洗，以防发生穿刺孔种植。

（3）不接触：手术中如遇到肿瘤破裂，需彻底吸除干净，若不慎切入肿瘤，应用电凝烧灼切面，隔离手术野，并扩大切除范围。

（4）锐性解剖：恶性肿瘤手术相对较大，风险较高，钝性撕扯可能会增加组织损伤和出血，且挤压易引起肿瘤播散，使用刀、剪等锐性解剖下进行手术不仅是为了手术画面的干净，也是恶性肿瘤手术无瘤原则的需要。此外，手术时采用电刀切割，不仅可以减少出血，而且可以使小血管及淋巴管被封闭，且高频电刀有杀灭癌细胞的功能，因而可以减少血道播散及局部种植。

（5）保护血管：鉴于腹腔镜手术方式的特殊性，腹腔镜手术更强调按照解剖、间隙做手术，其目的是避免大血管的损伤，提高手术安全性，减少肿瘤细胞的血行转移。

（6）整块切除：将癌灶及癌灶周围的亚临床病灶完整切除，也是恶性肿瘤手术的理论基础。对于囊性、可疑恶性的肿瘤应强调包膜完整的手术。此外，在进行淋巴结清扫时也需要整块切除。

（7）充分冲洗：腹腔镜手术依赖能量设备，如使用超声刀时，可以将肿瘤细胞超声雾化，因此对术野的冲洗非常重要。冲洗液主要可分为灭菌注射用水、氯己定冲洗液、聚维酮碘溶液、抗肿瘤药溶液四种。

1.7.2　无瘤技术在妇科的应用

笔者根据多年临床经验认为，现代妇科肿瘤腹腔镜诊疗过程中，需要根据不同肿瘤疾病的类型，分门别类地把握术中的切除原则，实现无瘤操作的精细化、差异化，降低肿瘤转移概率，提升手术质量。

1.7.2.1　子宫肿瘤

子宫肌瘤剔除术是最主要的子宫肌瘤的治疗手段，腹腔镜下子宫肌瘤剔除过程中，肌瘤结节大于穿刺孔无法直接取出，需使用旋切器切碎子宫肌瘤后将其取出，无保护的肌瘤旋切过程可能会引起碎屑残留。有报道腹膜播散性平滑肌瘤病（leiomyomatosis peritonealis disseminata，LPD）与前次腹腔镜下子宫肌瘤旋切有关，且可能由"气体喷射理论"即 CO_2 气腹导致肿瘤细胞喷射播散所致。因此，医源性因素致 LPD 的观点警醒手术医生应在术中注意隔离肿瘤，在取物袋中旋切肌瘤，且应彻底检查和冲洗盆腹腔。

子宫内膜癌是发达国家最常见的妇科恶性肿瘤，其手术方式及术中淋巴结清扫与否一直存在争议。由于子宫内膜癌的患者往往是高龄、肥胖、合并高血压、糖尿病等情况，因此，腹腔镜手术对于减少手术创伤、缩短手术时间、减少术中出血、改善围手术期状况有一定优势。淋巴结转移是子宫内膜癌主要的转移途径，直接蔓延也很常见，因此在腹腔镜手术中，我们的经验是，先将双侧输卵管夹闭，以达到隔离肿瘤的目的，避免内膜病灶在手术过程中受到挤压经输卵管进入盆腔，造成医源性播散。关于子宫内膜样腺癌患者的淋巴结活检，如果术前影像学评估无可疑淋巴结，且术中未见肿大的淋巴结，可不清扫淋巴结。前哨淋巴结（sentinel lymph node，SLN）显影技术具有较好的敏感性和阴性预测值，但目前前哨淋巴结活检还是在临床研究的背景下进行的。腹腔镜下合适的手术范围避免过度侵袭性手术，也是无瘤原则的一种体现。

1.7.2.2　宫颈肿瘤

举宫器通过术中推举子宫达到进一步暴露手术视野、减少输尿管等周围器官损伤的目的，举宫杯的使用有助于足够的阴道切除范围及气腹的维持。Ramirez 等发现，早期宫颈癌经腹手术较微创手术有更大的预后获益，分析原因可能有以下几点：举宫杯/举宫器、医生学习曲线、医源性播散、CO_2 气腹、能量器械、医院手术量等。举宫杯通过挤压肿瘤可能使其进入毛细淋巴管或毛细血管，在通过宫腔时可能引起宫颈–宫腔的肿瘤播散，举宫杯退出过程中肿瘤细胞散落在阴道内也可能引起肿瘤播散，Polen–De 等回顾性收集Ⅰa2～Ⅰb1期宫颈癌患者，发现举宫器组较非举宫器组患者肿瘤复发的风险更高。因此，目前举宫杯的使用存在一定争议，改良举宫器和子宫悬吊术是对宫颈癌微创手术中无瘤技术的改进。

1.7.2.3　卵巢肿瘤

卵巢肿瘤是最常见的妇科肿瘤，有较高的发病率和病死率。卵巢良性肿瘤或囊肿，在手术过程中应严格遵循无瘤原则，尤其是不明性质的卵巢囊肿，剥除术中可使用荷包缝合后切开囊肿充分吸净囊液再行剥除术，或在取物袋中操作，隔离肿瘤减少囊液播散。

　　卵巢癌大多数在肿瘤发病初期无明显症状，往往出现盆腔巨大肿物或盆腹腔多处转移时，患者因腹痛、腹胀等不适就诊，活检才是金标准，方式有穿刺活检和腹腔镜活检等。因为卵巢癌以种植转移为主要转移，穿刺活检需借助穿刺针刺入瘤体，抽吸组织细胞进行病理学检查，有导致针道转移的可能，建议行腹腔镜下多点活检手术或肿物穿刺，在进行诊断性手术过程中可能造成肿瘤的转移播散，需要遵循无瘤手术技术的相关原则。

　　活检手术过程中注意：

　　（1）尽量将肿瘤完整切除后活检：完整切除肿瘤可减少肿瘤的播散，是一般肿瘤活检的首选方式，如单侧卵巢或输卵管可疑肿瘤可完整将附件切除后送病理检查。

　　（2）缩小操作范围：在解剖分离组织时，尽量缩小范围，注意手术分离的平面及间隔，以免癌细胞扩展到根治术切除的范围以外或因手术造成新的间隔促进播散。

　　（3）活检术与根治术的衔接：活检术的切口应设计在以后的根治性手术能将其完整切除的范围内。活检术与根治术时间间隔衔接得愈近愈好，最好是在有冰冻切片的条件下进行，因为冷冻切片在 1 h 左右便可获得诊断，有助于决定是否进一步手术。

　　腹腔镜下卵巢癌手术中较大的风险之一是肿瘤破裂，肿瘤分期也随肿瘤破裂而上升，因此，术中必须仔细操作避免肿瘤破裂，并在破裂之后充分冲洗盆腹腔。腹腔镜手术另外一个风险就是穿刺孔种植转移，有研究报道卵巢癌术后穿刺孔复发率为 1.96%，穿刺孔的消毒清理也十分必要。

　　严格的无瘤技术可以最大限度地减少或防止癌细胞的医源性播散，对于提高恶性肿瘤的手术价值，改善患者的预后，提高术后 5 年生存率，改善其生存质量，提供了重要保障。

参考文献

［1］Belmarez J A，Latifi H R，Zhang W，et al. Simultaneously occurring disseminated peritoneal leiomyomatosis and multiple extrauterine adenomyomas following hysterectomy［J］. Proceeding（Baylor University Medical Center），2019，32（1）：126–128.

［2］Taran F A，Jung L，Waldschmidt J，et al. Status of sentinel lymph node biopsy in endometrial cancer

［J］. Geburtshilfe und Frauenheilkunde，2021，81（05）：562-573.

［3］Ramirez P T，Frumovitz M，Pareja R，et al. Minimally invasive versus abdominal radical hysterectomy for cervical cancer［J］. New England Journal of Medicine，2018，379（20）：1895-1904.

［4］Melamed A，Margul D J，Chen L，et al. Survival after minimally invasive radical hysterectomy for early-stage cervical cancer［J］. New England Journal of Medicine，2018，379（20）：1905-1914.

［5］Lim C K，Kim D Y，Cho A，et al. Role of minimally invasive surgery in early ovarian cancer［J］. Gland Surgery，2021，10（3）：1252-1259.

（孟元光　王铭洋　叶明侠）

1.8 肿瘤细胞生物活性

肿瘤细胞与机体正常细胞相比，除了作为病理学诊断基础的典型的形态学差异外，肿瘤细胞还具有恶性增殖、侵袭和转移、耐药性和免疫逃逸等恶性生物学特征，从而使肿瘤细胞能够脱离细胞周期调控，逃避机体免疫监视，抵抗药物杀伤，实施恶性行为损害机体。肿瘤微创外科手术过程中，肿瘤细胞可能会直接泄漏或通过污染的手术器械异位种植，导致医源性播散。深入了解肿瘤细胞的生物学特性，有助于强化无瘤理念，认识建立微创无瘤防御体系的重要性。

1.8.1 恶性增殖

恶性增殖是肿瘤细胞的基本特征之一，也是肿瘤细胞区别于正常细胞最突出的特点，具体表现在：①细胞增殖分裂不受控制，且无序；②克隆性增生；③分化成熟障碍，形态、代谢及功能均发生异常；④相对自主性，即使最初的致癌因素消除，仍能继续进展。肿瘤细胞恶性增殖特征的形成往往是内部基因突变和外部环境改变共同作用的结果。

1.8.1.1 原癌基因激活，细胞永生化

原癌基因（oncogene）参与调控细胞增殖和分化，是维持机体正常生理功能所必需的，正常情况下处于低表达或不表达状态，而当原癌基因的结构或调控区发生突变则可能导致原癌基因过度激活，引发细胞恶性转化。此外，抑癌基因如 *Rb*、*P53*、*P16*、*BRCA* 等发生突变，对细胞分裂增殖的负调控作用消失，以及端粒酶基因的活化，最终使细胞发生永生化，获得无限分裂增殖能力。

1.8.1.2 接触性抑制丧失

1954 年 Abercrombie 等发现，正常细胞在体外培养汇合成单层后，由于细胞

数量密集，细胞因相互接触而停止分裂生长，称之为接触性抑制。但是肿瘤细胞由于上皮钙黏素（E-cadherin）、*NF2*基因的编码蛋白（moesin-ezrin-radixin-like protein，merlin，又称膜突样蛋白）等多条信号通路异常，丧失了接触性抑制的敏感性，即使相互堆积形成多层，仍然可以继续生长。肿瘤细胞接触性抑制功能丧失与肿瘤细胞增殖相关信号通路失控相伴而生，接触性抑制功能丧失为肿瘤细胞的无限增殖进一步创造了条件。

1.8.1.3 自噬与肿瘤细胞增殖

自噬是细胞将自身细胞质蛋白或细胞器包被进入囊泡，并与溶酶体融合形成自噬溶酶体，从而降解内容物以满足细胞关键的代谢需要和某些细胞器的更新。自噬在机体的生理和病理过程中都能见到。在肿瘤中自噬的作用存在分歧，一方面肿瘤细胞可以依赖自噬的作用抵抗血供不足引起的营养缺乏，另一方面自噬又可以通过抑制细胞周期及促进细胞死亡而对肿瘤有抑制作用。但是，细胞自噬参与调控肿瘤细胞分裂增殖的作用是明确的，快速生长使肿瘤细胞耗能高，糖酵解的代谢方式会促进细胞自噬激活，在应激条件下给肿瘤细胞提供营养物质，促进肿瘤生长。研究显示，清除 Beclin1 或 Atg5 会造成肿瘤细胞生长阻滞，说明肿瘤细胞的生长需要保持一定水平的自噬作用。

1.8.1.4 肿瘤细胞的自分泌和旁分泌作用

肿瘤细胞能分泌多种调节性分子，包括血管生成类分子、炎性细胞因子、趋化因子、酸性代谢产物及激素分子等，以自分泌和旁分泌的方式作用于自身或周围细胞，塑造和维持自身生存和发展的环境，促进肿瘤的生长和发展。肿瘤细胞的自分泌和旁分泌作用为肿瘤微环境的建立添砖加瓦，而特殊的肿瘤微环境为肿瘤细胞的快速生长提供了适宜的"土壤"，共同影响着肿瘤细胞的增殖、生长、侵袭与转移。

1.8.2 侵袭和转移

侵袭是指肿瘤细胞侵犯和破坏周围正常组织，进入淋巴和血液系统的过程；转移指侵袭的肿瘤细胞脱离原发生长部位，迁移到特定组织器官并发展成为癌灶的过程。侵袭和转移是恶性肿瘤最显著的生物学特征之一，也是肿瘤发展的最后阶段，是一个多步骤的、复杂的分子级联反应过程。

1.8.2.1　上皮－间充质转化

上皮－间充质转化（epithelial-mesenchymal transition，EMT）是肿瘤细胞侵袭和转移的一个重要机制，其主要分子事件是：①上皮细胞表型丧失，如上皮钙黏素和胎盘钙黏素（P-cadherin）表达降低，肿瘤细胞间同质性黏附能力降低；②间质特性的获得，神经钙黏素（N-cadherin）、CD44、细胞间黏附分子（ICAM）、整合素等表达上调，使肿瘤细胞与宿主细胞或基质间的异质性黏附增强。EMT 导致细胞失去极性及细胞间的连接，获得浸润生长和远处迁移、种植的能力。

1.8.2.2　细胞外基质降解

肿瘤细胞向周围组织侵袭的过程中，还需要多种蛋白水解酶参与，降解细胞外基质（extracellular matrix，ECM）。这些酶包括基质金属蛋白酶（matrix metalloproteinase，MMP）、丝氨酸酯酶、巯基蛋白酶（caspase 家族）和羧基蛋白酶，它们几乎能降解 ECM 中的所有成分，是近年肿瘤侵袭、转移研究中的热点。其中，丝氨酸酯酶中的尿激酶型纤溶酶原激活剂（urokinase-type plasminogen activator，uPA）被认为是肿瘤发展和转移过程中纤溶酶生成的关键触发因子，成为抗肿瘤治疗的一个非常有潜力的靶点。

1.8.2.3　肿瘤细胞运动性增强

肿瘤细胞内细胞骨架蛋白，如肌动蛋白细丝、微管和中间丝，重新排列形成应力纤维和伪足，能够促进肿瘤细胞的侵袭和转移。另外，还有多种细胞因子促进肿瘤细胞移动，如刺激肿瘤细胞移动与浸润的自分泌移动因子（autocrine motility factor，AMF）和转化生长因子（transforming growth factor，TGF），刺激生长与移动的肝细胞生长因子（hepatocyte growth factor，HGF）和表皮生长因子（epidermal growth factor，EGF），以及促进肿瘤血管生成的血管内皮生长因子（vascular endothelial growth factor，VEGF）和血管生成素（angiopoietin，ANG）等。

1.8.2.4　肿瘤干细胞

肿瘤干细胞（cancer stem cell，CSC）具有 EMT 相关分子特征，如上皮钙黏素降低、神经钙黏素、波形蛋白（vimentin）、Snail、Slug 等表达显著上调，细胞迁移和侵袭能力显著增强。因此，CSC 可能是肿瘤侵袭、转移的根源。

1.8.2.5　免疫逃逸

肿瘤细胞突破 ECM 或基膜，进入血液循环或淋巴系统，不被免疫系统识别和清除，才能发生远处转移和种植。因此，免疫逃逸是肿瘤转移的又一关键环节。

1.8.3　耐药性

耐药性是肿瘤细胞的重要特征之一，无论是细胞毒类药物还是靶向药物，均未能克服耐药问题，已成为影响化疗疗效和肿瘤根治失败的重要原因。依据耐药细胞的生化改变，耐药可分为单药耐药和多药耐药（multidrug resistance，MDR）。单药耐药是指肿瘤细胞克服某一药物所破坏的代谢途径而对该药产生耐受，一般不对结构不同、作用机制不同的其他药物产生交叉耐药，如叶酸类似物甲氨蝶呤诱导二氢叶酸还原酶水平升高导致的耐药。MDR 是指肿瘤细胞对某种药物抗药后，对其他结构不同、作用机制不同的药物也产生交叉耐药的现象。MDR 发生的分子机制包括：

1.8.3.1　跨膜药物转运蛋白

跨膜药物转运蛋白的高表达，促进细胞内药物的泵出，降低细胞内的药物浓度。如 P- 糖蛋白（P-glycoprotein，P-gp）、多药耐药蛋白（multidrug resistance protein，MRP）、乳腺癌耐药蛋白（breast cancer resistance protein，BCRP）等，它们属于典型的 ATP 结合盒（ATP binding cassette，ABC）式结构转运蛋白超家族成员，能利用 ATP 水解释放的能量主动将化疗药物转运至细胞外，导致细胞内药物浓度低于杀伤水平，从而使肿瘤细胞产生 MDR。肺抗性蛋白（lung resistance protein，LRP）是相对分子质量约 11×10^4 的胞质穹隆蛋白，主要通过核靶点屏蔽机制引起 MDR。LRP 可以使以细胞核为靶点的药物不能通过核孔进入细胞核，有些药物即使进入核内也会很快被转运到胞质中。

1.8.3.2　药物代谢、转化相关酶的活性变化

谷胱甘肽硫转移酶（glutathione S-transferase，GST）是一组与细胞解毒功能有关的酶，通过催化谷胱甘肽（glutathione，GSH）与药物结合，使两者形成复合

物而解毒；也可与亲脂性药物结合增加其水溶性，促进外排而降低药物的细胞毒作用，烷化剂和铂类药物均可通过这一途径解毒。拓扑异构酶Ⅱ能催化DNA超螺旋结构局部构型改变，该酶减少或活性降低，阻碍化疗药物与酶/DNA交联形成共价复合物，使肿瘤细胞DNA损伤减少，从而产生耐药。蛋白激酶C（protein kinase C，PKC）具有丝/苏氨酸激酶活性，通过使P-gp、MRP、LRP、GST磷酸化，增强它们的活性，促进耐药发生。

1.8.3.3 凋亡相关基因介导

诱导肿瘤细胞发生凋亡是很多化疗药物发挥抗肿瘤作用的机制之一，但是很多肿瘤细胞会出现促凋亡基因的突变，如 *P53*、*Rb*，伴有或不伴有抑凋亡基因如 *Bcl-2* 的表达上调，从而使细胞抵抗凋亡，产生 MDR。

1.8.3.4 肿瘤干细胞耐药

肿瘤干细胞除了与正常干细胞一样具有自我更新和多向分化潜能外，还具有高度致瘤性和耐药性，是肿瘤耐药的重要原因之一。CSC 大多处于 G0 期，对作用于细胞周期或快速分裂细胞的药物耐药。研究证实，CSC 高表达 ABCG1、ABCG2，可将药物快速泵出细胞外；此外，高表达抗凋亡蛋白 Bcl-2、Bcl-XL、Bcl-w、Mcl-1 和 A1，抑制细胞凋亡。CSC 是肿瘤耐药、复发、转移的根源，克服 CSC 耐药，彻底清除 CSC，有望达到肿瘤根治的目的。

1.8.3.5 外泌体与肿瘤耐药

外泌体（exosome）是机体细胞分泌的直径 $40 \sim 100$ nm 的双层膜性囊泡，可参与细胞间的信息传递及微环境调节，在肿瘤细胞的多种恶性生物学行为的调控过程中发挥重要作用。研究表明，肿瘤细胞及基质细胞分泌的外泌体可以将其内容物，如 DNA、mRNA、miRNA、lncRNA 及蛋白质等，转运到受体细胞中，改变受体细胞的表型，从而增强或诱导受体细胞耐药。肿瘤细胞中的外泌体还可以直接介导药物分子的外排。

另外，肿瘤负荷也与肿瘤耐药密切相关。肿瘤是一个异质性群体，细胞之间存在自分泌和旁分泌作用，促进肿瘤增殖，并且细胞群体中始终存在一定比例的自发性突变，细胞数量越多，发生自发性突变的概率越高，越容易出现耐药。所以临床上常采用手术降低肿瘤负荷，术后辅助化疗提高疗效。

1.8.4 免疫逃逸

肿瘤细胞通过多种机制逃避机体免疫系统的识别和攻击，从而得以在体内生存和生长的现象即肿瘤免疫逃逸（tumor immunological escape）。肿瘤细胞自身的改变、免疫抑制分子和免疫抑制细胞共同参与了肿瘤免疫逃逸。

1.8.4.1 肿瘤细胞直接逃避免疫监控

（1）肿瘤细胞免疫原性减弱或缺失：主要组织相容性复合体（major histocompatibility complex，MHC）Ⅰ类分子是细胞毒性T淋巴细胞（cytotoxic T lymphocyte，CTL）识别肿瘤抗原和发挥功能所必需的，低分子量多肽（low molecular weight peptide，LMP）和抗原加工相关转运体（transporter associated with antigen processing，TAP）是肿瘤抗原加工过程中的重要功能分子，肿瘤细胞遗传的不稳定可造成编码MHC Ⅰ类分子、LMP和TAP的基因突变、丢失。

（2）抗原调变：机体对肿瘤抗原的免疫应答导致肿瘤细胞表面抗原减少、减弱或消失，从而使免疫系统不能识别，逃避机体的免疫攻击，这种现象称为抗原调变（antigen modulation）。在肿瘤形成过程中，发生抗原调变或基因突变的肿瘤细胞机体免疫系统难以识别，逐渐成为优势的细胞群，从而肿瘤得以增殖。

（3）抗原遮蔽：肿瘤细胞表面抗原可以经过糖基化修饰等方式隐蔽，同时，肿瘤细胞释放出大量可溶性抗原分子，可以与抗体或免疫效应细胞结合，发挥封闭作用，阻断免疫清除。

1.8.4.2 免疫抑制分子

肿瘤环境中存在一系列的胞内、膜表面型和分泌型的抑制分子，这些分子可以由肿瘤细胞本身产生，也可以由基质细胞和浸润的免疫细胞产生，参与抑制机体的抗肿瘤免疫功能。主要包括：①抑制性细胞因子，如IL-4、IL-6、IL-10、IL-13、TGF-β和M-CSF等。②肿瘤细胞黏附分子和共刺激分子，如LFA-1、LFA-3、ICAM-1、B7等的缺乏。③肿瘤细胞抗凋亡和诱导免疫细胞凋亡分子，如Fas/FasL，肿瘤细胞表面Fas表达明显低下而FasL高表达，通过Fas/FasL途径，与免疫细胞表面的Fas结合，激活细胞凋亡信号，导致肿瘤组织局部的免疫细胞凋亡；PD1/PD-L1，许多肿瘤细胞表面可表达PD-L1，与T细胞上的PD-1结合，抑制 T 细胞的活化和增殖。④代谢酶类，如吲哚胺 2,3- 双加氧酶（indoleamine 2, 3-dioxygenase，IDO）降解 T 细胞增殖和分化所必需的色氨酸，阻断 T 细胞克隆增殖甚至促进 T 细胞死亡，以及 iNOS、NADPH 氧化酶和精氨酸酶等，不仅抑制由效应 T 细胞介导的特异性抗肿瘤免疫反应，还能抑制由 NK 细胞和巨噬细胞介导的天然抗肿瘤免疫。

1.8.4.3　免疫抑制细胞

抑制性免疫细胞，如调节性 T 细胞（regulatory T cell，Treg）、抑制性 T 细胞（suppressor T cell，Ts）、肿瘤相关巨噬细胞（tumor-associated macrophage，TAM）和髓系来源的抑制性细胞（myeloid-derived suppressor cell，MDSC）等，通过分泌抑制性细胞因子、抑制免疫效应细胞活化、趋化抑制性细胞及促进肿瘤血管形成等，在肿瘤的免疫逃逸中发挥重要作用。

1.8.5　靶向肿瘤细胞种植的无瘤防御节点

基于肿瘤细胞的这些恶性生物学特性，在微创外科手术过程中，要严格遵循无瘤原则，在术前、术中、术后的各个环节采取积极的预防措施，阻断脱落的肿瘤细胞的医源性播散、转移。

1.8.5.1　建立物理屏障，避免肿瘤细胞播散、种植

动物实验证实，5×10^5 个肿瘤细胞 2 ~ 3 周内基本都可在体内致瘤。如果是肿瘤干细胞，最少 100 个细胞就可形成肉眼可识别的肿瘤，只是成瘤时间可能需要 8 ~ 12 周。在微创手术过程中，手术操作引发的组织碎屑脱落或肿瘤挤压导致的细胞渗出，肿瘤细胞数量远大于动物体内致瘤所需最小数量。因此，建立物理隔离屏障，阻断肿瘤播散、种植是无瘤防御的首要环节。在腹腔镜手术中，建立一个完全密闭的、能与手术器械灵活适配的、可视化的空间，在里面进行肿瘤组织的剥离、切除、分碎取出等操作，既可以阻断肿瘤细胞脱落直接种植，避免污染的手术器械导致的腹腔和穿刺孔转移，同时还可以完美解决大组织块安全、便捷取出的难题。

1.8.5.2　阻断脱落的肿瘤细胞黏附、种植

肿瘤细胞的生长需要适宜的"土壤"，脱落的肿瘤细胞只有黏附到腹腔组织器官表面，才能继续存活、增殖，形成转移病灶。肿瘤细胞黏附主要通过细胞表面分子，如上皮钙黏素、CD44、整合素等，与细胞外基质透明质酸、纤维连接蛋白（fibronectin）结合，促进细胞种植。因此，在腹腔镜手术后采用防粘连制剂，如透明质酸、壳聚糖等，则可以阻断肿瘤细胞黏附，进而导致失巢凋亡。若在防粘连制剂内包裹化疗药物，则进一步促进脱落的肿瘤细胞凋亡，阻断肿瘤细胞种植、播散。

1.8.5.3　清除或灭活脱落的肿瘤细胞

采用物理、化学的方法清除或灭活术中脱落的肿瘤细胞，也是微创无瘤防御的重要手段。临床常在肿瘤切除术后，采用大量蒸馏水冲洗腹腔，不仅可以直接清除脱落的肿瘤细胞，而且可通过低渗作用使肿瘤细胞肿胀、破裂。采用化疗药物直接冲洗腹腔，提高局部化疗药物浓度，直接杀死肿瘤细胞，也是临床普遍认可的灭活肿瘤细胞、预防肿瘤播散转移的手段。此外，目前临床还可通过提高灌洗液温度至43℃，破坏肿瘤细胞表面结构和细胞膜的通透性，促进肿瘤细胞破碎，从而进一步提高肿瘤灭活效果。

1.8.5.4　阻断免疫逃逸，促进脱落细胞的免疫清除

活化的T淋巴细胞、B淋巴细胞和巨噬细胞表面的程序性死亡分子1（PD-1）与程序性死亡分子配体1（PD-L1）结合，可以传递抑制信号，抑制免疫应答，建立免疫耐受。近几年的研究发现，多种肿瘤细胞表面高表达PD-L1，通过与肿瘤浸润淋巴细胞表面的PD-1分子结合，抑制免疫功能，导致肿瘤发生免疫逃逸。由此，免疫检查点抑制剂（ICI）类药物在临床多种肿瘤的免疫治疗中取得突破性进展。因此，在腹腔镜肿瘤手术结束时，采用稀释后的PD-L1抗体冲洗腹腔，封闭肿瘤细胞表面的PD-L1，解除其对免疫细胞的抑制作用，增强免疫识别、活化和杀伤作用，促进对手术中脱落的肿瘤细胞的免疫清除，这是无瘤防御体系的重要一环，值得进一步探讨。

近10年来，随着腹腔镜技术的迅猛发展和微创理念的普及，腹腔镜手术呈现替代传统开腹手术的趋势。但是，微创的背后暗藏着肿瘤播散、种植、转移的风

险，阻碍腹腔镜技术的进一步发展，威胁患者的生命健康。在充分认识肿瘤细胞
的生物学特性的基础上，严格遵循无瘤原则，针对肿瘤播散、种植的关键环节积
极采取无瘤防御措施，才能使腹腔镜手术更加安全、微创。

参考文献

［1］ Verhaak R G W，Bafna V，Mischel P S. Extrachromosomal oncogene amplification in tumour pathogenesis and evolution［J］. Nature Reviews Cancer，2019，19（5）：283–288.

［2］ Wang L H，Wu C F，Rajasekaran N，et al. Loss of tumor suppressor gene function in human cancer：an overview［J］. Cellular Physiology and Biochemistry，2018，51（6）：2647–2693.

［3］ Levy J M M，Towers C G，Thorburn A. Targeting autophagy in cancer［J］. Nature Reviews Cancer，2017，17（9）：528–542.

［4］ Wang R C，Wei Y J，An Z Y，et al. Akt-mediated regulation of autophagy and tumorigenesis through Beclin 1 phosphorylation［J］. Science，2012，338（6109）：956–959.

［5］ Su S C，Lin C W，Yang W E，et al. The urokinase-type plasminogen activator（uPA）system as a biomarker and therapeutic target in human malignancies［J］. Expert Opinion on Therapeutic Targets，2016，20（5）：551–566.

［6］ Dongre A，Weinberg R A. New insights into the mechanisms of epithelial–mesenchymal transition and implications for cancer［J］. Nature Reviews Molecular Cell Biology，2019，20（2）：69–84.

［7］ Brooks S A，Lomax-Browne H J，Carter T M，et al. Molecular interactions in cancer cell metastasis［J］. Acta Histochemica，2010，112（1）：3–25.

［8］ Batlle E，Clevers H. Cancer stem cells revisited［J］. Nature Medicine，2017，23（10）：1124–1134.

［9］ Lytle N K，Barber A G，Reya T. Stem cell fate in cancer growth，progression and therapy resistance［J］. Nature Reviews Cancer，2018，18（11）：669–680.

［10］ Holohan C，Van Schaeybroeck S，Longley D B，et al. Cancer drug resistance：an evolving paradigm［J］. Nature Reviews Cancer，2013，13（10）：714–726.

［11］ Lo H W，Antoun G R，Ali-Osman F. The human glutathione S-transferase P1 protein is phosphorylated and its metabolic function enhanced by the Ser/Thr protein kinases，cAMP-dependent protein kinase and protein kinase C，in glioblastoma cells［J］. Cancer Research，2004，64（24）：9131–9138.

［12］ Lo H W，Ali-Osman F. Genetic polymorphism and function of glutathione S-transferases in tumor drug resistance［J］. Current Opinion in Pharmacology，2007，7（4）：367–374.

［13］ Pistritto G，Trisciuoglio D，Ceci C，et al. Apoptosis as anticancer mechanism：function and dysfunction of its modulators and targeted therapeutic strategies ［J］. Aging（Albany NY）, 2016, 8（4）: 603–619.

［14］ Yousefi H, Maheronnaghsh M, Molaei F, et al. Long noncoding rnas and exosomal lncrnas: classification, and mechanisms in breast cancer metastasis and drug resistance ［J］. Oncogene, 2020, 39（5）: 953–974.

［15］ Zhao W Y, Shan B, He D, et al. Recent progress in characterizing long noncoding rnas in cancer drug resistance ［J］. Cancer, 2019, 10（26）: 6693–6702.

［16］ Vasan N, Baselga J, Hyman D M. A view on drug resistance in cancer ［J］. Nature, 2019, 575（7782）: 299–309.

［17］ Restifo N P. Not so fas: re-evaluating the mechanisms of immune privilege and tumor escape ［J］. Nature Medicine, 2000, 6（5）: 493–495.

［18］ Chen D S, Mellman I. Elements of cancer immunity and the cancer-immune set point ［J］. Nature, 2017, 541（7637）: 321–330.

［19］ Tsuyoshi H, Inoue D, Kurokawa T, et al. Hyperthermic intraperitoneal chemotherapy（HIPEC）for gynecological cancer ［J］. Journal of Obstetrics and Gynaecology Research, 2020, 46（9）: 1661–1671.

［20］ Galluzzi L, Humeau J, Buqué A, et al. Immunostimulation with chemotherapy in the era of immune checkpoint inhibitors ［J］. Nature Reviews Clinical Oncology, 2020, 17（12）: 725–741.

（冯定庆　王文慧）

1.9

肿瘤灭活

随着现代医学的发展，对于肿瘤的治疗方法逐渐多样化，但外科手术切除仍是最直接、有效的治疗方法。由于腔镜技术日益成熟，肿瘤手术越来越微创化、腔镜化。无论何种手术途径，在手术操作过程中均要严格遵守无瘤原则。而肿瘤切除手术中，因手术脱落游离而具有生物活性的肿瘤细胞，即游离肿瘤细胞，是肿瘤术后播散、转移、复发的主要原因，也是肿瘤患者预后的独立影响因素。肿瘤灭活技术的应用可以降低脱落肿瘤细胞的阳性率，杀死游离肿瘤细胞，从而降低肿瘤转移复发率，在无瘤防御中发挥着至关重要的作用。本章将重点阐述肿瘤灭活技术的原理及常用方法。

1.9.1 肿瘤灭活的概念和意义

肿瘤灭活是指通过各种微创方法，如物理、化学、介入、基因、放射等方法，将肿瘤于原位杀死，使肿瘤失去活性而达到治疗目的。在恶性肿瘤治疗过程中，针对游离肿瘤细胞，通过应用腹腔冲洗、化学药物治疗等肿瘤灭活技术进行清除，从而降低肿瘤转移复发率，达到改善预后的目的。

1.9.1.1 肿瘤灭活是无瘤防御体系中至关重要的步骤

肿瘤切除手术常伴有肿瘤细胞的脱落并发肿瘤转移，同时，手术也可以激活休眠的肿瘤细胞，从而增加肿瘤细胞医源性播散的概率，影响患者的预后。1989年，Paget 提出的"种子 - 土壤"学说中提到，胸腹腔内肿瘤细胞经多种途径脱落，形成"种子"，手术及创伤性操作等机械性损伤使腹膜间皮组织裸露形成所谓的"土壤"，两者相互作用与其他细胞、化学因子等共同促使游离肿瘤细胞转移和肿瘤复发。而肿瘤灭活技术的应用，最大限度地杀灭游离肿瘤细胞的活性，从而降低肿瘤复发、播散风险，这正是无瘤防御体系中非常关键的环节。

1.9.1.2 肿瘤灭活在微创时代具有更重要的意义

随着微创技术的发展，肿瘤手术越来越提倡微创化。但无论何种手术方式，无瘤原则应贯彻在手术操作的始终，是决定恶性肿瘤手术成败的关键。近年来关于腔镜肌瘤粉碎后种植、宫颈癌腹腔镜手术与开腹手术结局的争论、卵巢癌恶性肿瘤微创手术穿刺口转移等事件的报道，都引起了妇科肿瘤专家对肿瘤微创手术更多的关注和思考。早在 2014 年美国 FDA 就已发布关于肌瘤粉碎术的安全警告，2020 年美国 FDA 再次声明在腹腔镜下进行子宫或子宫肌瘤分碎术应该在腹腔内隔离密闭的空间内进行。但一项研究表明，在腹腔镜子宫肌瘤切除术中，子宫被切开、抓钳抓持肌瘤、剥瘤棒将肌瘤从子宫肌层分离剥出之后，此时还未进行肌瘤粉碎，在盆腔和腹部抽吸的液体中就已经发现平滑肌细胞和组织碎片。此外，腹腔镜手术中使用超声刀的切割及高频振荡作用造成肿瘤组织碎屑烟雾播散，可能导致肿瘤复发。由此可见，肿瘤碎片是微创手术中不可忽视的一个关键问题，会直接影响肿瘤疾病预后。因此，微创手术中更应重视肿瘤灭活技术的应用。通过选择合适的肿瘤灭活技术，降低脱落肿瘤细胞的阳性率，杀死游离肿瘤细胞，从而降低肿瘤转移复发率。

1.9.2 常见的肿瘤灭活技术

1.9.2.1 腹腔冲洗技术

腹腔冲洗指在肿瘤切除术后用大量冲洗液冲洗腹腔，目的在于防止感染、减少肿瘤细胞残留，起到预防肿瘤细胞种植和播散的作用。这项技术是肿瘤切除手术的关键环节，已被大家普遍接受。但临床应用中不同妇科医生对于不同冲洗液类型、温度和作用时间的选择等方面仍存在一定差异。

（1）冲洗液类型的选择：在肿瘤切除手术后的腹腔冲洗时，有一种观点认为使用蒸馏水可以有效避免肿瘤细胞的播散及种植。蒸馏水属于不含有形成分和杂质且渗透压接近"0"的低渗液体，而人体组织细胞的渗透压为 280~310 mOsm/L。利用蒸馏水的低渗透压作用，使脱落的肿瘤细胞肿胀、破裂，从而能够有效地避免肿瘤细胞的种植和播散。但蒸馏水是低渗液体，其在使肿瘤细胞肿胀的同时也会对正常组织细胞造成损伤，因而不少学者对用蒸馏水进行腹腔冲洗并不认同。以中国科学院肿瘤医院为代表的学者认为，蒸馏水的低渗作用在使肿瘤细胞破裂的同时也会对正常组织细胞造成同样的损伤，增加肿瘤患者的损伤，甚至影响吻合口的愈合。而无菌生理盐水作为冲洗液对肿瘤脱落细胞的清除作用与蒸馏水并无差别。有研究表明，术后蒸馏水冲洗浸泡后，肺癌患者有血压降低、房性期前收缩等不良反应发生。多数研究显示，无菌生理盐水和蒸馏水冲洗对肿瘤脱落细胞的清除率无统计学差异。因而，多数学者认为，可用生理盐水替代蒸馏水作为肿瘤手术中肿瘤切除后的常规腹腔冲洗液。

在手术过程中关闭体腔前，使用浓度为 0.2%～0.5% 的聚维酮碘稀释液进行冲洗，可以达到预防感染、减少肿瘤细胞种植的功效。原理可能在于随稀释而释放的游离碘结合有机物迅速地表现出细胞毒性，在短时间内通过对细胞蛋白产生不可逆性交联作用杀死原核细胞，对多种细菌、病毒等均有杀灭作用。但应用消毒液进行腹腔冲洗并未广泛应用，原因在于多数学者认为虽然消毒液冲洗可破坏游离肿瘤细胞的结构从而杀死肿瘤细胞，但冲洗后会引起严重的并发症。而有报道提出，外科手术中肠腔冲洗可以清除游离肿瘤细胞，其主要是通过机械冲洗，而不是消毒液杀死肿瘤细胞。此种肿瘤灭活技术并未广泛应用于妇科肿瘤治疗。

（2）冲洗液温度的选择：热疗能使肿瘤细胞表面结构蛋白变性，改变细胞膜的通透性。国内外已完成了多项针对不同温度的腹腔冲洗液的肿瘤灭活有效性和安全性的研究。文献报道，较低温度（<30℃）的冲洗液会造成患者生命体征的波动，增加患者心脑血管意外、术后腹腔内感染和切口感染的风险，并且可能对机体的凝血功能和免疫功能造成不同程度的抑制。而 36～38℃ 常为体温维持温度，冲洗过程中机体生命体征多无明显波动。43～45℃ 的腹腔冲洗可以使肿瘤细胞呈破碎样改变，而正常组织可耐受 47℃ 持续 1 h。因而，目前普遍认可 43℃ 为腹腔冲洗的安全临界温度，肿瘤切除术后可选择 43℃ 的腹腔冲洗液进行冲洗，从而更加有效地清除游离肿瘤细胞，降低术后肿瘤种植、复发率。近年来，一项将热疗、腹腔冲洗、化学药物应用有效结合的技术——腹腔热灌注化疗越来越广泛地应用于腹腔内肿瘤治疗中，将在后面腹腔热灌注化疗部分进行详细叙述。

（3）冲洗次数和液体用量：对手术器械脱落肿瘤细胞灭活的体外研究表明，蒸馏水冲洗 2～3 次清除游离肿瘤细胞的效果强于冲洗 1 次，但冲洗次数大于 4 次的清除效果与冲洗 3 次无差异。综合相关研究显示，肿瘤切除手术中，为减少或灭活游离肿瘤细胞，术者平均使用（2 000±500）mL 冲洗液冲洗腹腔 3 次。

（4）冲洗液作用时间：根据一项针对乳腺癌术中应用温热蒸馏水冲洗创面的

效果分析研究结果，蒸馏水对癌细胞的完全抑制时间超过 10 min。而也有研究显示，浸泡作用 1 min、3 min 时，随着温度上升，肿瘤细胞破损增加，浸泡 5 min、10 min 时，肿瘤细胞破损率并不随温度上升而出现显著差异。综合多篇文献分析，目前推荐使用 43℃的蒸馏水浸泡 3 min，达到清除脱落肿瘤细胞的目的。

1.9.2.2 化学药物治疗

（1）化疗药物腹腔冲洗：在肿瘤切除微创手术后将化疗药物溶解后直接注入体腔进行冲洗也是一种被大家普遍接受的肿瘤灭活技术。利用化疗药物腹腔冲洗，可使体腔内相应部位的化疗药物浓度远远高于血浆，使种植或者游离的肿瘤细胞能充分浸泡在高浓度的化疗药物中，提高化疗药物的直接杀伤作用，从而达到肿瘤灭活的目的。

（2）腹腔灌注化疗：国际上对于恶性肿瘤的标准治疗模式仍然为肿瘤切除手术＋化疗／放疗。在肿瘤切除手术后，术者可根据肿瘤类型及期别，选择静脉化疗或者静脉化疗联合腹腔化疗的模式进行后续治疗，实现肿瘤灭活，降低肿瘤种植、转移、复发率。

目前妇科肿瘤的治疗中，腹腔化疗主要用于晚期卵巢癌。卵巢癌患者由于缺少有效的早期诊断方法，往往就诊时已是晚期，多合并腹腔转移或腹水。现已有充分的证据显示，腹腔化疗可改善卵巢癌患者的预后，特别是对于接受满意肿瘤细胞减灭术的患者更为显著。因而，NCCN、FIGO、ESMO 均已将腹腔化疗作为接受满意肿瘤细胞减灭术后的晚期卵巢癌患者的一线治疗方案。

1）基本原理：腹腔化疗原理就是将化疗药物在体外配置，随后将药物在规定时间内按顺序注入腹腔，起到杀伤肿瘤细胞的目的。肿瘤细胞浸润浆膜层直接脱落到腹腔和手术无法彻底切除的微小癌灶是卵巢恶性肿瘤术后复发的重要原因。腹腔化疗利用腹膜腔 – 血浆的弥散屏障对于分子量较大的药物清除率低的特点，选择合适的化疗药物，可使腹腔药物浓度高于静脉给药的数十倍或上百倍，同时还可结合热疗的协同作用，充分有效地作用于腹腔内的游离肿瘤细胞和微小癌灶，达到肿瘤灭活的目的，减少种植转移，从而可以改善预后。

2）化疗药物的选择：腹腔化疗药物应具有以下特点：①患者可耐受腹腔灌注药物；②药物有一定的穿透肿瘤组织的能力，分子量相对大；③药物可经腹膜吸收；④腹膜低刺激。目前化疗药物种类较多，包括紫杉醇、卡铂、顺铂、氟尿嘧啶、多柔比星、吉西他滨等，其中顺铂、卡铂、紫杉醇应用于腹腔化疗较多。

3）腹腔化疗局限性：腹腔化疗的效果主要取决于手术后残留的病灶大小，以及化疗药物的渗透性。卵巢癌、输卵管癌、腹膜癌诊治 FIGO 指南中提出腹腔化疗适用于满意肿瘤细胞减灭术后残留病灶小于 1 cm 的晚期患者。美国妇科肿瘤学组的 GOG172 研究结果显示，腹腔化疗组将无进展生存期（progression-free survival，PFS）延长了 5.5 个月（23.8 个月 vs 18.3 个月）。但由于化疗药物直接灌入腹腔可能引起化学性腹膜炎，导致包裹性粘连发生，以及导管相关并发症如感染、出血、炎症及肠穿孔等，腹腔化疗在很多国家受到争议。笔者认为，腹腔灌注化疗是恶性肿瘤微创手术术后可行的一种肿瘤灭活方法，是否进行腹腔灌注化疗，应充分与患者沟通腹腔化疗和静脉化疗的利弊后，由腹腔化疗治疗经验丰富的医疗中心给予实施。

（3）腹腔热灌注化疗（hyperthermic intraperitoneal chemotherapy，HIPEC）：是一种治疗腹腔内肿瘤的新兴手段。自 1980 年被 Spartt 等首次报道后，一直用于消化道肿瘤发生腹膜腔转移的患者。目前已被证实 HIPEC 在治疗和预防胃癌、结直肠癌、腹膜假黏液瘤、腹膜间皮瘤等恶性肿瘤的腹膜种植方面具有良好的效果，特别对于腹膜假黏液瘤和恶性腹水的控制优势显著。由于晚期妇科恶性肿瘤多伴腹腔转移和腹水这一特点相似于消化道肿瘤，近年来，HIPEC 用来预防和治疗妇科恶性肿瘤的腹腔转移越来越广泛，安全性和有效性也得到了证实。2018 年 1 月 18 日出版的 *NEJM* 对于 HIPEC 治疗晚期卵巢癌的多中心随机对照临床试验的报道更是证明了 HIPEC 对于晚期卵巢癌患者治疗的有效性。

1）作用机制：HIPEC 的理论基础是在腹腔灌注化疗的基础上融合肿瘤热疗的原理，两者协同作用使肿瘤细胞灭活。恶性肿瘤细胞在 43℃持续 1 h 即可出现不可逆损伤，而正常组织可耐受 47℃持续 1 h。因而，通过合适的温度，HIPEC 可以直接通过热效应杀死肿瘤细胞。同时，HIPEC 治疗过程中的液体流动产生剪切力可直接导致肿瘤细胞死亡，冲刷组织导致肿瘤细胞发生失巢凋亡。

腹腔给药可增加腹腔内肿瘤病灶局部药物浓度，而高温可导致肿瘤细胞膜、肿瘤血管通透性发生改变，减少肿瘤细胞对化疗药物的排泄率，两者协同增加肿瘤细胞中药物的浓度。HIPEC 的最大组织穿透深度为 5 mm，大于普通化疗药物的组织穿透深度（< 3 mm），可增加某些药物在肿瘤组织深部的药物浓度。腹腔化疗和热效应的协同作用可促进肿瘤细胞的凋亡。

2）适应证和禁忌证

适应证：主要用于预防和治疗妇科肿瘤的腹膜腔种植转移，包括卵巢癌的初治治疗，尤其适用于晚期特别是合并大量腹水、胸腔积液患者，复发性卵巢癌，腹膜假性黏液瘤，伴有腹水或播散性腹膜腔转移的其他妇科恶性肿瘤，妇科恶性肿瘤引起的难治性胸腔积液、腹水的姑息性治疗，预防妇科恶性肿瘤术后腹膜腔种植转移，如使用电动分碎器后发现的子宫肉瘤、卵巢黏液性肿瘤术前或术中破裂造成大量黏液溢出污染腹腔者。

禁忌证：肠梗阻，腹膜腔内广泛粘连，腹腔有明显炎症，可能存在术后吻合口愈合不良的高危因素，包括吻合口组织水肿、缺血、张力明显、严重低蛋白血症等；心、肾、肝和脑等主要器官功能障碍，严重凝血功能障碍，胆汁阻塞及输尿管梗阻，年龄≥75岁为相对禁忌证。

3）治疗流程及注意事项：HIPEC 的治疗流程需规范化，严格进行术前评估，术中严格遵守无菌原则，减少并发症的发生。本书的主要内容为手术无瘤防御体系，故笔者重点讲述肿瘤细胞减灭术后的 HIPEC 治疗。

① 术前评估：HIPEC 的术前评估主要包括肿瘤负荷的评估和患者耐受性的评估。研究认为，肿瘤负荷量是影响 HIPEC 治疗效果的重要因素。满意的肿瘤细胞减灭术（达到 R0 切除）可显著提高 HIPEC 的疗效。可耐受肿瘤细胞减灭术的患者多数对 HIPEC 具有良好的耐受性。可根据术前患者心肺功能等一般状况及术中情况辅助评估患者的耐受性。同时，术中充分分离粘连、增加腹腔容积有助于减少 HIPEC 治疗中腹胀、腹痛的发生率，可提高患者对 HIPEC 的耐受性。

② 治疗开始时机：原发肿瘤切除术后，残留肿瘤增殖速度一般在一周后恢复到术前，且再生肿瘤的生物学行为发生改变（肿瘤的侵袭性和耐药性增强）。因而，手术后的 HIPEC 应尽早开始，尽量在一周内完成。

③ 置管时机和置管位置：术者通常选择在肿瘤细胞减灭术（开腹或腹腔镜）关腹前完成置管。置管位置可由有经验的医生根据术中情况决定，通常选择放置在肝肾隐窝、肝脾隐窝和盆底。一般置 4 根管，分别为 2 根入水管和 2 根出水管，可采取 "#" 字或两两交叉的方式置管。通常置管时留入腹腔内管道长度应≥25 cm。灌注管不要直接放在大网膜表面，以防止大网膜吸附于灌注管内。

④ 治疗参数：HIPEC 设定治疗温度为 43℃，灌注全程要求温度稳定，实现精准控温。治疗过程中通常灌注液体总量 3 000～5 000 mL，流速 300～600 mL/min，灌注时间为 60～90 min，必要时可适当调整。生理盐水、林格液、葡萄糖、蒸馏水均可作为灌注液体。灌注液体的选择主要取决于液体的脱水效果、肿瘤类型和药物。但由于前文已讲到的蒸馏水的一些不良反应，临床实践中通常首选生理盐

水。结合妇科肿瘤生物学特点，推荐单次足量用药，不建议分次用药灌注。多次治疗时，为避免堵管，推荐间隔时间小于 24 h。在治疗腹膜假黏液瘤时，可使用 10% 以上的葡萄糖液灌注 5 次及以上。

⑤ 化疗药物的选择：HIPEC 药物的选择要结合患者的病史、肿瘤类型及药物特性。宜选择单药治疗对肿瘤有效、肿瘤组织穿透性高、分子量相对大、腹膜吸收率低、与热效应有协同作用、腹膜刺激性小的药物。目前药物剂量的计算仍按照静脉用量标准。HIPEC 联合静脉化疗时，HIPEC 剂量应包括在全身总治疗剂量中。目前最常用的 HIPEC 药物为铂类、紫杉烷类等，但由于热效应对药物有协同作用，可根据情况适量调整药物用量，并注意预处理及不良反应的发生。

⑥ 灌注管堵塞的处理：HIPEC 治疗中较常见发生灌注管堵塞，是治疗失败的重要因素。尽早开始治疗是预防堵管发生的主要措施。发生堵管时可选择以下处理方法：灌注出入口调换位置；调整灌注管朝向；使用生理盐水冲管同时旋转管道；充分消毒后拔出部分管道之侧孔，重新调整管道方向后再还纳腹腔。

⑦ 终止时机：HIPEC 常见的不良反应有大汗淋漓、心率 > 100 次 /min 等。出现这些临床表现时，首先需要排除血容量不足。此外，部分患者可能出现呼吸、血氧异常，这时需注意麻醉情况和灌注量。灌注管堵塞导致灌注液体排出不畅时，可发生膈肌抬高，这是诱发患者出现上述不适的重要原因。在降低灌注入量的基础上，解决相关原因后，如果患者仍有上述临床表现或其他严重不适，可终止 HIPEC 治疗。

4）并发症：HIPCE 不增加手术并发症的发生。HIPEC 治疗后最常见的并发症是腹痛、热损伤、腹腔感染、拔管困难或灌注管断裂等。

（4）全身性静脉化疗：对于妇科恶性肿瘤的治疗，术者需根据肿瘤类型、肿瘤期别、患者一般状况及耐受性等决定后续静脉化疗方案。全身性静脉化疗作为肿瘤细胞减灭术后的补充治疗，对残留肿瘤细胞进行有效灭活，可降低术后肿瘤转移、复发率。

在微创手术时代，手术切除肿瘤始终是肿瘤治疗的基石，而肿瘤灭活则是肿瘤切除手术无瘤防御体系中至关重要的环节。有效的肿瘤细胞灭活技术能够明显降低术后肿瘤种植转移、复发率，这在微创时代更应引起妇科肿瘤医生的高度重视。虽然目前对于肿瘤灭活技术中细胞检出的假阳性率、细胞灭活的有效性等都还存在争议，但是笔者认为，未来会有更多新型的研究以找到更精准的肿瘤灭活技术，使手术无瘤防御体系更加完善。

参考文献

［1］周义成. 肿瘤灭活治疗［J］. 放射学实践，2000，11（15）：438–440.

［2］安杰，刘伟，刘艳丽，等. 腹腔冲洗细胞学检查对胃癌预后的临床评估及意义［J］. 中国普通外科杂志，2009，18（10）：1013–1018.

［3］Champault G，Taffinder N，Ziol M，et al. Cells are present in the smoke created during laparoscopic surgery［J］. British Journal of Surgery，1997（84）：993–995.

［4］陈美玲，柏红，许里. 蒸馏水与生理盐水对腹腔肿瘤脱落细胞清除效果的比较［J］. 中国肿瘤外科杂志，2012，4（6）：381–383.

［5］Minervini S，Bentley S，Youngs D，et al. Prophylactic saline peritoneal lavage in elective colorectal operations［J］. Diseases of the Colon & Rectum，1980，23（6）：392–394.

［6］肖宏卫，吴灿，李远东，等. 肺癌术中冲洗液细胞学检查与腔内温热灌注化疗疗效研究［J］. 现代肿瘤医学，2012，20（7）：1386–1389.

［7］Ji Z，Sun J，Wu H，et al. Assessment of hyperthermic intraperitoneal chemotherapy to eradicate intraperitoneal free cancer cells［J］. Translational Oncology，2016，9（1）：1824.

［8］赵旭芸，张丽君，林泳. 无瘤技术在食管癌根治手术中的应用研究［J］. 中国实用医药，2012，7（34）：75–76.

［9］Lemoine L，Sugarbaker P，Van der Speeten K，et al. Drugs，doses，and durations of intraperitoneal chemotherapy：standardising hipec and epic for colorectal，appendiceal，gastric，ovarian peritoneal surface malignancies and peritoneal mesothelioma［J］. International Journal of Hyperthermia，2017，33（5）：582–592.

［10］Armstrong D K，Bundy B，Wenzel L，et al. Intraperitoneal cisplatin and paclitaxel in ovarian cancer［J］. New England Journal of Medicine，2006（354）：34–43.

［11］van Driel W J，Koole S N，Sikorska K，et al. Hyperthermic intraperitoneal chemotherapy in ovarian cancer［J］. New England Journal of Medicine，2018，378（3）：230–240.

［12］Chiva L M，Gonzalez-MartinA. A critical appraisal of hyperthermic intraperitoneal chemotherapy（HIPEC）in the treatment of advanced and recurrent ovarian cancer［J］. Gynecologic Oncology，2015，136（1）：130–135.

［13］Pomel C，Ferron G，Lorimier G，et al. Hyperthermic intraperitoneal chemotherapy using oxaliplatin as consolidation therapy for advanced epithelial ovarian carcinoma. Results of a phase Ⅱ prospective multicentre trial. CHIPOVAC study［J］. European Journal of Surgical Oncology，2010，36（6）：589–593.

［14］Sugarbaker P H，Stuart O A，Yoo D. Strategies for management of the peritoneal surface component of cancer: cytoreductive surgery plus perioperative intraperitoneal chemotherapy [J]. Journal of Oncology Pharmacy Practice, 2005, 11 (3): 111-119.

[15] Spiliotis J, Halkia E, Lianos E, et al. Cytoreductive surgery and HIPEC in recurrent epithelial ovarian cancer: a prospective randomized phase III study [J]. Annals of Surgical Oncology, 2015, 22 (5): 1570-1575.

[16] Huo Y R, Richards A, Liauw W, et al. Hyperthermic intraperitoneal chemotherapy (HIPEC) and cytoreductive surgery (CRS) in ovarian cancer: a systematic review and meta-analysis [J]. European Journal of Surgical Oncology, 2015, 41 (12): 1578-1589.

[17] Hennessy B T, Coleman R L, Markman M. Ovarian cancer [J]. Lancet, 2009, 374 (9698): 1371-1382.

（王武亮　王　倩）

1.10

器械护士

护士是医疗战线重要的力量，是医院里一道亮丽的风景线。她们在百姓健康保健方面和历次重大自然灾害中都发挥了不可替代的作用。

然而，护士这个称谓的历史并不久远，是近代才创译而来的。19世纪，护理随西医进入中国。从事专门照顾患者这个职业的女性，在西方被称为"nurse"。英文 nurse 源于拉丁文字根 nutriy，泛指养育、保护、维持生命、照顾老幼等。各国翻译时，都围绕护理这个中心意思。比如日本译为"看护"，从业人员称为"看护妇"。中国从1888年福建创建第一所护校开始也称为看护，1909年成立相应社团组织叫"中国看护组织联合会"；秋瑾女士翻译的护理专业书，书名就是《看护技术》。在医院里也有人直呼 nurse。

1914年6月在上海召开第一次全国护士代表大会。在这次会议上，钟茂芳（又名马凤珍）是第一位被选为学会副理事长的中国护士。在代表大会议案审理时，钟茂芳提出弃用"看护"一词，改称"护士"。她认为"看护"一词甚不合宜，为此她曾请教数位知名文学家，详加审议，广泛参考，提议选用"护士"代表英文 nurse。她解释说，在中文里"护"的意思是照顾、保护，"士"是指知识分子或学者。她认为从事护理事业的人应是有科学知识和有学识的人，应称为士。"护士"就是指受过专业教育、经批准注册的专业技术人员，具有较高的职业意识。将 nurse 译为"护士"既融合东西方含义，也准确表达了这一职业的文明与高尚，赋予护士尊重生命、护理生命的神圣职责。她智慧的解释，获得大家赞同，她的提议被大会一致通过。从此，"护士"一词沿用至今。

1.10.1　器械护士在无瘤防御中的重要作用

器械护士也称洗手护士，负责术前物品的准备，术中迅速、熟练地配合，术后物品的规范整理，是无菌观念和无瘤原则执行的另一个重要主体，也是无瘤防御体系的重要环节。

　　手术是由多个医护人员在手术室执行的团队任务，有着共同的手术目标。每一台成功的手术，都是由手术医生与器械护士等团队成员高度密切配合完成的。在妇科肿瘤的腔镜手术配合中，器械护士不仅要完全了解手术过程，术前准备充足的物品，密切观察手术步骤及需要，准确、迅速地传递手术所需器械和物品，应对术中器械可能存在的肿瘤污染，能给予及时更换，还要在术中时刻关注主刀医生的操作，预判或者提醒主刀医生及时更换接触过肿瘤的器械。那么，腔镜手术中器械护士如何做到在意识及行动上和主刀医生同步化执行无瘤原则呢？

1.10.1.1　强化器械护士在微创手术中的无瘤观念

　　无瘤技术概念的提出要晚于无菌概念近半个世纪，器械护士的技能培训历来以无菌原则为核心。2020年中华护理学会手术室护理专业委员会结合国际相关内容、学科特点首次提出手术隔离技术的专业术语。手术隔离技术（the operation isolation technique）指在无菌操作原则的基础上，外科手术过程中采取的一系列隔离技术，将肿瘤细胞、种植细胞、污染源、感染源等与正常组织隔离，以防止或减少肿瘤细胞、种植细胞、污染细胞、感染源的脱落、种植和播散的技术。手术隔离技术被纳入《手术室护理实践指南》意味着无菌原则和无瘤原则并驾齐驱才能真正保障手术的安全和可靠。

　　观念决定态度，态度决定行动。器械护士只有充分理解和认识到无瘤观念在腹腔镜手术配合中的重要性，才能真正成为妇科肿瘤医生的亲密队友，才能共同筑起无瘤防御的堡垒。

1.10.1.2　掌握无瘤操作相关知识和技术

　　基于循证医学和实践指南的查阅和总结，现将腹腔镜无瘤操作技术汇总如下。

　　（1）准备充足的手术物品：根据不同术式和术者的要求，准备所需器械和特殊物品，如肌瘤旋切系统、腹腔镜用一次性密闭取物袋、血管夹、标本袋等。建立气腹和关腹的手术器械应和接触肿瘤的器械分开使用。准备好切除肿瘤的相关器械，若手术先行肿块活检再行根治术，应准备两套器械，先用小包器械做活检，再用大包器械行根治术。在肿瘤切除后，更换手套、纱布、吸引器、电刀等一次性物品。

　　（2）合理的器械摆台：手术台上进行规范的分区，分为无瘤区和有瘤区，

2 个区域的物品相对隔离。当肿瘤切除后，所有接触过肿瘤的器械均放置于"有瘤区"，严禁再使用于正常组织，以免将器械上的肿瘤细胞带入其他组织。

（3）合适的气腹压力和流量：术中 CO_2 气腹压力、持续时间、流量、温度与肿瘤转移有一定关联。当气腹压力≥30 mmHg，气腹时间≥60 min，流量≥5 L/min 时，会增加 CO_2 气腹促进肿瘤生长种植的可能性。因此，器械护士应熟练掌握手术配合技能，尽量缩短 CO_2 气腹持续时间。采用有气体加温功能的气腹机，当 CO_2 气体加温至 37℃时建立气腹，能降低肿瘤细胞的雾化状态。提醒巡回护士术中调节气腹压力≤14 mmHg，维持流量 < 5 L/min。

（4）术中器械的管理：术中器械的处理是非常重要的，凡是术中接触过瘤体或破溃瘤体的器械严禁再直接用于正常组织，以免将器械上的肿瘤细胞带入其他组织。肿瘤切除后要在切口周围加盖无菌单，更换所用过或接触过肿瘤的物品如器械、手套、缝针等。据张剑英等研究，手术用物随时可能被肿瘤细胞所污染而成为其携带者，当这些用物被再次使用时则可能导致医源性种植播散。因此，在恶性肿瘤手术中应加强这一环节的重视和处理。徐李娟等认为，若无条件更换手术器械，也可将肿瘤细胞污染的器械浸泡于蒸馏水 5 min 后再使用，具有很好的灭瘤效果。袁惠萍等研究报道，43℃无菌蒸馏水浸泡需再次使用的手术器械 3 min，能明显破坏癌细胞，从而减少由手术器械引发的种植性转移。

（5）关注切口与套管针套管的密闭性：器械护士术中应随时检查切口和套管针套管的密封性，如有气腹压力持续偏低、切口或套管密封圈处有漏气声，应立即采取相应措施，如给予钳夹固定或缝合固定。手术结束时嘱医生先放气再拔穿刺套管，防止"烟囱"效应。配合时随时注意切口与肠管的安全隔离技术和预防切口种植的措施。小切口手术使用切口保护器，使切口与瘤体隔离，同时防止接触肿瘤的器械上下移动，造成肿瘤种植。

（6）标本留取的无瘤操作：经套管针取出肿瘤标本和淋巴结时，使用一次性无菌内镜取物袋，使切口与瘤体隔离，再于小切口牵引出标本组织。

（7）肿瘤标本的传递：手术医生切下的肿瘤标本及淋巴结，器械护士不得用手直接接触，应使用弯盘接递；切下的标本不可在手术台上剖开，应将淋巴结做好标记依次分类放置。更换所有器械、刀片、纱垫、手套、缝针等接触过肿瘤的物品。

（8）提醒术者探查动作轻柔，严禁挤压瘤体，手术探查时严格遵循先非肿瘤区，后肿瘤区，由远及近的原则，尽量减少因牵拉、挤压等对肿瘤病灶的刺激。

（9）术后冲洗：术后充分地冲洗是防止感染及癌细胞残留的重要措施，起到避免肿瘤细胞种植和播散的作用。恶性肿瘤手术建议使用蒸馏水冲洗，蒸馏水为低渗溶液，可使游离的肿瘤细胞水肿、膨胀及破裂。在手术结束前，用 43~45℃ 蒸馏水 1 000~3 000 mL，反复冲洗，可有效地防止肿瘤细胞的种植。冲洗时将冲洗液灌满创面各间隙并保留 3~5 min，再吸出，反复冲洗 2~3 次，再吸净。腔镜下子宫肌瘤剔除手术即便使用密闭取物袋旋切取出肌瘤，也建议使用 3 000 mL 生理盐水充分冲洗盆腹腔，以最大限度避免肿瘤的种植和播散。

（10）手术后将器械轴关节处打开，腹腔镜器械拆卸，再按照清洗—消毒—干燥—检查与保养、包装等步骤进行器械处置备用。所有器械均按照感染器械标准处理。

如前所述，腹腔镜技术中由于无瘤意识淡薄、无瘤原则贯彻不彻底所引发的重大公共卫生健康问题，令人扼腕，令人反思。痛定思痛后，该如何强化无瘤观念、建立无瘤防御体系，并在微创手术操作过程中贯彻始终，是妇科肿瘤团队需要不断探索和克服的瓶颈。而器械护士同时承担着无瘤原则执行者和督促者的双重角色，因此，只有强化无瘤观念和掌握无瘤操作技术才能真正成为无瘤防御体系的守门员。

1.10.2 微创时代对器械护士提出更高的要求

随着微创技术的发展，以腹腔镜技术为代表的微创外科手术全面拓展进入妇科治疗领域。而腹腔镜器械种类多，管道线路多，仪器设备多，不同术式、不同术者又有自己特殊的器械物品要求，如腹腔镜子宫肌瘤剔除术，需要肌瘤旋切系统和腹腔镜用密闭取物袋；腹腔镜宫颈癌手术，需要血管夹、标本袋（装淋巴结用）等物品。因此，器械护士不仅要快速熟悉不断推陈出新的器械、设备，还要时刻关注手术团队的新技术、新术式，甚至主刀医生的新习惯。手术医生和器械护士同步强化无瘤观念，才能保证无瘤原则的切实执行和手术配合的高度默契，所以器械护士要具备更高的专业素养和专业能力。

腔镜手术的规模化发展及高清腹腔镜、3D 腹腔镜、达芬奇机器人手术等多种腔镜模式并存的现状，对器械护士提出了更高的要求，促使器械护士向高度专业化和一专多能方向发展。

1.10.3   器械护士无瘤防御教育管理

器械护士作为手术室工作中的关键人员，在各类大型手术及抢救配合中扮演着重要角色，其工作能力的高低，对无菌原则和无瘤原则执行是否彻底，直接关系到整个手术进程的顺利程度与成败，同时对患者预后也存在着极大的影响。

因此，器械护士作为无瘤防御的直接践行者之一，同样需充分知晓肿瘤的生物学行为及医源性肿瘤播散的危害，手术操作及手术配合过程中可能造成医源性转移或播散的风险点。严格遵守岗位职责，掌握新器械、新设备的组装及使用，规范操作，迅速地传递术者所需器械和物品，主动灵活处理各种紧急情况。强化器械护士培训工作，不断提高其整体专业素质，已成为当前适应微创外科手术发展要求与方向的必经之路。

无瘤观念意识淡薄，无瘤技术操作执行率偏低，是目前临床实践中器械护士存在的主要问题。因此针对该不足，医疗管理部门应加强器械护士无瘤原则及综合能力的培训，强化无瘤观念；规范化培训无瘤技术，并给予相应执行率考核，监督无瘤技术的彻底执行。

1.10.3.1   强化无瘤技术知识

通过多种形式建立理论知识学习平台，理论学习内容包括无瘤技术的定义、意义、操作原则和原理、具体实施内容、手术学最新变化与进展、各类手术步骤及注意事项、手术器械性能及应用、新仪器新设备的作用、各种器械的要求、标本保存与安全制度及对其他工作人员无瘤技术操作的督促等。

1.10.3.2   强化无瘤技术观念

全面系统的理论知识学习和技能培训之后，通过各种形式开展无瘤技术必要性和重要性的讨论，通过业务查房、病例讨论等形式强化全体工作人员对无瘤技术原理的理解，并在此基础上坚定实施无瘤技术的信念。

1.10.3.3   探索器械护士无瘤原则培训模式和管理模式

传统理论学习及技能操作培训模式单一，未形成完整系统，不能将观念、知识及能力有效强化，学员易疲累，效果欠佳。可借鉴或者探索新的培训模式，如

"胜任力培训""知－信－行模式"等，以提高器械护士对无瘤技术的认知水平，坚定执行无瘤技术的信念，并在日常工作中自觉实施高效优质的无瘤技术。细节决定成败，质量源于细节。为提高器械护士与手术医生的配合度，微创手术管理中引入细节管理，践行科学的治学精神、严谨的管理态度，重视每个环节的合理性，确保管理工作精细化和数字化，能够有效引导器械护士规范自身工作，不断学习新技术、新设备应用，并优化工作流程，为手术配合工作打下坚实基础。

1.10.3.4　建立强化监督机制

建立无瘤技术操作标准流程和评价标准，护理管理者不定时进行实时操作巡查和评价；邀请手术医生参与对手术器械护士无瘤操作质量的评价；同事之间互相督促，切实执行无瘤技术操作原则。另一方面，通过护理人员知识、信念的进一步强化，加速和提高其无瘤技术的内化过程和程度，使其主动自觉地实施无瘤技术。

器械护士是手术团队不可或缺的角色，是无瘤防御体系中的重要一环。在妇科恶性肿瘤手术实施的过程中，器械护士需要像坚持无菌原则一样，始终坚持无瘤原则，并顺应微创技术的发展，扎实掌握微创手术中无瘤操作技术，才能成为手术医生最好的助力，共同提高患者的治疗效果。

参考文献

［1］陈红，黎湘艳，李岩．妇科恶性肿瘤腹腔镜手术标准化护理配合及管理［J］．护理学杂志，2021，36（2）：41-43.

［2］李霞．腹腔镜手术护理配合体会［J］．世界最新医学信息文摘，2017，17（94）：179-180.

［3］郭莉．手术室护理实践指南［M］．北京：人民卫生出版社，2020：80-94.

［4］赵婵，苏海瑕．恶性肿瘤手术中无瘤技术的配合技巧［J］．中外健康文摘，2010，7（13）：22-23.

［5］夏艳．无菌技术在恶性肿瘤手术中的应用［J］．当代护士，2006，4：58-59.

［6］张险峰，曹利平．腹腔镜 CO_2 气腹对肿瘤生长与种植转移的影响及预防［J］．中国微创外科杂志，2006，3（3）：278-280.

［7］刘阳，李思．腹腔镜直肠癌切除术中的无瘤技术［J］．中国内镜杂志，2008，14（4）：441-445.

［8］张雪峰．腹腔镜结直肠癌手术中的无瘤技术［J］．肿瘤学杂志，2006，12（6）：454-456.

［9］徐李娟，陈肖敏，吕柄建，等.蒸馏水和生理盐水浸泡术中污染器械灭活肿瘤细胞的实验研究［J］.中华护理杂志，2005，40（11）：810-811.

［10］张剑英，杨美玲，吴玉松，等.手术用物携带肿瘤脱落细胞的病理学观察［J］.护理学杂志，2007，22（16）：57-58.

［11］袁惠萍，方国安，徐秋叶，等.温热低渗液对肿瘤组织细胞破损率的影响［J］.中国实用护理杂志（上旬版），2004，20（4）：18-19.

［12］Iwanaka T，Arya G，Ziegler M M. Mechanism and prevention of portsite tumor recurrence after laparoscopy in a murine model［J］.Journal of Pediatric Surgery，1998，33（3）：457.

［13］李冬梅.无瘤技术在腹部恶性肿瘤中的应用［J］.当代护士，2013，1：25-26.

［14］陈玉珍，刘艳珍，闫慧荣.胜任力培训在手术室器械护士专业素质培养中的应用效果［J］.护理研究，2018，32（21）：3479-3481.

［15］龙卫红，崔雅清，秦秦.手术室护士知-信-行模式在恶性肿瘤根治术无瘤技术培训中的应用研究［J］.河北医药，2015，37（21）：3345-3347.

［16］吴雪媛.腔镜器械细节化管理在手术护理配合中的应用［J］.当代护士，2019，26（14）：181-182.

（王武亮　王利君）

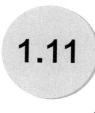

1.11 职业防护

1.11.1 职业暴露

随着医疗外科技术的迅猛发展，手术室已成为医院日趋重要的技术部门，它是对患者进行手术诊断、治疗，急危重症患者抢救的重要场所，在医院中占有重要地位，其工作直接影响着手术科室的医疗质量和患者安危，同时也标志着医院的医疗水平。手术室医务人员由于工作性质和工作环境的特殊性，每天面临各种各样的危险因素，容易造成突发的或慢性的职业危害，成为职业暴露的高发人群。

1.11.1.1 职业暴露的基本概念

广义的职业暴露系指由于职业关系而使工作人员暴露在某些危险因素之中，从而有可能导致健康受损或者危及生命的一种情况。医护人员的职业暴露，则是指医护人员在从事诊疗及护理工作中被动接触了有毒、有害的物质、器械、病原体、病原微生物等危险因素，从而导致身体健康的损害甚至生命的丧失。

1.11.1.2 职业暴露分类

手术室中医护人员面临的职业暴露主要有物理性损伤、化学性损伤、生物性损伤和心理性损伤四大类。

（1）物理性损伤：又分为以下几个方面：①锐器伤：是一种与创伤性操作相关的职业伤害，医务人员在工作中锐器伤暴露的概率最高，是导致医务人员感染血源性传播疾病的最主要职业危害因素。而手术室中医护人员在工作的过程中频繁地使用手术刀、剪刀、缝合针等锐器，更易发生意外的针刺伤、割伤。②辐射伤害：随着影像增强器的改进和骨科手术的广泛开展，长时间暴露在辐射环境中的医护人员易出现自主神经功能紊乱、造血功能低下、晶状体混浊、精子生成障碍甚至诱发癌变。③噪声污染：噪声对人体产生不良影响早期多为可逆性、生理性改变，但长期接触强噪声，机体可出现不可逆的、病理性损伤。作为抢救患者的重要场所，手术室集中了现代化的监护、抢救设备及器械。生命监护仪、麻醉机、吸引器、电凝器、电钻、麻醉报警声、骨科手术时骨锤敲击声等均是噪声的来源。

（2）化学性损伤：主要包括以下几类：①抗肿瘤药：妇科手术过程中常用到甲氨蝶呤、铂类抗肿瘤药，在未做防护的情况下配制抗肿瘤药时，其中含有的毒性微粒会经过皮肤、黏膜、呼吸道进入人体，长时间接触此类毒性制剂会对身体产生一定的影响；②麻醉剂：医护人员长期暴露在含有微量麻醉废气的环境中，可导致废气在体内的积蓄，可能产生多方面的影响，包括心理行为改变、慢性遗传学影响及对生育功能的影响等；③化学消毒灭菌剂：各种消毒灭菌剂在手术室中的使用对参与的医护人员存在不同程度的危害，刺激性气体对皮肤和呼吸道黏膜均能产生影响，引起接触性皮炎，导致呼吸困难、胸闷、呼吸道黏膜受损等症状。

（3）生物性损伤：手术过程中医务人员易被病原微生物污染皮肤或黏膜，或被污染的锐器刺破皮肤，从而感染包括乙型肝炎病毒（HBV）、丙型肝炎病毒（HCV）、人类免疫缺陷病毒（HIV）等血源性病原体传播疾病及淋病、梅毒等可以通过体液进行传播的疾病。另外还有结核、流行性感冒等通过呼吸和空气进行传播的疾病常容易被忽视。

（4）心理性损伤：手术室工作节奏快，工作时间不固定，工作连续性强，机动性大，加班概率高，工作环境封闭。而医务人员在这样的工作环境下肩负着挽救生命的重任，承受身心两方面的巨大压力。

1.11.1.3　职业暴露的预防

（1）建立医院职业防护规章制度：按照国家有关部门颁布的《医院感染管理办法》《医护人员艾滋病病毒职业暴露防护工作指导原则（试行）》和《血源性病原体职业接触防护导则》等多部法律法规和规章，根据手术室具体情况制定手术室规章制度。建立职业防护培训机构，定期给医护人员进行职业暴露损伤和防护措施的培训，使得全院所有医护人员能对职业暴露的危害有清醒的认识，面对可能产生职业暴露损伤的危险因素进行合理的处置。建立职业暴露损伤及时、逐级上报的制度。

（2）改善医疗卫生环境：通过及时对手术中医疗设施的更新换代，淘汰有危险因素的医疗设备，减少因为仪器设备的陈旧、破损导致的电伤、辐射等物理性损伤。通过对手术室中原设计不当的地方及时改进、更新，使之更符合手术室的工作要求，通过设置通风设备，减少手术室中麻醉气体、消毒剂等挥发性物质的聚集和分布，减少医护人员长时间接触有害气体。

（3）培训及落实标准预防：加强职业安全教育，组织医务人员进行职业安全防护知识的学习，强化职业暴露损伤的安全教育，提高医务人员的职业安全与防护意识。建立标准预防的概念，标准预防是指认为患者的血液、体液、分泌物、排泄物均具有传染性，需进行隔离，不论是否有明显的血迹、污染，是否接触非完整的皮肤与黏膜，接触上述物质者，必须采取预防措施。根据传播途径采取接触隔离、飞沫隔离、空气隔离，是预防医院感染成功而有效的措施。标准预防技术包括洗手、戴手套、穿隔离衣、戴防护眼镜、戴面罩、合理处理医疗废物及尖锐物品等基本措施。

（4）严格清洗和消毒手术器械：医疗器械使用后进行彻底的清洁处理，去除附着在上面的血液、黏液、体液等有机物，是预防和控制医院感染、保证医疗安全的重要环节。如果清洁不彻底，医疗器械上残留的任何有机物都会在微生物的表面形成一层保护层，妨碍消毒灭菌因子与微生物的接触或延迟其作用，从而妨碍消毒与灭菌效果。因此，通过物理和化学的方法将污染在器械上的有机物、无机物和微生物清除到安全的水平，对保证灭菌的成功和控制交叉感染具有重要的作用。

1.11.2　手术烟雾

1.11.2.1　手术烟雾概念

手术烟雾（surgical smoke）是指手术过程中电外科设备及激光高温烧灼组织导致组织黏膜破裂进而不完全燃烧蛋白质及体液产生的混合物，由95%的水或蒸汽和5%以颗粒形态存在的细胞碎片组成。颗粒内含有化学物质、血液及组织碎片、活病毒、活性细胞、非活性颗粒和可诱导突变的物质等成分。临床上较为多见的主要为外科设备所产生的烟雾，如高频电刀及激光刀、高速电气设备和超声刀等，这些设备所引起的手术烟雾在临床中最为常见。

1.11.2.2　手术烟雾的危害

手术烟雾的危害主要体现在 2 个方面。首先是细胞燃烧所产生的物质会通过烟雾的形式释放，烟雾中富含有害化学成分、活性蛋白、活性细胞、非活性颗粒、病毒、可诱导突变的物质等。因此其潜在危害包括活性蛋白及细胞导致的生物危害、高温烟雾导致的物理危害及化学成分和可诱导突变的物质导致的化学危害，对环境中暴露人群健康将带来潜在的风险。再者组织细胞碳化所产生的烟雾对医生视线的遮蔽，影响手术医生的操作。根据美国相关医学报告显示，产生烟雾的手术往往需花费远多于无烟雾手术的时间才能完成探头的聚焦。在缺乏有效可视化仿真训练和烟雾预判的情况下，极易出现误操作和错过手术窗口期的医疗风险。

1.11.2.3　手术烟雾的职业防护

（1）提高手术烟雾职业防护意识：手术烟雾的危害引起美国职业安全与保健管理署（Occupational Safety and Health Administration，OSHA）、国家职业安全和健康研究所（National Institute for Occupational Safety and Health，NIOSH）和国际手术室协会（Association of Operating Room Nurses，AORN）等机构的高度关注和强调。随之，美国国家职业安全与研究机构规定了手术烟雾中主要的有害化学成分接触限值，建议手术室内配备高效率过滤手术烟雾的抽排系统。2015 年，国际围手术期护士联盟制定《外科烟雾风险危害及管理的指导方针》，2017 年，AORN 指南提出手术 室安装中央式和移动式手术烟雾抽排系统的基本要求。但是我国手术室人员对于手术烟雾的了解程度不深，未能采取有效的防范措施予以防范，因此应该提高手术室医务人员对于手术烟雾的认知，让医务人员能够了解并认识到手术烟雾的危害性，重视对手术烟雾的防护工作。对手术室电外科烟雾污染有效控制的进一步研究具有重要意义。可以通过以下几点提高手术职业防护意识：①知识宣教。发放关于手术烟雾管理与防护的手册，说明烟雾防护管理具体办法和防护器具操作流程。②张贴烟雾管理和防护海报。在医务人员休息室或更衣室张贴烟雾管理和防护海报，重点告知手术烟雾的危害。③定期开展培训讲座。定期组织关于手术烟雾管理与防护的讲座，重点介绍手术烟雾的危害、防护设施正确操作方法、排烟装置和注意事项。④模拟烟雾防护训练。采用情景模拟法，1∶1 还原手术过程中对烟雾的管理和医务人员的防护，提升团队协作和自我提升能力。⑤制定手术烟雾管理与防护指南。参考美国职业安全与卫生研究所对手术烟雾管理与防护的推荐建议制定《手术烟雾管理与防护指南》，要求手术室医务人员严格执行本指南中的规章制度和操作流程。

（2）降低手术烟雾的产生及做好手术烟雾的排放：外科医生应该在手术开始前做好患者的评估工作，结合患者的体质情况、采取的手术方式正确使用电外科设备，严格按操作说明使用，正确调节各类手术所需的模式，选择最合适的切割模式，通过利用更小的输出功率以达到更大的功效，及时清理仪器上的焦痂以最终达到降低手术烟雾的产生。近年来，在欧美一些发达国家，手术烟雾的危害与防护已引起围手术团队和医疗卫生安全管理部门的重视和探究。美国国家职业安全和健康研究所建议，为有效预防手术烟雾的危害，在外科手术过程中，建议配备具有高效率过滤系统的手术烟雾抽排设备。有效率的烟雾疏散系统应有 3 个基本条件：烟雾疏散设备不会干扰外科医生的手术活动；有足够大的负压，确保能够除烟；能够有效过滤烟雾，使环境更安全。其抽排烟雾速率须达到 $100 \sim 150$ feet/min（1 feet = 0.304 8 m），或必须至少达 $31 \sim 46$ m/s。为有效预防医院感染，AORN 指南对中央排烟系统使用建议要求中央排烟系统对烟雾微粒过滤有效率需达到 99% 以上。手术室护士协会还公布了手术烟雾防护标准并推荐了一系列措施，强调在使用排烟设施时仍闻到异味显示手术烟雾未被有效清除，要求采用吸引装置清除，吸引装置包括中心吸引系统、可移动吸引系统、有滤过膜的墙壁式吸引器及腹腔吸引器。腹腔镜手术产生的烟雾是逐渐积累的，然后以相对较高的速度和浓度释放。外科医生由于离手术切口最近，所以会接触到含高浓度的细胞和传染性颗粒的烟雾。为了避免这种情况，手术中应确保腹腔镜烟雾不面向术者喷射，对腹腔镜管道实施半开放的操作。目前，用于腹腔镜手术的一次性化学烟雾抽吸设备已广泛应用于临床。

（3）个人防护措施：手术烟雾的防护措施包括高性能的滤过面罩、墙壁式或便携式负压吸引装置、机械性烟雾排除系统、眼部防护镜、手套和隔离衣。虽然通过佩戴外科手术口罩即可对手术烟雾的吸收进行阻止，但是在实际的情况下，由于外科手术口罩防护烟雾的颗粒范围仅在 5.0 μm 以上，而手术过程中出现的烟雾有 77% 的微粒直径低于 1.1 μm，另外在口罩与脸鼻之间仍然存在着空隙，导致普通的外科口罩未能有效地阻止手术烟雾的吸收。同时，部分医务人员在佩戴口罩的过程中存在着过于松散及重复使用等情况，导致外科口罩防护手术烟雾的效果欠佳。N95 口罩虽然阻隔效果较好，但导致呼吸比较困难。空气净化呼吸面罩能把过滤后的空气泵入呼吸罩内部，并在内部产生正压，防止手术烟雾进入口罩，但由于其设备较笨重影响手术视野及活动度，且价格昂贵，仅在国外部分医院使用，难以推广；墙壁式或便携式负压吸引装置不能去除所有的手术烟雾，必须将吸引头放在烟雾源 2.54～5.08 cm 的范围内才能有效吸除，而标准的吸引器没有高性能的过滤器导致烟雾有弥散的危险，且吸引的噪声影响术者注意力，因此使用也受到限制。机械性烟雾排除系统的超低压空气过滤器活性炭过滤器可确保净化效果，但价格较昂贵且需要在手术空间整体设计时预先考虑。设施的缺乏、医生的不适应、噪声及暴露人群不重视其危害性是影响预防措施执行的主要障碍，提高管理人员及医务人员防护意识迫在眉睫。院方管理层面应提供适当的个人防护装备，如手套、隔离衣、面罩和防护眼镜等设备。而所有医护工作者应具备自我保护意识。因为普遍预防措施是感染预防控制最基本的措施，只有全方位地保护好自己，才能更好地给患者提供健康照顾。除了正确佩戴合适的防护设备外，术中可有不同的方式避免或减少手术烟雾吸入，如移动身体或头部远离大型羽状烟雾，避免直接吸入颗粒。

参考文献

［1］林华，余丽，袁慧.行为控制对手术室护士职业暴露的影响［J］.护理实践与研究，2015，12（8）：95-96.

［2］黄超，黄小红.抗癌药物对护士的职业危害及其防护管理［J］.现代医药卫生，2021，37（2）：244-247.

［3］李卫华.手术室医护人员职业暴露损伤及防护现状调查［D］.济南：山东大学，2015：8-11.

［4］刘丽杰，夏娴，樊林科，等.2015-2017年某三甲医院血源性病原体职业暴露调查［J］.中华医院感染学杂志，2018，28（20）：3145-3148.

［5］金银龙，孙志伟.公共卫生［M］.厦门：厦门大学出版社，2009：144-149.

［6］Alp E，Bijl D，Bleichrodt R P，et al. Surgical smoke and infection control［J］. Journal of Hospital Infection，2006，62（1）：1-5.

［7］唐韧冰，杜美华，陆叶.手术烟雾的危害及其防护的研究进展［J］.中华护理杂志，2017，52（9）：1065-1067.

［8］Dobrogowski M，Wesołowski W，Kucharska M，et al. Chemical composition of surgical smoke formed in the abdominal cavity during laparoscopic cholecystectomy-assessment of the risk to the patient［J］. International Journal of Occupational Medicine and Environmental Health，2014，27（2）：314-325.

［9］Hughes A B. Implementing AORN recommended practices for a safe environment of care ［J］. Aorn Journal，2013，98（2）：153-166.

［10］Brüske-Hohlfeld I，Preissler G，Jauch K W，et al. Surgical smoke and ultrafine particles ［J］. Journal of Occupational Medicine and Toxicology，2008，3（1）：1-6.

（刘　萍　申　平）

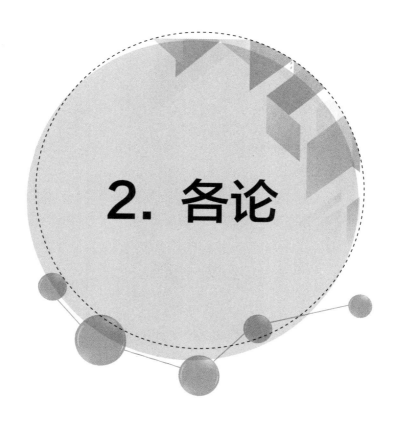

2. 各论

子宫肌瘤

子宫肌瘤是女性最常见的良性肿瘤，育龄期妇女的患病率高达 25% ~ 50%。可能与遗传易感性、性激素水平和干细胞功能失调有关。高危因素有年龄 > 40 岁、初潮年龄小、未生育、晚育、肥胖、多囊卵巢综合征、激素补充治疗、黑色人种及子宫肌瘤家族史等。子宫肌瘤的大小、数目及生长的部位可以极不一致，其临床表现也因此差异较大，FIGO 对子宫肌瘤与子宫壁的关系列出了 9 型分类方法。

2.1.1 诊断篇

2.1.1.1 临床表现

子宫肌瘤常表现为月经增多、经期延长、淋漓出血，可继发贫血；伴有阴道分泌物增多；肌瘤较大时能摸到下腹部包块，憋尿时更明显。肌瘤较大，压迫膀胱、直肠、输尿管等器官时出现相应的压迫症状，如尿频、肛门坠胀等。浆膜下肌瘤蒂扭转、肌瘤红色变性（常发生于孕期）时可出现腹痛、发热等表现。另外，部分子宫肌瘤可影响宫腔形态、阻塞输卵管开口或改变输卵管形状等而导致不孕、流产等。

2.1.1.2 超声检查

超声检查是诊断子宫肌瘤的最常用方法，简便且具有较高的敏感性和特异性，但对于直径 0.5 cm 以下的小肌瘤诊断困难。超声影像中肌瘤多呈类圆形或椭圆形低回声的实性结节，界限相对清晰。较大肌瘤的内部可呈回声不均。肌瘤周围有较清晰的直条状或环状血流。子宫肌瘤在超声诊断时经常需与子宫腺肌瘤和子宫平滑肌肉瘤鉴别。子宫腺肌瘤超声检查影像显示肌壁弥漫性增厚，病变回声不均且边界不清，结合血清糖类抗原 125（CA125）通常升高等特性，不难区分诊断。

子宫平滑肌肉瘤与子宫肌瘤术前鉴别诊断很困难，一般认为子宫平滑肌肉瘤边界不清，血供丰富。近期有研究认为病灶单发，边界模糊，形态不规则，呈混合性或蜂窝样回声，内部和周边探及 Ⅱ ~ Ⅲ 级血流信号，是子宫平滑肌肉瘤较为典型的超声征象。

腹腔镜超声可配合腹腔镜术中肌瘤定位，常用于探测难以确定的较小子宫肌瘤，以辅助术者尽可能剔除肌瘤。

2.1.1.3　MRI 检查

MRI 检查对于子宫肌瘤的形状和定位检查有独到的优势，形象直观，精确性高，能发现细小病变。典型的肌瘤 MRI 图像显示边界清晰，球形为主的影像，在 T1 加权成像（T1 weighted imaging，T1WI）中，显示等信号或相对较低的信号，在 T2 加权成像（T2 weighted imaging，T2WI）中，显示明细较低的信号。然而，由于子宫肌瘤有多种亚型，且经常伴有变性，子宫肌瘤和子宫肉瘤在各自的影像学表现上存在重叠，临床分辨困难，需根据核磁信号特点、边界、年龄等因素多重分析，准确率 77% 左右。

2.1.1.4　病理检查

子宫肌瘤病理形态多样，绝大部分为良性病变。子宫肌瘤在生长过程中因血供障碍易发生变性，常见类型有透明变性（又称玻璃样变），囊性变，红色变性，钙化样变，肉瘤变（恶变）。组织形态比较特殊的良性子宫肌瘤有富细胞型平滑肌瘤、奇异型平滑肌瘤、血管平滑肌瘤。而弥漫性平滑肌瘤病、静脉内平滑肌瘤病、转移性平滑肌瘤病和恶性潜能未定平滑肌瘤，因病变具有侵袭、转移等生长特性而定义为交界性。恶性子宫肌瘤即子宫平滑肌肉瘤，发生率为 0.5% 左右，但受取材限制，微小病变有漏诊可能。病理虽有明确的诊断指标——核分裂象、细胞中重度不典型改变、凝固性坏死，但临床实际应用中存在诸多不确定性。

2.1.2　治疗篇

2.1.2.1　药物治疗

（1）适应证：①有子宫肌瘤相关症状，不能或不愿手术者；②肌瘤较大或合并严重贫血需术前处理；③子宫肌瘤患者孕前使用，以缩小子宫体积和肌瘤体积，为妊娠做准备；④多发性子宫肌瘤剔除术后，预防复发。

（2）禁忌证：①肌瘤不能排除恶变者；②有异常子宫出血时，须除外子宫内膜病变；③怀疑浆膜下肌瘤发生蒂扭转时应手术治疗。

2.1.2.2　治疗药物

（1）促性腺激素释放激素激动剂（gonadotropin releasing hormone agonist，GnRH-a）：减少垂体促性腺激素分泌，有效抑制卵巢功能，临床治疗效果最为显著，能快速缩小肌瘤体积及子宫体积，患者症状能尽快得到缓解。但GnRH-a使用后，容易出现低雌激素症状，如潮热、出汗、骨质疏松等药物不良反应。

（2）米非司酮：为抗孕激素制剂，与孕酮受体（progesterone receptor，PR）的相对结合力是孕酮的5倍，可使肌瘤组织中的PR数量明显降低，减少子宫动脉血流，使子宫肌瘤出血缺氧、变性坏死以致肌瘤体积缩小。米非司酮治疗子宫肌瘤稍逊于GnRH-a，但其廉价，不良反应较少，临床上多用于围绝经期有症状的患者。长期使用需注意其诱导子宫内膜增生和抗糖皮质激素的作用。目前认为使用米非司酮10 mg治疗3个月是安全的。

（3）减少月经量药物：左炔诺孕酮宫内缓释系统（levonorgestrel-releasing intrauterine system，LNG-IUS）、复方口服避孕药（combined oral contraceptive，COC）、止血药等可有效减少月经期出血量，从而纠正贫血。

2.1.2.3　手术治疗

（1）手术适应证：①出现明显子宫肌瘤相关症状，经药物治疗无效；②子宫肌瘤合并不孕；③子宫肌瘤患者准备妊娠时，若肌瘤直径≥4 cm建议剔除；④绝经后未行激素补充治疗，但肌瘤仍生长。

（2）手术方式及途径

1）手术方式：子宫肌瘤剔除或子宫切除术。具体选择哪种方式主要取决于患者生育需求和主观愿望。随着人们对提高生活质量及保留自身器官意愿的日益增加，子宫肌瘤剔除术越来越受到大家的青睐。

2）手术途径

① 腹腔镜手术：传统腹腔镜子宫肌瘤剔除术，是利用电动组织粉碎器将大块

的子宫肌瘤在腹腔内粉碎后从腹壁微小切口取出，从而实现微创的目的。腹腔镜手术因其创伤小、恢复快、住院时间短，成为广大患者的首选治疗方案，也是目前主流的手术方式。随着临床的广泛应用，既往认为的各种手术难点和相对禁忌证均已逐步解封，技术上已无严格意义的禁忌证。

经过近 20 年的临床实践，潜藏的问题逐步浮现。2014 年 4 月美国 FDA 发表声明：每 350 位患者中就有一位可能潜在未知的子宫恶性肿瘤，因术中使用组织粉碎器导致肿瘤组织播散至盆腹腔内，显著缩短患者的有效生存期。2014 年 11 月美国 FDA 对于电动组织粉碎器的使用给予了最严重的黑框警告：不建议腹腔镜手术中使用电动组织粉碎器，医患双方应充分考虑其他治疗方案。由于缺乏有效鉴别子宫肌瘤与子宫肉瘤的方法，所以在术前无法明确肿瘤的良恶性。即便是良性的子宫肌瘤，也可能在粉碎过程中发生腹腔内播散种植，影响患者生活质量。显然，腹腔镜下无防护的组织粉碎严重违背了外科手术的"无瘤原则"，导致医源性肿瘤播散，是对患者生命构成极大威胁的错误医疗行为。2020 年 2 月美国 FDA 再次强调：不建议腹腔镜手术中无保护状态下使用电动组织粉碎器，并将其定义为重大公共健康问题。

随着科学技术的发展，医学发展的历程必然从巨创走向微创，但是发展的道路绝不会没有任何艰难险阻，显然，发展中遇到的问题理应采用发展的方法解决，探索一种既可以保障以微创和便捷的方式取出腹腔内大块肿瘤组织，又不会导致肿瘤播散的安全方法，无疑是解决这一问题的根本办法。美国 FDA 建议将肌瘤组织在密闭装置中进行粉碎，且该密闭装置应与腹腔镜手术器械相配套。目前虽然有一些密闭取物装置在临床应用，但不是使用范围受限，就是非严格意义上的密闭，均存有纰漏之处。中日友好医院妇产科主任凌斌教授团队在 2014 年美国 FDA 第一次发出警告之前就率先申请专利并研制了腹腔镜密闭肌瘤粉碎装置。经过多年的不断改进、精益求精，不但从根本上规避了肌瘤粉碎过程中的播散问题，而且完全不影响常规腹腔镜手术操作，为腹腔镜肌瘤剔除术的进一步临床广泛应用奠定了坚实基础。

② 开腹手术：对于肌瘤数目较多、肌瘤直径大（如 > 10 cm）、特殊部位的肌瘤、盆腔严重粘连手术难度增大或可能增加未来妊娠时子宫破裂风险者宜行开腹手术。具体选择腹腔镜还是开腹手术，取决于术者的手术操作技术和经验，手术不宜过度追求微创，无把握的微创一旦失误会形成巨创，反而给患者带来更大的伤害。

③ 宫腔镜手术：适合于 0 型黏膜下肌瘤；Ⅰ、Ⅱ型黏膜下肌瘤，肌瘤直径 ≤5.0 cm；肌壁间内突肌瘤，肌瘤表面覆盖的肌层≤0.5 cm；各类脱入阴道的子宫或子宫颈黏膜下肌瘤；宫腔长度≤12 cm；子宫体积小于孕 8~10 周大小，排除子宫内膜及肌瘤恶变。除通用禁忌证外，子宫颈瘢痕致宫颈坚硬，宫口不能充分扩张者，为宫腔镜手术的禁忌证。

④ 经阴道手术：经阴道手术通过人体自然的穴道进行，能保持腹部皮肤完整性，与开腹手术相比，具有缩短住院时间、减少疼痛、恢复快、无需昂贵的医疗设备，医疗费用低等特点，尤其是对于多种内科合并症，不能耐受开腹或腹腔镜手术的患者是理想术式。对合并盆腔器官脱垂的患者，可同时进行盆底修复手术。经阴道手术缺点为视野小，操作空间局限，手术难度大，操作不当易损伤邻近器官，增加感染机会，对术者的操作技巧有较高要求。

⑤ 其他微无创手术或局部治疗：经导管子宫动脉栓塞术（uterine artery embolization，UAE）、高强度聚焦超声（high intensity focused ultrasound，HIFU）、射频消融术、微波消融术、冷冻治疗、热球治疗等。与传统的子宫肌瘤剔除术和子宫切除手术相比，这些方法多数通过缩小肌瘤体积，或破坏子宫内膜达到缓解子宫肌瘤症状的目的，优点为更加微创甚至无创，缺点是不易取到肌瘤组织进行病理检查，复发率相对偏高等。部分技术有其局限性，如 HIFU 对于位置低而深的肌瘤治疗困难，UAE 对于生育力的影响等。

参考文献

［1］Stanhiser J，Mouille B，Flyckt R，et al. Trends over time and surgical outcomes of abdominal，mini-laparotomy，and traditional and robotic-assisted laparoscopy with and without tandem mini-laparotomy：a comparison of myomectomy techniques［J］. Journal of Minimally Invasive Gynecology，2015，22（6）：S1.

［2］Pepin K，Cope A，Einarsson J I，et al. Safety of minimally invasive tissue extraction in myoma management：a systematic review［J］. Journal of Minimally Invasive Gynecology，2021，28（3）：619-643.

［3］Hampton T. Use of morcellation to remove fibroids scrutinized at FDA hearings［J］. JAMA，2014，312（6）：588.

［4］郎景和. 子宫肌瘤的诊治中国专家共识［J］. 中华妇产科杂志，2017，52（12）：793-800.

［5］Donnez J，Dolmans M M. Uterine fibroid management：from the present to the future［J］. Human

Reproduction Update，2016，22（6）：665-686.

［6］American college of obstetricians and gynecologists' committee on practice bulletins-gynecology. Management of symptomatic uterine leiomyomas：ACOG practice bulletin，Number 228［J］. Obstetrics & Gynecology，2021，137（6）：e100-e115.

［7］Munro M G，Critchley H O D，Fraser I S. The two FIGO systems for normal and abnormal uterine bleeding symptoms and classification of causes of abnormal uterine bleeding in the reproductive years：2018 revisions［J］. International Journal of Gynecology & Obstetrics，2018，143（3）：393-408.

［8］Kumakiri J M P，Kikuchi I M P，Kitade M M P，et al. Incidence of complications during gynecologic laparoscopic surgery in patients after previous laparotomy［J］. Journal of Minimally Invasive Gynecology，2010，17（4）：480-486.

［9］Andreotti R F M，Fleischer A C M. Practical applications of 3D sonography in gynecologic imaging ［J］. The Radiologic Clinics of North America，2014，52（6）：1201-1213.

［10］Lin G，Yang L Y，Huang Y T，et al. Comparison of the diagnostic accuracy of contrast-enhanced MRI and diffusion-weighted MRI in the differentiation between uterine leiomyosarcoma/smooth muscle tumor with uncertain malignant potential and benign leiomyoma［J］. J Magn Reson Imaging，2016，43(2)：333-342.

［11］Stewart E A. Clinical practice：uterine fibroids［J］. The New England Journal of Medicine，2015，372（17）：1646-1655.

［12］刘福军，梁海燕，梁静，等. 子宫肌瘤手术意外发现的子宫肉瘤临床处理分析［J］. 中国实用妇科与产科杂志，2018，34（2）：195-198.

［13］郎景和，张国楠，向阳，等. 实施腹腔镜下子宫（肌瘤）分碎术的中国专家共识［J］. 中国实用妇科与产科杂志，2020，36（7）：626-632.

（梁 静 赵 芳）

2.2

子宫腺肌病

子宫腺肌病多发生于育龄期妇女，是由于子宫内膜及间质侵入子宫肌层引起的良性病变，恶变率低，常合并子宫内膜异位症（简称内异症）和子宫肌瘤。月经改变和进行性痛经为其主要症状，暂无根治性药物，制订诊疗方案应个体化。

2.2.1 诊断篇

2.2.1.1 病理分型

病理分型包括：①弥漫性子宫腺肌病，异位的子宫内膜腺体和间质在子宫肌层内形似小岛状、弥漫性生长，可以部分或完全累及子宫后壁和（或）前壁，导致子宫前后径增大，子宫对称或不对称性体积增加，呈球形。临床上多见此种类型。②局灶性子宫腺肌病，异位的子宫内膜腺体和间质在子宫肌层内局限性生长，与正常肌层组织结集形成结节或团块，类似子宫肌壁间肌瘤，称为子宫腺肌瘤。③特殊类型，包括子宫内膜腺肌瘤样息肉（或称子宫腺肌瘤样息肉、子宫内膜息肉样腺肌瘤），其组织学特点是由子宫平滑肌纤维、子宫内膜腺体和子宫内膜间质交织构成；以及非典型息肉样腺肌瘤，是罕见的恶性潜能未定的宫腔内病变，该病细胞生长活跃，显微镜下见杂乱不规则的腺体，似子宫内膜复杂性增生，基质组成中含有大量的平滑肌细胞，而且腺体结构及细胞学形态存在不同程度的不典型性改变。

2.2.1.2 诊断

（1）病史评估：需要对患者进行全面的评估，包括详细询问妇科病史，明确各种合并症，包括有无出血史、糖尿病、高血压、服用抗凝血药等情况。需要注意的是，除了异常出血以外，一般避免在月经期进行妇科检查，以免经血逆流导致内膜种植。月经前后期间进行双合诊及三合诊，应该动作轻柔，避免过度挤压子宫体。

子宫腺肌病的病因与多次生育、宫腔操作有关。因此对于暂无生育要求的年轻女性，指导合理避孕，尽量不做流产、宫腔镜手术，尽量减少宫腔操作，可以预防子宫腺肌病的发生。另外需注意其他的高危因素，如高龄，月经周期短（子宫内膜暴露雌激素刺激长）、初潮早、长期使用他莫昔芬、肥胖和体重指数（body mass index，BMI）增高等。因此，生活方式很重要，注意控制体重，以减少外周组织中雌激素合成。

（2）痛经的评估：约 30% 的患者会出现痛经。一般使用疼痛的视觉模拟评分法（visual analogue scale，VAS）及慢性疼痛分级量表，对子宫腺肌病患者进行痛经程度的评估。VAS 主要是对患者最近一次痛经程度的评分，慢性疼痛分级量表主要是对近半年痛经的程度及对生活和日常活动的影响评分，两者结合可较为全面地评估痛经程度。

（3）月经量的评估：月经量的临床评估标准：月经过多是指每个月经周期月经量 > 80 mL（所用卫生巾多于 20 片）。约 50% 的患者合并月经过多，严重时可致贫血。

（4）生育力的评估：20% 以上的患者合并不孕。妊娠后出现流产、早产和死产的概率显著增高，相应的不良产科并发症如胎膜早破、先兆子痫、胎位异常、胎盘早剥和前置胎盘的发生率也增高。在治疗前要充分了解患者近远期的生育要求。

（5）合并妇科其他疾病的评估：约 80% 的患者合并妇科其他疾病。35% ~ 55% 合并子宫肌瘤，20% ~ 24.6% 合并子宫内膜息肉，6% ~ 20% 合并盆腔子宫内膜异位症，7% 合并不伴不典型子宫内膜增生（endometrial hyperplasia without atypia，EH），3.5% 合并伴不典型子宫内膜增生（endometrial atypia hyperplasia，EAH），1.4% 合并子宫内膜癌。

（6）治疗前的检查：除了全血细胞计数、凝血功能、肝肾功能、传染病系列、心电图等常规检查外，建议患者在术前于月经第 2—4 天行性激素水平检测以评估卵巢功能。子宫腺肌病患者于治疗前后均建议行血 CA125 检测。术前对于较大子宫（如孕 3 个月以上）或有肥胖、糖尿病、高血压等内科合并症、有血栓形成风险的患者，建议行双下肢的静脉彩超检查，以评估术前有无血栓情况。

（7）影像学评估：MRI 检查是目前最清晰和准确的评估方法。MRI 检查能提供更好的空间分辨率和对比分辨率，且不受声影的影响，可以准确评估病灶的大小、位置、数量，可作为子宫腺肌病与子宫肌瘤的有效鉴别诊断的方式之一，也有助于判断是否为肉瘤或子宫肌瘤恶变。子宫腺肌病的 MRI 典型表现：子宫弥漫增大，轮廓光滑，在 T2 加权像病灶显示较清晰，为子宫肌层内边界欠清的低信号病灶，与子宫内膜毗邻，与结合带（junction zone，JZ）分界不清，也可以表现为结合带增粗或扭曲。肌层内的病灶表现为多发点状高信号，这些点状高信号在组织病理学上对应增生的异位内膜，而周围的低信号区域对应子宫肌层的平滑肌增生。T1 加权像对病灶显示稍差，但有出血的灶性组织可表现为高信号。超声检查是可以接受的替代方法，其优势是价格便宜。根据子宫的大小，有时需要经腹和经阴道 B 超检查同时评估。CT 能清晰显示盆腔各级血管的情况，相比于数字减影血管造影（digital subtraction angiography，DSA）的有创性和滞后性，CT 血管成像结合数字化三维重建技术能在术前评估子宫肌瘤及子宫腺肌病病灶的供血动脉来源，进行手术入路的规划，减少手术的盲目性，从而可提高手术成功率。CT 血管成像数字化三维重建明确子宫腺肌病病灶的供血动脉及供血类型，可辅助筛选适合行子宫动脉栓塞术（uterine artery embolism，UAE）的患者并指导手术操作；准确判断子宫肌瘤的供血类型，有助于在术前对治疗效果进行预测。

2.2.2　治疗篇

2.2.2.1　治疗目的

缓解疼痛，减少出血，促进生育。

2.2.2.2　治疗方式

应基于患者年龄、生育要求、症状严重程度、既往治疗史及病灶的范围，制订个体化的治疗方案。

2.2.2.3　治疗方法

本病治疗方法分为药物治疗、介入治疗、手术治疗等。期待疗法用于无临床症状、无生育要求且子宫腺肌病病灶轻微者。

（1）药物治疗

1）非甾体抗炎药（non-steroidal anti-inflammatory drug，NSAID）：主要用于缓解子宫腺肌病的疼痛，以及减少月经量。不良反应：主要为胃肠道反应，偶有肝肾功能异常。长期应用要警惕胃溃疡的可能。

2）口服避孕药（oral contraceptive，OC）：可抑制排卵，使月经量减少，在连续给药时形成的假孕状态可导致子宫内膜蜕膜化和随后的子宫内膜萎缩，从而使得以月经量过多和痛经为主要表现的子宫腺肌病患者获益。有报道指出，OC 可使三分之二有症状的子宫内膜异位症及子宫腺肌病患者获得满意的长期疼痛缓解，OC 是治疗子宫内膜异位症相关疼痛的一线用药，对合并月经过多者推荐作为二线用药，安全性好、疗效明确、经济，适合长期使用。此外，对于年龄 < 16 岁的青少年患者，OC 也是安全有效的，并对其身高、体重及近期体脂百分比无显著影响。因此对于青少年和暂无生育要求的育龄期患者，OC 是较为理想的药物治疗方法。值得注意的是，子宫腺肌病患者平均年龄较大，因此，对 40 岁以上或有高危因素（如糖尿病、高血压、血栓史、吸烟）的患者使用 OC 需警惕静脉血栓形成甚至肺栓塞发生的风险。

3）GnRH-a：通过下调垂体功能，造成暂时性药物去势及体内低雌激素状态，也与外周 GnRH-a 受体结合抑制在位和异位内膜细胞的活性，达到萎缩病灶、缩小子宫体积、减少出血和缓解疼痛的作用。目前临床上 GnRH-a 用于治疗子宫腺肌病主要有以下情况：①子宫腺肌病合并不孕者，近期要求生育时，首选 GnRH-a 治疗后行辅助生殖技术助孕；②对于要求生育不合并不孕的患者，孕前予以 GnRH-a 预处理使子宫腺肌病病灶萎缩，对改善妊娠结局有益；③子宫体积大的患者要求保守性手术前使用 GnRH-a 使病灶萎缩，子宫体积缩小；④子宫体积大的子宫腺肌病患者在放置左炔诺孕酮宫内缓释系统（LNG-IUS）前使用 GnRH-a。

GnRH-a 可用于子宫腺肌病病灶切除术后的治疗，缓解临床症状，减少复发。GnRH-a 的不良反应主要是低雌激素血症引起的围绝经期症状，长期应用则有骨质丢失的可能。需要注意的是，给予 GnRH-a 治疗的患者年龄应在 16 岁以上，否则可能会影响身高。为维持疗效、减少不良反应，从而延长使用时间，反向添加被推荐用于长期使用 GnRH-a 的患者，但开始反向添加的时机尚无定论。GnRH-a 治疗剂量应个体化，必要时可监测雌激素水平。

4）左炔诺孕酮宫内缓释系统（levonorgestrel-releasing intrauterine system，

LNG-IUS）：是内含 52 mg 左炔诺孕酮的宫内节育器，可在宫内缓释高效孕激素，维持 5 年左右时间。LNG-IUS 能显著减少子宫腺肌病相关月经过多和疼痛的发生，效果优于 OC。伴月经过多或重度痛经的子宫腺肌病患者应用 LNG-IUS 后，月经量改善在放置 6 个月后达到平台期，痛经缓解于放置 12 个月后达到平台期，随访 6 年症状缓解的状况持续稳定。然而，子宫腺肌病患者多宫腔较大、月经量多及合并痛经患者发生的过强和不协调子宫收缩，使得 LNG-IUS 使用后的环脱落和环位置下移现象较为常见。目前，GnRH-a 预处理与 LNG-IUS 的治疗效果和不良反应是否相关仍有争议。但对于子宫腺肌病手术病灶切除后的药物长期管理，推荐术后先应用 GnRH-a 治疗 6 个月，然后再放置 LNG-IUS 或者在放置 LNG-IUS 治疗后再应用 GnRH-a 进行交替治疗，目的是采用联合交替治疗延长治疗疗程。

5）地诺孕素（dienogest）：是高选择性孕激素受体激动剂，无雌激素、雄激素、糖皮质激素和盐皮质激素活性，对代谢影响极小，于 2019 年 5 月在我国获准上市。近年研究表明，地诺孕素用于治疗子宫内膜异位症疗效肯定，能有效控制症状，缓解复发，并有良好的耐受性。其也可用于子宫腺肌病的治疗，只是经验不多，尚处于初试阶段。地诺孕素常见的不良反应为不规则阴道流血和潮热，对于子宫腺肌病伴月经过多的患者应慎用或不推荐使用。

6）米非司酮（mifepristone）：是一种孕激素受体拮抗剂。有研究表明，米非司酮能显著增加在位和异位子宫内膜中胱天蛋白酶（caspase）3 的表达，启动细胞凋亡，抑制子宫腺肌病的发生和发展。在国内已有大量文献报道认为米非司酮治疗子宫腺肌病能有效缓解症状，但均为小样本研究，疗效差异主要来自使用剂量，且由于其可造成雌激素持续刺激子宫内膜的状态，引起子宫内膜增厚，因此，米非司酮剂量和疗程的选择仍有待进一步研究。

7）芳香化酶抑制剂：一项研究证实，接受来曲唑（2.5 mg/d）和戈舍瑞林（3.75 mg）治疗 12 周的 2 组子宫腺肌病患者，无论是症状缓解还是子宫体积缩小，效果相当。但该研究为小样本随机对照试验，芳香化酶抑制剂对子宫腺肌病的疗效仍有待大样本临床研究。

8）中医中（成）药：以缓解痛经化瘀散结为主，常用药物如散结镇痛胶囊。

（2）介入治疗

1）UAE：2000 年刘萍等首次报道了 UAE 治疗子宫腺肌病，获得了较为满意的疗效。其原理是通过双侧子宫动脉将病灶血管网栓塞，阻断病灶的血供继而使病灶缺血性坏死、溶解、吸收，最后病灶缩小，使子宫体积缩小和宫腔面积缩小，有效减少月经量，达到缓解症状的目的。UAE 治疗子宫腺肌病的适应证是无生育要求的症状性子宫腺肌病，包括痛经及月经量多；非手术治疗失败或拒绝手术或有多次手术史而再次手术治疗难度大的子宫腺肌病患者。有生育要求的症状性子宫肌瘤或子宫腺肌病患者，UAE 可导致自然流产、早产、胎盘异常、先兆子痫、产后出血等的不良妊娠结局概率增加，需慎用。UAE 在治疗后 1、3、6 个月时需要进行复查评估，此后每年一次，随访的内容包括：病灶大小的变化、月经情况、性激素水平、痛经程度的改变、CA125 水平。

2）超声引导经皮微波消融技术：该项治疗是在超声影像实时引导、监控下将针型微波天线经皮穿刺植入病灶内，使病灶组织被原位热凝固灭活，病灶缩小，达到改善痛经和经量过多的目的。多项报道指出该技术治疗后患者痛经症状明显缓解，血清 CA125 显著降低，合并贫血患者治疗后 3 个月血红蛋白明显升高，并且对卵巢功能无明显影响，无严重并发症发生，是创伤非常微小且有效的治疗方法。其适应证包括：经 MRI 明确诊断的子宫腺肌病（子宫结合带宽度 > 12 mm），伴有进行性加重的痛经或月经过多、贫血或压迫症状，患者未生育或已生育但要求保留子宫，无围绝经期迹象，有安全的经腹壁穿刺路径，并符合以下条件者：①病灶厚度 > 30 mm；②痛经症状评分 > 4 或血红蛋白值 ≤ 100 g/L，痛经或贫血症状持续 1 年以上并继续加重；③拒绝手术切除子宫或其他有创治疗，自愿选择经皮微波消融治疗。评估治疗是否有效的指标包括：治疗 3 个月子宫体积缩小率、血红蛋白定量、痛经程度评价、CA125 定量、疾病相关症状与健康相关生活质量评价。

3）高强度聚焦超声（high intensity focused ultrasound，HIFU）：该项技术是将超声发射器发射的低声强超声波的能量精准地聚焦于体内病灶处，使组织发生不可逆性凝固性坏死。经过大量临床研究探索，HIFU 现已在子宫腺肌病的治疗中得到较为广泛的应用，越来越多大样本的临床研究证实了其安全性和有效性。研究表明，HIFU 治疗 3 个月后的子宫腺肌病患者症状改善率达 75%，子宫缩小患者比例达 88.5%。Shui 等研究表明，对合并有痛经的患者，在治疗后随访 3 个月、1 年及 2 年时症状缓解率分别为 84.7%、84.7% 和 82.3%；而经量过多的患者在随访 3 个月、1 年及 2 年时症状缓解率分别为 79.8%、80.7% 和 78.9%。其适应证主要包括：①超声及 MRI 检查提示典型的子宫腺肌病表现，且病变处肌壁厚度至少 3 cm；②具有痛经和（或）经量增多症状；③绝经前女性；④机载影像学设备定位成功，有足够声通道；⑤患者能够进行正常交流从而保证治疗顺利进行；⑥患者同意进行超声消融治疗。该治疗方式仍存在一定的局限性，研究证实单纯 HIFU

治疗子宫腺肌病的有效率为 80%～90%，仍有 10%～20% 的患者症状改善不明显。此外，部分患者还存在治疗后症状复发情况。子宫腺肌病术后应用辅助药物进行序贯或交替治疗可以获得长期治疗的目的。同样，研究也证明了 HIFU 联合 GnRH-a 及 LNG-IUS 治疗子宫腺肌病能明显改善远期疗效。

（3）手术治疗

1）保守性手术：药物与介入治疗均无效，近期无生育要求或者已无生育要求的女性，但强烈要求保留子宫时可考虑子宫腺肌病病灶切除。对于局灶性病灶，局部病灶切除可能会取得好的疗效；但对于弥漫性病灶，保守性手术难以完全切除病灶导致术后残留易复发，另外病灶切除后子宫壁切口难以对合。由此，有学者报道了应用三瓣法和二瓣法病灶切除能较为彻底地切除弥漫性子宫腺肌病病灶。手术可在腹腔镜下完成，不论术后是否给予 GnRH-a 治疗，患者的痛经症状在术后 1 个月均显著减轻或消失，疼痛评分一直维持低水平，患者无疼痛感觉或略感疼痛不适直到术后 18 个月；月经量在术后随访的第 1 个月即可恢复正常，并维持到术后最长随访第 18 个月；术后 3 个月患者的子宫大小基本恢复正常。对于局灶性病灶切除者，多数研究提示腹腔镜手术优于开腹。通过临床实践我们认为，较小的子宫腺肌病可通过腹腔镜来处理，但对于较大的腺肌瘤来说应开腹剥除。手术的关键是尽量保留完整的子宫内膜，恢复正常的解剖结构。术中操作细节为：①手术时间选择月经干净 3～7 天内，此时处于卵泡期，盆腔充血少，子宫腺肌瘤质地较硬，可减少术中出血；②沿病灶作横或斜切口，由于子宫表面血管为横向或斜向分布，此切口有助于减少血管损伤，减少出血；③尽可能切除肉眼可见的病变组织；④可采用重叠缝合法成型子宫，避免残留无效腔；⑤创面腹膜化，缝合时应注意子宫表面浆膜化，尤其是后壁腺肌瘤更要做好防粘连处理，防止创面与输卵管、卵巢直接或间接粘连（彩图 2.2.1-2.2.3）。

2）根治性手术：对无生育要求、年龄较大而症状明显者可选择根治性子宫切除术。

保守性手术仅适用于局限性子宫腺肌病患者，术后疗效难以肯定，且手术后妊娠子宫破裂风险大，临床应用受到限制。子宫腺肌病行子宫次全切除术仍存在争议，笔者认为对于病变局限于宫体，宫颈无病变，患者有强烈的保留宫颈愿望时可考虑行子宫次全切除术。但宫颈局部病变可能全子宫切除是子宫腺肌病最有效的治疗手段，其适应证包括无生育要求、严重痛经和（或）严重出血影响生活质量、经保守性治疗无效者。此外，在腹腔镜下阻断盆丛神经子宫支与骶前神经切除对治疗子宫腺肌病痛经也有一定疗效。

无瘤原则：①举宫器放置：查好子宫位置及宫腔深度，避免穿孔。放置举宫器体位：选择头低脚高位30°，清晰暴露盆腔结构，在直视下经阴道放入举宫器。②取出子宫：当子宫腺肌病宫体明显增大时需要经阴道切割取出，通常选择"卷纸法"或"削苹果法"取出，但在旋切时需要注意避免切割至宫腔暴露子宫内膜，有污染盆腔的可能，最好使用特殊的切口保护套。③反复冲洗盆腔，彻底止血，探查输尿管。

3）宫腔镜检查：合并月经过多，经期延长，甚至贫血的患者，影像学提示子宫内膜异常增厚或宫腔高回声者，需行宫腔镜检查并进行内膜活检排除子宫内膜病变。对于合并不孕的子宫腺肌病患者，子宫内膜息肉可致胚胎种植障碍，因此即使是无症状的子宫内膜息肉最好也进行清除。因子宫肌层增厚、宫腔形态改变及结合带的结构异常，超声检查的准确性降低。宫腔镜可在直视下近距离地观察子宫颈管、宫腔形态、内膜情况及输卵管开口，可精确识别子宫内膜息肉的位置及大小，子宫内膜微小息肉和炎性改变，在宫腔病变的诊断中有明显的优势，并可在宫腔镜检查同时进行微创治疗。

宫腔镜检查时应注意以下几点：①严格筛选宫腔镜检查指征，排除生殖道炎症等手术禁忌。②术前认真行妇科检查准确评估子宫位置，避免扩张宫颈，用纤细的检查镜直视下进入宫腔，避免不当扩张对宫颈的损伤，甚至误入宫腔肌层造成假道。如果必须行宫颈扩张，则不可粗暴，用扩张器不可跳号，以免损伤宫颈管。③行宫腔镜操作尽量避免使用电器械，冷刀为主。必要时使用宫内防粘连装置。诊刮与吸宫时动作轻柔，吸引时负压适当，避免子宫穿孔。进出宫颈要关闭负压，术中注意无菌操作。

（4）合并不孕的治疗：对于有生育要求且合并不孕的子宫腺肌病患者，辅助生殖治疗方式的选择应个体化，需结合患者年龄、卵巢储备功能、子宫腺肌病病情严重程度、输卵管通畅性、男方因素等其他不孕因素评估患者的生育力，结合患者意愿综合考虑，以期在最短时间内实现妊娠。首选GnRH-a治疗后进行体外受精（in-vitro fertilization，IVF）前的预处理以提高妊娠率。如使用GnRH-a治疗后子宫体积不缩小或子宫较大且为局灶性病灶，可考虑手术切除病灶后再行辅助生殖技术助孕。应注意保守性手术后妊娠子宫破裂的风险。

对于有生育要求不合并不孕的子宫腺肌病患者，如为年轻无症状或症状轻微，且子宫大小正常者，在给予3个月GnRH-a治疗后，可直接指导受孕或行辅助生殖技术助孕。如子宫增大，一般主张辅助生殖技术助孕，如患者不愿接受辅助生殖技术助孕，则在给予 GnRH-a 治疗 3～6 个月，使子宫接近正常大小后指导受孕。

（5）术后长期管理：病灶切除术后予以 3～6 个月 GnRH-a 治疗，可使患者临床症状及病灶复发机会减少，且与药物治疗时间密切相关。除了保守性手术治疗患者，采用非手术病灶切除技术如 UAE、HIFU 治疗后的子宫腺肌病患者，因病灶仍然存在，且其疗效低于手术切除病灶者，因此更需要药物长期管理。

对于手术病灶切除者，术后直接给予 GnRH-a 治疗 6 个月，如要求生育且为局限性病灶，停药后可直接辅助生殖技术助孕或自然受孕；如为弥漫性子宫腺肌病病灶，则建议在 GnRH-a 治疗后即放置 LNG-IUS 或使用 OC，至少在术后 1 年以上取出 LNG-IUS 或停用 OC 后自然受孕或辅助生殖技术助孕；如患者无生育要求，推荐在术后先应用 GnRH-a 治疗 6 个月，然后再放置 LNG-IUS，以延长术后治疗效果。

对于非手术病灶切除技术治疗后的子宫腺肌病患者，如为 UAE 后，无生育要求者可选择放置 LNG-IUS 或使用 OC；如为 HIFU 治疗后且无生育要求者，推荐 GnRH-a 治疗 6 个月再放置 LNG-IUS 或使用 OC；有生育要求的子宫腺肌病者在选择 UAE 和 HIFU 治疗时应充分告知并慎重选择。

总之，子宫腺肌病术后应加强管理，宫腔操作后应用药物来阻断"损伤 – 修复机制"，利用激素进行调整或放置 LNG-IUS。实施人流后关爱宣教。加强科普宣教，指导科学避孕。对于月经异常者，及早门诊就诊并长期管理。

（6）随访：手术病灶切除和介入治疗后的 3 个月内，应每月门诊随访，以了解患者恢复情况及治疗效果和不良反应。之后，在术后 6 个月每 3 个月随访，术后 6 个月至 1 年每 6 个月进行随访，术后 1 年以后可每年随访。

积极对青少年开展月经相关生理知识宣教，对育龄女性通过宣教避免意外妊娠，消除子宫腺肌病可控高危因素，从而预防该疾病的发生。对子宫腺肌病患者进行健康教育，帮助患者消除不良情绪，改善症状，提高生育力及生活质量。

第一点：做到预防为主。

子宫腺肌病的病因与多次生育、宫腔操作有关。因此对于暂无生育要求的年轻女性指导合理避孕，尽量不做流产、宫腔镜手术，尽量做到非必要时不要随意刮宫，这样就可以预防子宫腺肌病的发生。另外需注意其他的高危因素，如高龄、月经周期短（子宫内膜暴露雌激素刺激长）、初潮早、长期使用他莫昔芬、

BMI 增高等。

第二点：早发现，早诊断，早治疗。

年轻女性一旦出现痛经、月经量多的症状应引起重视，及早进行影像学检查以早期诊断，并予以及时治疗。如果患者要保留生育功能需应用药物长期控制以延缓其病情，生育后继续进行长期管理。

具体方法如下：①改变生活方式，减重，减少外周脂肪组织中雌激素的合成。②减少不必要的宫腔操作，如必须行宫腔操作注意查体准确，动作轻巧，避免副损伤。术后应加强管理，利用激素进行调整或放置 LNG–IUS。实施人流后关爱宣教。加强科普宣教，注意经期避免妇科检查，指导性生活中科学避孕，对于月经异常者及早门诊就诊。

参考文献

［1］García–Solares J，Donnez J，Donnez O，et al. Pathogenesis of uterine adenomyosis：invagination or metaplasia?［J］. Fertility and Sterility，2018，109（3）：371–379.

［2］Van den Bosch T，de Bruijn A M，de Leeuw R A，et al. Sonographic classification and reporting system for diagnosing adenomyosis［J］. Ultrasound in Obstetrics & Gynecology，2019，53（5）：576–582.

［3］Chapron C，Vannuccini S，Santulli P，et al. Diagnosing adenomyosis：an integrated clinical and imaging approach［J］. Human Reproduction Update，2020，26：392–411.

［4］中国医师协会妇产科医师分会子宫内膜异位症专业委员会. 子宫腺肌病诊治中国专家共识［J］. 中华妇产科杂志，2020，55（6）：376–383.

［5］Bazot M，Daraï E. Role of transvaginal sonography and magnetic resonance imaging in the diagnosis of uterine adenomyosis［J］. Fertility and Sterility，2018，109（3）：389–397.

［6］Sam M，Raubenheimer M，Manolea F，et al. Accuracy of findings in the diagnosis of uterine adenomyosis on ultrasound［J］. Abdominal Radiology，2020，45（3）：842–850.

［7］Vannuccini S，Luisi S，Tosti C，et al.Role of medical therapy in the management of uterine adenomyosis［J］. Fertility and Sterility，2018，109（3）：398–405.

［8］中华医学会妇产科学分会子宫内膜异位症协作组. 子宫内膜异位症的诊治指南［J］. 中华妇产科杂志，2015，50（3）：161–169.

［9］郎景和，冷金花，邓姗. 左炔诺孕酮宫内缓释系统临床应用的中国专家共识［J］. 中华妇产科杂志，2019，54（12）：815–825.

［10］黄艳，彭超，周应芳. 地诺孕素治疗子宫腺肌病的研究进展［J］. 中华妇产科杂志，2021，56

（12）：876–880.

［11］郎景和，陈春林，向阳．子宫肌瘤及子宫腺肌病子宫动脉栓塞术治疗专家共识［J］．中华妇产科杂志，2018，53（5）：289–293.

［12］Liu J X，Li J Y，Zhao X Y，et al. Transvaginal ultrasound- and laparoscopy-guided percutaneous microwave ablation for adenomyosis：preliminary results［J］．International Journal of Hyperthermia，2019，36（1）：1233–1238.

［13］徐锋，魏永志，孟桐羽，等．高强度聚焦超声联合左炔诺孕酮宫内缓释系统治疗子宫腺肌病的临床研究［J］．中国医师杂志，2020，22（08），1185–1188.

［14］Zhang L，Rao F，Setzen R. High intensity focused ultrasound for the treatment of adenomyosis：selection criteria，efficacy，safety and fertility［J］．Acta Obstetricia Et Gynecologica Scandinavica，2017，96（6）：707–714.

［15］Osada H. Uterine adenomyosis and adenomyoma：the surgical approach［J］．Fertility and Sterility，2018，109：406–417.

［16］Younes G，Tulandi T. Conservative surgery for adenomyosis and results：a systematic review［J］．Journal of Minimally Invasive Gynecology，2018，25（2）：265–276.

［17］Gordts S，Grimbizis G，Campo R. Symptoms and classification of uterine adenomyosis，including the place of hysteroscopy in diagnosis［J］．Fertility and Sterility，2018，109（3）：380–388.

［18］子宫腺肌病伴不孕症诊疗中国专家共识编写组．子宫腺肌病伴不孕症诊疗中国专家共识［J］．中华生殖与避孕杂志，2021，41（4），287–295.

［19］Szubert M，Koziróg E，Olszak O，et al. Adenomyosis and infertility–review of medical and surgical approaches［J］．International Journal of Environmental Research and Public Health，2021，18：undefined.

［20］冯定庆，凌斌．子宫腺肌病术后长期管理策略［J］．中国实用妇科与产科杂志，2017，33（2）：154–157.

（彭　程　吴大保）

卵巢肿瘤

卵巢肿瘤是常见的妇科肿瘤，可发生于任何年龄，组织学类型繁多，不同类型的肿瘤生物学行为明显不同，部分良性肿瘤也可发生恶变，手术是其主要治疗方式。本章重点探讨卵巢良性肿瘤的诊断、治疗及相关无瘤防御原则。

2.3.1 诊断篇

2.3.1.1 卵巢肿瘤组织学分类

卵巢肿瘤组织学分类主要包括：①上皮性卵巢肿瘤，上皮性肿瘤来源于卵巢表面的生发上皮，而生发上皮来自原始的体腔上皮，具有分化为各种米勒管上皮的潜能。若向输卵管上皮分化，则形成浆液性肿瘤；向宫颈黏膜上皮分化，则形成黏液性肿瘤；若向子宫内膜分化，则形成子宫内膜样肿瘤。②生殖细胞肿瘤，卵巢成熟畸胎瘤占卵巢肿瘤的 10%~20%，占卵巢畸胎瘤的 95% 以上，起源于具有全能分化功能的生殖细胞，其成分包含外胚层、中胚层及内胚层结构，可发生于任何年龄，20~40 岁居多，少数发生在绝经后。卵巢成熟畸胎瘤又可分为囊性成熟畸胎瘤和实性成熟畸胎瘤，前者又称良性囊性畸胎瘤或皮样囊肿（dermoid cyst），可发生于任何年龄，以生育年龄妇女多见。含有两个或以上胚层成分，均为成熟性组织，主要来源于外胚层，发生率高，仅次于卵巢浆液性囊腺瘤。后者十分罕见，多见于青年女性，瘤体表面光滑，切面呈实性，可有蜂窝状小囊结构，瘤内可含有成熟的脑、软骨和骨样组织，均分化成熟，无原始神经组织成分，预后好。另外，成熟囊性畸胎瘤也可发生恶变，恶变率为 2%~4%。③性索间质肿瘤，约占卵巢肿瘤的 5%，来源于原始性腺中的性索和间叶组织，可向男女两性分化，性索向上皮分化，形成颗粒细胞瘤或支持细胞瘤，向间质分化，则形成卵泡膜细胞瘤或间质细胞瘤。此类肿瘤常有内分泌功能，又称卵巢功能性肿瘤，较常见的类型为卵巢纤维瘤，占卵巢肿瘤的 2% ~ 5%，单侧居多，中等大小，实性成分，质硬，表面光滑或结节状，伴有腹腔积液或胸腔积液者，称为梅格斯综合征（Meigs syndrome），肿瘤切除后胸、腹腔积液可自行消失；其次为卵巢卵泡膜细胞瘤，为单一成分，也可与其他肿瘤同在，良性多为单侧，切面为实性、灰白色，质硬。

2.3.1.2　临床特点

卵巢良性肿瘤早期多无症状，往往于妇科检查时偶然发现。肿瘤增大时，患者自觉腹胀，或扪及腹部肿块；巨大的肿瘤占满盆腹腔，可出现明显压迫症状，如尿频、便秘、气急、心悸等，没有腹水。妇科检查于子宫一侧或双侧触及圆形或类圆形肿块，多为囊性，表面光滑，活动，与子宫无粘连。

2.3.1.3　诊断

结合病史和体征，辅以必要的辅助检查确定：①肿块是否来源于卵巢；②肿块性质是否为肿瘤；③肿块是否为良性；④可能的组织学类型。

常用的辅助检查有：

（1）影像学检查

1）超声检查：是区分卵巢良恶性肿瘤的有效方法，也是最常用的辅助检查手段。卵巢良性肿瘤常表现为轮廓规整、边界清楚的肿物，大多呈囊性或囊实性（以囊性为主），彩色多普勒血流成像显示肿瘤周边有短条状或弧形血流，肿瘤内部没有血流信号，或者仅见到分支简单、稀疏的血流，血管的走行规则，向远端逐渐变细。有时卵巢良性肿瘤与交界性肿瘤或恶性肿瘤的超声影像学特征有重叠，给诊断带来困难。

2）CT 检查：对于鉴别卵巢良恶性肿瘤有帮助，CT 检查可判断肿块性质及周围是否侵犯、淋巴结转移及远处转移情况，目前因其扫描速度较快、覆盖范围较大且图像清晰，已广泛应用于临床。

3）MRI 检查：MRI 的优点是可以提供三维平面图像、描绘组织面及内容物特点，有助于判断盆腔深部包块的部位，以及与邻近器官组织的关系，对于鉴别诊断有帮助。

4）PET-CT 检查：一般应用于恶性肿瘤扩散部位及范围的判断，能更全面、准确地评估肿瘤的恶性程度，提高肿瘤分期的准确性，但不作为初筛手段。

（2）肿瘤标志物：卵巢肿瘤的诊断并无特异性检测指标，将肿瘤标志物与影像学特征联合运用，可提高卵巢肿瘤良恶性鉴别的准确度。临床中常用的几种卵巢肿瘤标志物如下：

1）糖类抗原 125（CA125）：目前应用最广泛的肿瘤标志物之一，用于上皮性卵巢癌的早期诊断及复发监测。CA125 并非卵巢恶性肿瘤特异性标志物，在其他间皮细胞恶性肿瘤，如消化道肿瘤（胰腺癌、胃癌、肝癌、结直肠癌、胆管癌）、淋巴癌、肾癌、乳腺癌、肺癌也有升高，一些妇科良性疾病患者也可能因为炎症刺激而出现血清 CA125 升高现象，如子宫腺肌病、盆腔炎性疾病、子宫内膜异位症等，此外，月经期或妊娠状态也出现升高。其次是特异性不强，CA125 用于上皮性卵巢癌的早期诊断仍有一定的局限性，通常与其他肿瘤标志物或影像学检查联合应用。

2）人附睾蛋白 4（HE4）：研究发现 HE4 表达与上皮性卵巢癌组织学类型有关，在卵巢子宫内膜样腺癌中 100% 表达，浆液性腺癌中表达率为 93%，透明细胞癌中表达 50%，黏液性腺癌几乎不表达。血清 HE4 诊断上皮性卵巢癌的敏感度和特异度均优于 CA125，与 CA125 检测联合应用有助于提高准确度。

3）卵巢癌风险评估模型（the risk of malignancy algorithm，ROMA）：将 HE4、CA125 及患者月经情况结合起来，针对绝经前后附件区包块的患者进行风险评估，计算绝经前和绝经后预测指数 ROMA 值。研究报道该评分模型对绝经前上皮性卵巢癌诊断的敏感度为 76.5%、特异度为 74.8%，而绝经后的敏感度为 92.3%、特异度为 74.7%。该模型作为一种客观的风险评估工具，具有可重复性，较单一肿瘤标记物具有更高的灵敏度和特异度。

4）恶性风险指数（the risk of malignancy index，RMI）：RMI 将血清 CA125、超声结果及绝经状态进行结合，克服了单一因素所致的假阳性，为卵巢肿瘤的诊断提供了一个新方法。RMI 考虑的影响因素更加多元化，计算公式 RMI = U × M × CA125。U 代表超声检查结果，超声评分包括 5 项指标：①病灶实质性；②是否为双侧；③有无多房结构；④有无腹水；⑤有无转移灶。每项评分为 1 分，各项分数之和为其形态学总分。M 代表绝经状态，绝经状态判断标准为闭经超过一年，或接受子宫切除术的女性，或年龄超过 50 岁者。经一系列研究调整后，RMI Ⅰ、RMI Ⅳ 应用价值较高。

5）糖类抗原 199（CA199）：在胃肠道肿瘤中表达多高于正常，在卵巢良性肿瘤中也有一定表达水平，在卵巢恶性肿瘤，尤其是卵巢黏液性癌中有高水平表达，但特异性不强。

6）甲胎蛋白（AFP）：对卵巢卵黄囊瘤有特异性诊断价值。卵巢未成熟畸胎瘤、混合性无性细胞瘤中含卵黄囊成分者，AFP 也可升高。

7）性激素测定：部分卵巢性索间质肿瘤有分泌性激素的功能，颗粒细胞瘤、卵泡膜细胞瘤可分泌雌激素，Sertoli-Leydig 细胞瘤可分泌雄激素，肿瘤切除后往往激素水平随之下降，故可用于病情监测和疗效评估。

8）腹水细胞学检查：卵巢肿瘤的定性依赖于组织学诊断，对于合并腹水的患者，可在 B 超或 CT 下定位，穿刺吸取积液送细胞学检查，以明确诊断。可经腹部或经阴道进行，注意做好穿刺点的保护及消毒，以免造成感染或恶性肿瘤穿刺口的播散。

2.3.1.4　鉴别诊断

卵巢良性肿瘤在临床工作中常见，但认识不足也容易误诊，应注意良、恶性卵巢肿瘤的鉴别诊断（表 2.3.1）。另外，也需要与卵巢非赘生性囊肿、子宫阔韧带上的肌瘤、盆腔炎性包块、输卵管积水、妊娠子宫、充盈膀胱等相鉴别，避免误诊误治。

表 2.3.1　卵巢良、恶性肿瘤鉴别

鉴别内容	良性肿瘤	恶性肿瘤
病史	病程长，逐渐长大	病程短，迅速长大
体征	多为单侧，活动，囊性，表面光滑	多为双侧，固定，实性或囊实性，表面不平，结节样
腹水	通常没有，卵巢纤维瘤除外	常有腹水，可查到肿瘤细胞
一般情况	良好	晚期呈恶病质
超声检查	囊性居多，透声好，边缘清楚，可有分隔	液性暗区内可有杂乱光团，肿物边界不清，边缘不规则

2.3.2　治疗篇

卵巢肿瘤应手术治疗，手术的目的包括明确诊断，切除肿瘤，解除并发症（卵巢肿瘤蒂扭转、破裂、坏死等）。对于卵巢肿瘤的手术治疗，无论是微创手术还是开放式手术，均有肿瘤破裂、播散风险，为避免囊肿破裂造成囊液外溢污染盆腹腔，无瘤原则和无瘤技术成为实施该手术的安全保障。

对于良性卵巢肿瘤，根据患者年龄、生育要求及对侧卵巢情况决定手术范围。对于年轻女性，建议行肿瘤切除而非卵巢切除，对于合并肿瘤扭转者，建议尽量保留卵巢，除非卵巢严重坏死、切除不可避免；绝经后女性可行患侧附件切除或双侧附件切除或子宫及双侧附件切除术。术中应剖检肿瘤，送快速冷冻组织学检查，明确肿瘤性质以确定手术范围。术中应遵循无瘤原则。

2.3.2.1 手术途径

对于卵巢良性肿瘤手术入路的选择，可采用腹腔镜（多孔、单孔、机器人手术）、开腹手术或阴式手术，术前要对患者进行全面详细的检查，具体情况取决于肿瘤大小、性质、活动度及个人经验等。

（1）开腹手术：是最经典的手术方式，对手术器械及手术者技术要求最低，易学易掌握，适应证广泛，尤其适合盆腔肿瘤较大、盆腔粘连严重或术前盆腔肿物性质不明尽量保持肿物完整形态者。最易在基层医院普及。缺点为创伤大、住院时间长、术后并发症高、患者满意度低等。

开腹手术应严格遵循无瘤原则，需要注意几个问题：①重视手术切口的保护，可以使用腹膜保护巾，在皮肤切口处铺好双袋式切口保护膜，避免溢出的腹腔液体污染手术切口，以防肿瘤细胞在创面种植；②探查腹盆腔时动作要轻柔，由无瘤区开始探查，最后探查肿瘤，避免挤压导致肿瘤破裂，全面探查后要及时更换手套和器械；③肿瘤的完整切除，对于临床上肿瘤性质不明确或高度可疑恶性肿瘤时，手术切口可适当延长，尽可能单侧附件切除术，完整取出，避免肿瘤破裂导致污染腹腔，肿瘤破裂被认为是影响患者预后的重要因素；④腹盆腔充分冲洗，手术结束前用大量液体冲洗盆腹腔，减少脱落细胞种植是无瘤技术普遍应用的应对措施，临床中常用的有蒸馏水及无菌生理盐水，合并盆腔炎性疾病还可以用甲硝唑冲洗腹腔。

（2）阴式手术：系经自然腔道的一种微创手术方式，具有创伤小、肠道干扰少、术后恢复快等优点，但应把握适应证。阴式手术适用于活动度好的卵巢良性肿瘤，特别是位置靠近盆底者，因囊肿位于阴道穹隆处，术中容易找到肿物。利用人体自然阴道腔道的手术，既有微创特点，又无腹部瘢痕，成为部分患者的最佳选择，但对广泛粘连的腹盆腔或阴道狭窄患者，不适合阴式手术。操作过程中应保持肿瘤完整切除，避免分碎和切开减压操作，缝合阴道前进行充分冲洗。

（3）腹腔镜手术：近年来，随着腹腔镜技术的发展，微创手术的接受度普遍提高。腹腔镜手术切口小，出血少，术后恢复快，缩短了住院时间，降低了医疗成本，患者获益显著。近年来单孔腹腔镜及经阴道单孔腹腔镜（V-NOTES）手术成为研究的热点，其具有突出的微创性、安全性、经济性、美观性、易于取标本等优点，目前已普遍用于卵巢肿瘤的手术治疗，但要把握适应证。此技术的开展需要一定的学习曲线，对手术者提出了更高要求，其手术优势尚缺乏循证医学证据。另外，机器人手术作为新兴的微创手术方式，逐渐应用于妇科领域。机器人系统具有三维高清视野、可转腕操作器械和直觉式动作控制三大优势，既可节省手术医生的体力，也可以让手术操作更为精准，缺点是手术时间长和高昂的手术成本，对手术者提出了更高的要求，需要一定的学习曲线，其有效性和安全性目前还需要进一步的研究证实。

2.3.2.2　腹腔镜手术中需注意的无瘤原则

卵巢良性肿瘤的腹腔镜手术，无瘤原则需要注意几个问题：①保持肿瘤的完整性，避免肿瘤破裂引起的腹腔污染。有不少学者介绍了腹腔镜手术中的保护经验，如采用术中穿刺套管抽液，减少囊液外溢；标本袋内剥除囊肿、辅助小切口剥除囊肿等方法，收到一定效果；利用普通标本袋自制密闭式取物袋，采用无瘤技术行经脐三孔腹腔镜卵巢囊肿剥除术，均取得良好效果。②正确寻找囊肿壁与卵巢正常组织间的间隙，动作轻柔，避免破坏卵巢血供，尤其卵巢门处的处理应特别谨慎。③对于肿瘤较大、表面卵巢皮质极薄的患者，可酌情采用梭形切口，切除部分卵巢皮质，年轻患者尽量多保留正常卵巢组织。剥除肿瘤后，以 3-0 可吸收线缝合，修复卵巢组织，缝合时注意兜底缝合，尽量避免穿透皮质，还要兼顾卵巢表面对合。④对于卵巢巨大良性囊肿，肿瘤上缘平脐或以上者，可采用开放式置镜，吸取囊内液体后肿块体积可大大缩小，囊肿穿刺前须保护好穿刺口及周围组织，以防囊液污染，待囊肿缩小后，可将囊壁提拉至体外处理，或结扎穿刺口行腹腔镜下囊肿剥除术。⑤完整剥除肿瘤后，放入取物袋内取出，避免肿瘤破裂污染腹腔。如术中肿瘤破裂，手术完毕用大量蒸馏水或无菌生理盐水冲洗盆腹腔，以减少肿瘤脱落细胞的残留。

总之，对于卵巢良性肿瘤患者，最终入路选择应结合患者自身的状况、肿瘤特点及医生的临床经验综合而定，尽可能减少特定情况下的医疗风险，遵循肿瘤的无瘤原则，以期给患者带来最大的获益。但要强调的是，微创技术不等同于微创理念，在特定情况下，微创理念不应仅限于手术路径的选择，不要让"微创"成为"巨创"，适合患者的、能给患者带来最大获益的才是真正意义上的微创。

参考文献

［1］谢幸，孔北华，段涛.妇产科学［M］.9版.北京：人民卫生出版社，2018：313-322.

［2］宫庆佳，游浩，宋思宜，等.妇科良性肿瘤治疗中妇科阴式、腹腔镜、腹式手术治疗效果对比［J］.实用妇科内分泌电子杂志，2019（30）：54-64.

［3］阴素蕾.无瘤技术在手术中的应用［J］.世界最新医学信息文摘，2019（10）：164-175.

［4］曹秋莉，李义强，张霞.试论无瘤技术原则与手术学教学范畴［J］.中国局解手术学杂志，2000，9（1）：58-62.

［5］韩晖，张静，孔庆铎，等.经脐单孔腹腔镜与传统腹腔镜卵巢囊肿剥除术的比较［J］.中国微创外科杂志，2020，20（2）：107-110.

［6］黄达元，孙莉，陈学红，等.基于无瘤技术自制取物袋在经脐三孔腹腔镜卵巢囊肿剔除术中的应用［J］.中国微创外科杂志，2021，21（5）：464-466.

［7］王玉东，生秀杰，张师前，等.妊娠期卵巢肿瘤诊治专家共识（2020）［J］.中国实用妇科与产科杂志，2020（5）：432-440.

［8］丁伟，王敏，曾志，等.悬吊免气腹单孔腹腔镜手术与单孔气腹腹腔镜和开腹手术对卵巢肿物患者呼吸及循环功能影响研究［J］.中国实用妇科与产科杂志，2018（12）：1409-1412.

［9］Sedaghat N，Cao A M，Eslick G D，et al. Laparoscopic versus open cholecystectomy in pregnancy：a systematic review and meta-analysis［J］.Surgical Endoscopy，2017，31（2）：673-679.

（张师前　张丽丽）

2.4

子宫内膜异位症

子宫内膜异位症（简称内异症）是指子宫内膜组织（腺体和间质）出现在子宫腔以外的部位，生长、浸润、反复周期性出血，继而引发疼痛、不孕及包块等症状的一种常见妇科疾病，多发生于 30 岁左右女性。子宫内膜异位病灶 90% 位于盆腔，以卵巢、宫骶韧带最常见，其次为子宫、其他脏腹膜、阴道直肠隔等部位，另外还可出现在会阴切口、剖宫产切口、脐部、膀胱、肾、输尿管、阑尾、结肠、腹膜后淋巴结等处，甚至在鼻腔、胸腔、脑膜、乳腺及四肢也偶有发生。子宫内膜异位症为激素依赖性疾病，在自然绝经或人工绝经后异位病灶会逐渐萎缩，妊娠或使用药物抑制卵巢功能可暂时阻止疾病进展。

内异症在组织学上是一种良性疾病，但具有增生、浸润、种植、复发、恶变等恶性生物学潜能，0.7% ~ 1% 的患者有恶变风险，主要恶变部位为卵巢，其他部位少见。内异症发生恶变与多种因素相关，高危因素有年龄、长期单一雌激素刺激、卵巢异位囊肿大小等，目前恶变机制尚不明确，可能与抑癌基因突变、DNA 甲基化、微 RNA（microRNA）及氧化应激失衡有关。

2.4.1　诊断篇

2.4.1.1　病理学

内异症的基本病理变化是子宫体以外的组织或器官出现子宫内膜腺体或间质，异位内膜随卵巢激素的变化发生周期性出血，病灶反复出血可导致周围纤维组织增生、粘连，出现紫褐色斑点或小泡，最后发展形成结节或囊肿。

（1）大体病理

1）卵巢型内异症：卵巢是最常见的异位内膜侵犯部位，80% 单侧受累，异位病灶大多位于卵巢深部，由于病灶反复周期性出血，陈旧性的血液聚积在囊内形成暗咖啡色、黏稠液体，似巧克力样，又称为卵巢巧克力囊肿。根据子宫内膜异位病灶大小和粘连情况分为两型：Ⅰ型囊肿直径<2 cm，囊壁粘连、层次不清，手术不易剥离；Ⅱ型分为 A、B、C 三种。ⅡA 型卵巢表面内异症病灶小合并生理性囊肿，手术易剥离；ⅡB 型卵巢囊肿层次较清楚，手术较易剥离；ⅡC 型囊肿有明显浸润或多房，体积较大，手术不易剥离。囊肿直径大多在 10 cm 以内，囊壁厚薄不均，常与子宫、直肠子宫陷凹、子宫阔韧带后叶及腹膜粘连，囊肿固定不动，囊壁容易破裂。

2）腹膜型内异症：病变可位于卵巢表浅、盆腔腹膜及器官表面，以子宫骶韧带、直肠子宫陷凹和子宫下段后壁浆膜最为常见，主要包括红色病变（早期病变）、棕色病变（典型病变）及白色病变（陈旧性病变）。病变早期呈斑点状突起或散在结节，随着病变发展，子宫后壁与直肠前壁腹膜广泛粘连，甚至直肠子宫陷凹完全封闭消失。当病变累及输卵管时，常影响其蠕动，严重者造成管腔不通，是不孕症的重要原因。腹腔镜检查是腹膜型内异症最佳诊断方法，通过腹腔镜放大效应，能够识别微小的腹膜型病灶，提高检出率。

3）深部浸润型内异症：是指病灶浸润深度≥5 mm，病灶常位于子宫骶韧带、直肠子宫陷凹、阴道穹、直肠阴道隔、直肠或者结肠壁等处，也可侵犯膀胱壁和输尿管。病灶生长活跃，伴有平滑肌和纤维组织增生，形成坚硬的结节，与周围组织或器官致密粘连。该型内异症手术治疗难度大，药物治疗不敏感，是目前内异症治疗的难点。

4）其他部位的内异症：包括瘢痕内异症（腹壁切口及会阴切口）及其他少见的远处内异症，如肺、胸膜等部位的内异症。

（2）镜下病理：早期及较小的病灶，镜下可见典型的子宫内膜腺体与间质，以及吞噬了大量含铁血黄素的巨噬细胞。通常认为异位病灶含有以下成分：子宫内膜腺体、间质、纤维素及富含含铁血黄素的巨噬细胞，确诊需要 2 种以上成分。若临床表现和术中病灶典型，仅有红细胞或含铁血黄素细胞等出血证据亦可诊断为内异症。肉眼正常的腹膜组织镜检时发现子宫内膜腺体及间质，称为镜下内异症，发生率为 10%～15%。

（3）少见病变类型

1）子宫内膜间质异位症：其特点是异位病灶内仅有子宫内膜间质，但无腺体，多见于盆腔腹膜，病灶紧邻被覆间皮的下方，在腹膜表面形成小的结节状凸起或边界清楚的斑块，也称为微结节型子宫内膜间质异位症。镜下细胞形态温和，细胞核呈圆形或卵圆形，胞质稀少，有时可见大量小的血管腔，腔内可见红细胞，常伴红细胞外渗，间质可见含铁血黄素沉积。患者如有外源性激素治疗史，间质细胞可出现蜕膜样变。免疫组化 CD10、ER 染色有助于显示间质细胞，但 CD10 特异性差。需注意与 Kaposi 肉瘤、低级别子宫内膜间质肉瘤相鉴别。

2）间皮增生伴子宫内膜异位症：间皮增生与子宫内膜异位症相关，典型的特征是间皮细胞增生，形态温和，染色偏淡，呈小管状、巢状、条索状排列，有时可见砂粒体，间皮细胞周围可有类似脉管间隙侵犯表现。需要与间皮瘤、低级别或高级别浆液性癌、子宫内膜异位症恶变、Sertoli-Leydig 细胞瘤鉴别。

3）息肉样子宫内膜异位症：这是一种罕见病变，镜下形态类似子宫内膜息肉，除子宫内膜样腺体及间质外，常伴有大量纤维性间质及厚壁血管，腺体常有化生性改变。目前息肉样子宫内膜异位症仅为病例报道，多发生在结肠、卵巢，其次为子宫浆膜面、宫颈、阴道、膀胱、尿道及阴道旁软组织、输卵管、网膜组织、输尿管及腹膜后。部分病例为多部位受累，与激素应用显著相关。

4）非典型子宫内膜异位症：诊断有争议，表现为卵巢异位囊肿内衬上皮细胞核异型，多数为轻度，偶有重度改变，非典型细胞呈鞋钉样，多为复层，可见微乳头形成，核大，核仁显著，染色质污浊，胞质丰富，嗜酸性或透明样，核质比低，常伴纤维化、炎症、吞噬色素的巨噬细胞，可与内异症的反复出血导致的反应性改变混淆。

5）子宫内膜异位症相关肿瘤：内异症恶变发生率大约1%，早在1925年就有首例报道，有研究认为内异症使上皮性卵巢癌发生的风险增加 2~3 倍。在内异症的基础上发生的肿瘤称为子宫内膜异位症相关肿瘤（endometriosis-associated neoplasm，EAN），最常见为卵巢透明细胞癌和子宫内膜样癌，其次是浆黏液性肿瘤，多为交界性肿瘤，另外还有腺肉瘤、低级别子宫内膜间质肉瘤、癌肉瘤等。

2.4.1.2　临床表现

子宫内膜异位症的临床表现因病变部位和程度而不同，症状特征与月经周期密切相关。典型的三联征为：痛经、性交痛和排便困难，约25%的患者无任何症状。

（1）症状

1）疼痛：是内异症的特征性症状，表现为痛经、深部性交痛、慢性盆腔痛，而且多种疼痛症状可以同时出现。大样本人群调查发现，单纯痛经占12.7%，单纯盆腔痛占 6.5%，单纯性交痛占 0.7%，痛经与性交痛同时出现占 6.5%，盆腔痛与性交痛同时出现占 3.3%，盆腔痛与痛经同时出现占 25.2%，而 3 种症状同时出现占 34.4%，没有任何症状者占 10.7%。疼痛的机制目前考虑为炎症性、损伤性及神经源性因素。

痛经表现为继发性、进行性加重，疼痛部位多出现在下腹部、腰骶部及盆腔，有时会放射到会阴、肛门和大腿处，月经来潮前 1 ~ 2 天开始，经期第 1 天剧烈，以后逐渐减轻，至月经干净时消失。超过 1/3 的慢性盆腔痛患者经腹腔镜检查为内异症，疼痛的严重程度与内异症严重程度不对等。慢性盆腔痛往往涉及中枢与周围神经敏化，对常规抗雌激素治疗效果不佳。性交痛也是内异症典型症状，发生率超过 50%，与痛经一样呈进行性加重，其原因与子宫骶韧带和直肠子宫陷凹处内异症病灶有关。

另外，内异症患者可发生急腹症，为卵巢子宫内膜异位囊肿破裂所致，发生率为 5.0% ~ 12.0%，多发生在月经期及黄体期，极少数患者分娩时发生破裂。当异位囊肿破裂时，患者突发下腹剧烈疼痛，伴恶心、呕吐及肠胀气，严重者出现休克，如果囊肿破口小，也可没有明显症状。部分患者伴有发热，体温一般不超过 38℃。

2）不孕：内异症患者 40% ~ 50% 伴有不孕，25% ~ 50% 不孕症女性患有内异症。不孕的原因可能在于机体免疫功能异常，腹腔内微环境差，子宫内膜功能异常，子宫容受性差，卵巢功能异常，输卵管扭曲与阻塞等。另外，性交痛可导致性冷淡，甚至拒绝性生活。内异症患者接受辅助生育技术的成功率显著低于正常妇女，流产、早产、死产及产科晚期并发症（如先兆子痫及前置胎盘）发生率高。

3）月经异常：80% 患者月经异常，表现为月经过多、月经紊乱，也可表现为月经频发、经期延长、经前出血、排卵期出血或不规则阴道流血等。主要是内异症患者存在下丘脑 - 垂体 - 卵巢轴异常，巧克力囊肿直接损害卵巢功能，导致卵巢激素分泌异常，出现卵巢不排卵或黄体功能不足，也可能与并发子宫肌瘤、子宫腺肌病、子宫内膜息肉等疾病有关。

4）胃肠道症状：研究报道内异症患者胃肠道症状发生率显著高于非内异症患者（40.2% vs 20.5%），当内异症病灶侵犯直肠阴道隔、直肠或乙状结肠时，可表现为直肠刺激症状，直肠、肛门、外阴部坠胀、坠痛、里急后重感和大便次数增多，严重者出现血便，周期性发作，经期前一天或经期加重，经后消失。

5）泌尿系统症状：泌尿系内异症发生率低，为 0.3%～12%，主要发生在膀胱（80%～90%），其次是输尿管（14.0%），肾最少（4%）。但值得警惕的是在深部浸润型内异症中，输尿管受累的风险达 52%。膀胱深部浸润型子宫内膜异位症（deep infiltrating endometriosis，DIE）较少见，多位于膀胱后壁和顶部，其典型症状为膀胱刺激症状，血尿罕见，可合并疼痛症状。位于输尿管开口附近的内异症可导致输尿管与肾盂积水，异位内膜侵犯和压迫输尿管极罕见，通常无临床症状，可导致隐匿性肾功能丧失，应引起高度重视。

6）盆腔外症状：主要取决于病灶发生的部位，腹壁和会阴常见，常与医疗操作有关，也称医源性内异症。发生在腹壁、脐部及会阴处的包块可出现局部周期性疼痛；如发生在肺部，则出现月经相关性气胸与咯血；如侵犯神经，则有相应部位神经分布区域的疼痛症状。

7）其他：内异症是一种慢性疾病，患者常常有严重的疼痛症状，治疗也不尽如人意，长时间的疾病折磨及家庭、社会人为因素的影响，内异症患者往往出现抑郁、焦虑、性冷淡、性恐惧等躯体情感障碍，因此应注意人文关怀，采取综合治疗。

（2）体征：妇科检查发现附件区可扪及囊性肿块，张力较大，有触痛，与周围组织粘连固定，活动度欠佳，子宫增大，后倾固定，有时可看到阴道穹后部或宫颈部位紫蓝色结节；深部浸润性内异症通常需要三合诊检查，于直肠子宫陷凹、子宫骶韧带及直肠前壁之间触及一个或多个硬结或包块，固定不动，触痛明显；当卵巢子宫内膜异位囊肿破裂时，可出现下腹压痛、反跳痛、腹肌紧张，患者常难以配合，内诊不满意；盆腔外内异症可于切口瘢痕处触及包块，边界不清，可有明显触痛。

2.4.1.3 诊断

依靠典型的临床症状和体征不难诊断内异症，但有些患者症状与体征并不相称，需要依靠辅助检查。

（1）影像学检查：影像学可对病灶提供全面、客观的评估，对内异症的诊断、评估、手术计划及病情监测方面可提供重要信息。超声具有实时、无创、便捷、经济等特点，在妇产科疾病应用广泛。经腹壁超声和经阴道超声（transvaginal sonography，TVS）对于卵巢子宫内膜异位症均有较好的诊断价值，而对于非卵巢子宫内膜异位症的病变及累及范围的判断通常选用 TVS。卵巢子宫内膜异位囊肿典型的超声影像为无回声区内有密集光点。

MRI 可以全面、直观、多方位地显示盆腔病灶，特异性显示内异症病灶的浸润生长、反复出血、炎症反应及纤维增生等，尤其对深部浸润性内异症具有独特价值。欧洲泌尿生殖放射学会在 2017 年指出，MRI 可作为盆腔内异症超声检查的候选方法，对于深部浸润性内异症患者建议行 MRI 评估，以更好地制订手术计划。CT 检查因对软组织分辨率不高，效果劣于 MRI。

（2）血清 CA125 检测：CA125 对早期内异症的诊断意义不大，CA125 水平升高更多见于重度内异症、盆腔有明显炎症反应、合并子宫内膜异位囊肿破裂或子宫腺肌病患者。内异症血清 CA125 水平往往轻中度增高，多数在 200 U/mL 以下。血清 CA125 特异性不高，在卵巢癌、输卵管癌、盆腔炎、孕早期都可以升高，需联合临床表现、盆腔超声及其他生物学指标检测以提高疾病诊断的准确性。在内异症治疗及随访中，血清 CA125 可评估疗效及预后，对术后复发有一定的预测价值。

（3）腹腔镜检查：是内异症诊断的金标准，术中要仔细观察盆腔，特别是子宫骶韧带、直肠子宫陷凹及盆腔粘连部位。组织病理学是内异症确诊的基本证据，但病理学结果阴性并不能排除内异症的诊断。腹腔镜检查对一些早期、不典型的内异症病灶有遗漏的可能性，漏诊率达 5%～10%。可疑膀胱内异症或肠道内异症，术前应行膀胱镜或消化道内镜检查并行活检，以除外器官本身的病变，特别是恶性肿瘤。

2.4.1.4　鉴别诊断

内异症临床表现复杂，认识不足往往造成误诊误治，需注意与卵巢恶性肿瘤、盆腔炎性包块、结直肠癌及子宫腺肌病等鉴别。

2.4.1.5　临床分期

内异症分期方案有很多，绝大多数依据形态学特征。目前我国采用美国生育协会提出的修正分期法（r-AFS），该分期法于 1997 年再次修正，根据腹膜或卵巢内异灶病灶的大小及浸润深度、卵巢及输卵管粘连的范围及程度、直肠子宫陷凹的封闭程度进行评分（表 2.4.1）。但 r-AFS 分期对患者生育能力预估不足，鉴于此提出了子宫内膜异位症生育指数（endometriosis fertility index，EFI）（表 2.4.2）及最低功能（least function，LF）评分标准（表 2.4.3）。EFI 对患者的年龄、不孕时间、妊娠史、既往生育功能等进行量化评分,并提出 LF 评分,客观评价与女性生殖功能相关的输卵管、输卵管伞端、卵巢的功能并综合评估,有助于对内异症患者进行生育指导。

表2.4.1 子宫内膜异位症的分期(r-AFS)

	病灶大小			粘连			
	< 1 cm	1~3 cm	> 3 cm		< 1/3 包入	1/3~2/3 包入	> 2/3 包入
腹膜							
浅	1	2	4				
深	2	4	6				
卵巢							
右浅	1	2	4	薄膜	1	2	4
深	4	16	20	致密	4	8	16
左浅	1	2	4	薄膜	1	2	4
深	4	16	20	致密	4	8	16
输卵管							
右				薄膜	1	2	4
				致密	4	8	16
左				薄膜	1	2	4
				致密	4	8	16
直肠子宫陷凹封闭	部分		4	全部		40	

注:①输卵管全部包入应该为 16 分。②Ⅰ期(微型):1~5 分;Ⅱ期(轻型):6~15 分;Ⅲ期(中型):16~40 分;Ⅳ期(重型):> 40 分。

表2.4.2 EFI 评分标准

类别	描述	分值 / 分	类别	描述	分值 / 分
病史因素			手术因素		
年龄	≤ 35 岁	2	LF 评分	7~8 分	3
	35~39 岁	1		4~6 分	2
	≥ 40 岁	0		1~3 分	0
不孕时间	≤ 3 年	2	AFS-EMT 评分	< 16 分	1

续表

类别	描述	分值 / 分		类别	描述	分值 / 分
妊娠史	> 3 年	0	AFS 总分		≥16 分	0
	有	1			< 71 分	1
	无	0			≥71 分	0

注：EFI 总分 = 病史总分 + 手术总分。

表 2.4.3　LF 评分标准

器官	功能	描述	分值 / 分
输卵管	正常	外观正常	4
	轻	浆膜轻度损伤	3
	中	浆肌层中度损伤，活动性中度受限	2
	重	输卵管纤维化，轻至中度结节性输卵管下部炎症，活动性严重受限	1
	无功能	输卵管完全堵塞，广泛纤维化	0
输卵管伞端	正常	外观正常	4
	轻	伞端轻微受损，瘢痕轻微	3
	中	伞端中度受损，瘢痕中度，伞端结构中度丧失，伞端内中度纤维化	2
	重	伞端重度受损，瘢痕重度，伞端结构重度丧失，伞端内中度纤维化	1
	无功能	伞端严重受损，瘢痕广泛，伞端结构完全丧失，输卵管完全堵塞或输卵管积液	0
卵巢	正常	外观正常	4
	轻	卵巢正常大小或接近正常，浆膜轻微或轻度损害	3
	中	卵巢体积减小 1/3 或以上，表面中度损害	2
	重	卵巢体积减小 2/3 或以上，表面严重损害	1
	无功能	卵巢缺如，或卵巢完全包裹于粘连组织	0

注：将左、右两侧的输卵管和卵巢分别评分，左、右两侧相加的分值等于 LF 评分。若一侧卵巢缺如，则将对侧卵巢评分的两倍作为 LF 评分。

2.4.2　治疗篇

子宫内膜异位症治疗强调个体化，并长期管理，方案选择取决于患者的年龄、生育要求、症状、病变程度、既往治疗、患者意愿及经济条件、医生经验、医疗机构条件等。

2.4.2.1 治疗原则

子宫内膜异位症治疗的目的是：减少和消除病灶，缓解和解除疼痛，改善和促进生育，减少和避免复发。子宫内膜异位症的治疗遵循规范化、个体化、多元化及长期管理。子宫内膜异位症的 5 个最佳治疗：腹腔镜是最好的治疗，卵巢抑制是最好的治疗，"三期疗法"是最好的治疗，妊娠是最好的治疗，助孕是最好的治疗。对于规范化治疗，不同年龄阶段、不同类型的子宫内膜异位症，其管理的目标和侧重点不同：在青春期，主要是解决疼痛、囊肿和避免复发；在生育期，除了疼痛以外，要注意解决不孕的问题，减少复发机会；在围绝经期，注意定期随访，警惕子宫内膜异位症恶变。

2.4.2.2 手术治疗

手术仍然是目前最基本的治疗方式，可以选择腹腔镜、机器人或开腹手术。腹腔镜手术是诊断和治疗内异症最常采用的金标准术式，需要掌握适应证，完善术前准备，选择最佳手术时机及手术方式，同样术中遵循无瘤原则，争取在内异症长期进程中，一生只做一次手术。囊肿形成的早期阶段行手术治疗的患者可能获益，但不推荐常规手术治疗。

（1）手术指征：①卵巢子宫内膜异位囊肿直径≥4 cm。②合并不孕。③痛经药物治疗无效。

（2）手术方式

1）保守性手术：适用于年轻、药物治疗无效和有生育要求的患者，保留子宫、一侧或双侧或部分卵巢组织，保留生育功能。术后疼痛大多明显减轻或消失，妊娠率为 50%～60%，但复发率高，两年累积复发率为 21.5%，5 年累积复发率为 40%～50%，术后需尽早妊娠或使用药物减少复发。

2）半根治性手术：切除异位病灶的同时切除子宫，保留部分卵巢，术后疼痛复发率为 62%，再次手术率为 31%，术后药物管理也很重要，适用于Ⅲ、Ⅳ期，症状明显、无生育要求的 45 岁以下患者。

3）根治性手术：切除子宫、双附件及所有异位病灶，可根治子宫内膜异位症，术后不用雌激素补充治疗，复发率不足 1%，适用于 45 岁以上重症患者。

（3）术前药物治疗：术前不建议药物治疗，但对病变较重、估计手术困难者，术前可短暂应用 GnRH-a 3 个月，以减少盆腔充血，缩小病灶，从而一定程度上减少手术难度，减少器官损伤或切除的机会，提高手术的安全性。

（4）术后药物治疗：术后根据病情选择药物治疗进行长期管理，以防止复发。一项前瞻性队列研究表明，内异症患者术后连续服用 OC，可有效缓解疼痛症状，尤其是术前痛经症状明显，或伴性交困难的患者，更有明显获益。回顾性研究发现，对于深部浸润型子宫内膜异位症，术后给予 3~6 个月孕激素治疗或 GnRH-a，患者获益有限或没有益处；使用芳香化酶抑制剂可能有一定效果，但需要更多高质量的研究来证实。

2.4.2.3　不同类型子宫内膜异位症的手术治疗

（1）腹膜型内异症：病灶要尽量切除或破坏以达到减灭目的。目前普遍认为腹腔镜下腹膜病灶电凝术有效，但电凝术很难掌握电凝的深度，易导致病灶残留。鉴于病灶的完整切除，推荐切除法。

（2）卵巢型内异症：保守性手术要求分离粘连，准确识别并清除内膜异位病灶，恢复正常解剖结构，减少术后复发。术中应强调无"瘤"意识，首先分离盆腔粘连和直肠子宫陷凹处粘连，可用穿刺针穿透囊壁，吸尽囊内巧克力样液体，冲洗干净，于表面剪开囊壁，剥离囊肿时找清层次，保证完整剥除，不残留囊壁，减少卵巢组织的损失，再次冲洗后以 3-0 可吸收线缝合，修复、保护卵巢，缝合时注意兜底缝合，尽量避免穿透皮质，还要兼顾表面对合。多房性巧克力囊肿应剥除干净，防止遗漏，降低复发。对有生育要求的患者，剥离囊肿时应保护正常卵巢组织，避免使用电凝。开腹手术适用于盆腔广泛粘连患者（特别是既往有盆腔手术史者），或腹腔镜手术失败者。

（3）深部浸润型内异症（DIE）：该类型手术往往涉及多器官，手术的复杂性不亚于妇科恶性肿瘤。深部浸润性内异症患者的盆腔器官、组织往往失去正常解剖位置，盆腔粘连严重，多部位同时受累，术中既要避免损伤正常的器官和组织，也要保证手术的彻底性。深部浸润型内异症手术常涉及多学科协作，术前充分评估泌尿系及肠道受累情况，必要时行膀胱镜检查并放置输尿管支架管，或结直肠镜检查，术中需要熟悉盆腔间隙解剖，充分暴露手术视野，力争完整切净病灶。肠道 DIE，病灶累及肠管 < 1/2 者可行肠管修补术， > 1/2 行肠段切除并吻合术；输尿管 DIE，以恢复解剖、手术切除为主，如病灶累及输尿管肌层或黏膜层，造成输尿管狭窄、梗阻，需行部分输尿管切除吻合术，如受累输尿管位于末端，则需输尿管膀胱植入。膀胱 DIE，治疗以手术切除为主，要注意病灶与输尿管开口的关系，必要时放置输尿管支架管，术后保持尿管通畅是关键，需使用三腔管，持续开放并可行膀胱灌洗，留置 10～14 天。

（4）腹壁内异症：病灶完整切除是治疗腹壁内异症确切有效的方法。手术应至少切除病灶周边 0.5 cm 正常组织，保证切缘干净，以减少复发。部分病灶浸润较深、范围广的患者，切除后腱膜易缺损，局部张力大，可用腱膜补片修补缺损，以防止切口疝的形成。手术中注意保护切口周围组织，术毕用生理盐水充分冲洗创面。

（5）其他部位的内异症：其他部位如会阴切口、阴道或宫颈内异症，首选手术治疗。会阴内异症切除病灶时应同时切除异位灶周围的纤维结缔组织，如病灶界限不清或有可能累及肛门括约肌，术前辅以药物治疗，可使病灶缩小，界限清楚，易于手术切净。宫颈、阴道内异症临床比较少见，手术切除病灶治疗效果确切，也有研究提到用 CO_2 激光汽化治疗宫颈、阴道的异位病灶，可取得理想效果。其他盆腔外远处内异症发生率低，治疗原则同前，药物治疗往往效果欠佳，首选手术治疗。

2.4.2.4 内异症手术中需注意的无瘤原则

（1）彻底切除内异症病灶。无论是开腹手术还是腹腔镜手术，都要尽可能切除所有的异位病灶，才能够达到良好的手术效果，减少术后疼痛及复发概率。

（2）术中注意保护切口，及时更换手套和器械，如囊肿破裂，尽快吸净囊液，避免巧克力样液体于腹腔内流溢造成腹腔污染。

（3）腹腔镜手术时，囊肿应置于标本袋取出，禁忌通过穿刺孔直接提取标本，避免种植。

（4）手术结束，用大量生理盐水冲洗盆腹腔、腹壁切口或穿刺孔，减少内异症病灶的残留及种植。

2.4.2.5 药物治疗

药物治疗的目的是抑制卵巢功能，减少内异症病灶的活性，减少粘连的形成，阻止内异症的发展。药物包括：OC、孕激素、NSAID、GnRH-a、选择性孕激素受体调节剂（SPRM）、芳香化酶抑制剂（AI）、中医中药等。

（1）OC：通过抑制下丘脑–垂体–卵巢轴，抑制卵泡发育，减少雌激素产生，使子宫内膜萎缩，减少月经量，还可抑制 PG 的生成，缓解子宫的痉挛，改善内异症疼痛症状。长期连续口服 OC 又称为"假孕疗法"，造成类似妊娠的人工闭经，适用于轻症患者，症状缓解率可达 80%，但停药后易复发。OC 是青少年内异症患者一线治疗药物，对于年龄 < 16 岁的内异症患者是安全、有效的，但应警惕骨质丢失；对于 40 岁以上或有高危因素（如糖尿病、高血压、血栓史及吸烟）的患者，血栓发生的风险增加。

（2）孕激素：高效孕激素可引起子宫内膜蜕膜样改变，最终导致子宫内膜萎缩，同时负反馈抑制下丘脑 – 垂体 – 卵巢轴。代表药物主要有醋酸炔诺酮（NETA）、醋酸甲羟孕酮（MPA）、长效醋酸甲羟孕酮（DMPA）、左炔诺孕酮（LNG）和地诺孕素。研究表明，NETA 可明显减轻痛经、性交痛和慢性盆腔痛症状。LNG-IUS 适用于短时期内无妊娠要求的轻 – 中度内异症患者，作为一种避孕器械，患者治疗依从性好，接受度高，可实现对内异症的长期管理。孕激素的主要不良反应是突破性出血、乳房胀痛、体重增加、水钠潴留等。

（3）NSAID：此类药物通过抑制环氧化酶，阻断炎性介质 PG 的合成，降低血清和腹腔液 PG 水平，从而减少子宫痉挛性收缩，缓解疼痛，治疗内异症时按需服用。常用药物有布洛芬、酮洛芬、双氯芬酸等，该类药物的不良反应有胃肠道反应、消化道溃疡，偶有肝肾功能损害。而新一代非甾体抗炎药为 COX-2 选择性抑制剂，如塞来昔布、尼美舒利及罗非昔布等，也同样有效，胃肠道反应少。

（4）GnRH-a：该类药物通过下调垂体功能，导致体内低雌激素状态，出现暂时性药物去势，又称为"药物性卵巢切除"。常用药物有亮丙瑞林、戈舍瑞林、曲普瑞林等。GnRH-a 疗效显著，用药期间需监测并维持雌二醇（E_2）水平处于治疗窗（30 ~ 45 pmol/L），当 E_2 < 20 pmol/L 时，异位内膜病灶萎缩，但骨丢失明显，应及时予以"反向添加"治疗。

（5）其他：选择性孕激素受体调节剂（selective estrogen receptor modulator，SPRM）、芳香化酶抑制剂（aromatase inhibitor，AI）、中医中药等药物的疗效仍需进一步证实。一项多中心随机双盲安慰剂平行对照临床试验证实，中医序贯疗法可有效提高临床治疗效果，提高妊娠率和活产率，促进卵泡发育和排卵，改善子宫内膜容受性，是一种安全的治疗方法。

2.4.2.6　内异症的长期管理

（1）青春期内异症的管理：长期管理的目标主要是控制疼痛、保护生育、延缓进展、预防复发。对于疼痛的控制主要以药物治疗为主，年龄≤16岁的青少年内异症患者，选用连续或周期性OC作为药物治疗的一线方案，>16岁的患者可考虑使用GnRH-a。青少年内异症患者的卵巢子宫内膜异位囊肿手术方式首选腹腔镜手术，但要注意掌握手术指征。术前需充分告知患者手术的利弊，术后需要辅助药物治疗，以减少复发，保护生育功能，并及时给予心理治疗和健康教育。建议青少年内异症患者每6个月随访一次，随访内容应包括：疼痛控制情况，药物不良反应，妇科超声检查，有卵巢囊肿者应复查肿瘤标志物。

（2）育龄期内异症的管理

1）育龄期内异症疼痛的管理，主要遵循以下原则：附件区包块直径<4 cm、未合并不孕的疼痛患者，首选药物治疗；附件区包块直径≥4 cm、合并不孕的疼痛患者，首选腹腔镜手术治疗；药物治疗无效者推荐手术治疗。术后有生育要求者，建议积极妊娠；无生育要求者需注重长期管理，包括药物治疗、定期随访、健康教育、心理咨询等。建议每3~6个月随访一次，内容包括症状的控制和囊肿的监测。

2）育龄期内异症合并不孕的管理：首先需要排除导致不孕的其他因素，对于卵巢储备功能低下者，不宜手术，可直接行体外受精-胚胎移植（IVF-ET）助孕；对于接受腹腔镜手术的患者，应仔细评估内异症类型、分期及EFI评分，根据EFI评分给予生育指导。术后半年内或接受GnRH-a治疗停药半年内是最佳妊娠时间，应及时给予生育指导；对于复发患者不建议反复手术，可选择超声引导下囊肿穿刺治疗、GnRH-a预处理及IVF-ET；对于深部浸润型内异症合并不孕的患者，建议直接行IVF-ET，手术为二线治疗方法。

（3）围绝经期内异症的管理：围绝经期需关注内异症相关肿瘤，特别是内异症恶变的风险。出现以下情况应警惕内异症恶变：①围绝经期内异症患者的疼痛节律改变；②卵巢囊肿过大、增长过快、直径>10 cm；③影像学检查发现卵巢囊肿内部有实性或乳头样结构，病灶血流丰富，阻力指数（resistance index，RI）低；④血清CA125水平过高>200 kU/L（除外感染或子宫腺肌病）。围绝经期内异症患者一旦出现以上情况应积极手术治疗。发现恶变者，治疗应遵循卵巢癌的治疗原则。

建议围绝经期内异症患者每3~6个月随访一次，随访内容包括症状控制、囊肿变化、囊肿恶变风险评估。

子宫内膜异位症是一种"慢性病"，针对内异症患者的治疗应依靠药物-社会－心理综合模式进行长期管理，预防复发。目前各种治疗效果仍不十分理想，有些方法尚缺少循证医学证据，因此需开展更多的基础及临床研究，为治疗提供更多的证据支持。

参考文献

［1］潘宏信，罗光楠，孙莉颖. 美国妇产科医师协会第 760 号委员会意见 青春期痛经和子宫内膜异位症［J］. 国际妇产科学杂志，2019，46（1）：66.

［2］中华医学会妇产科学分会子宫内膜异位症协作组. 子宫内膜异位症的诊治指南［J］. 中华妇产科杂志，2015，50（3）：161-169.

［3］孙燕茹，韩璐，于晓辉，等. 腹膜型子宫内膜异位症的腹腔镜窄带成像下的形态学特征分析［J］. 现代妇产科进展，2017，4：262-265.

［4］张信美，钱洪浪. 子宫内膜异位症的临床表现［J］. 山东大学学报（医学版），2019，6：16-22.

［5］Chamié L P，Ribeiro D M F R，Tiferes D A，et al. Atypical sites of deeply infiltrative endometriosis：clinical characteristics and imaging findings［J］. Radiographics，2018，38（1）：309-328.

［6］Mccluggage W G. Endometriosis-related pathology：a discussion of selected uncommon benign，premalignant and malignant lesions［J］. Histopathology，2020，76（1）：76-92.

［7］中国医师协会妇产科医师分会子宫内膜异位症专业委员会，中华医学会妇产科学会子宫内膜异位症协作组. 子宫内膜异位症长期管理中国专家共识［J］. 中华妇产科杂志，2018，53（12）：836-841.

［8］Kitajima M，Khan K N，Harada A，et al. Association between ovarian endometrioma and ovarian reserve［J］. Frontiers in Bioscience（Elite Ed），2018，10：92-102.

［9］姚书忠，梁炎春，韦雅婧. 子宫内膜异位症的手术治疗［J］. 山东大学学报（医学版），2019，6：6-15.

［10］Zhao R H，Liu Y，Lu D，et al. Chinese medicine sequential therapy improves pregnancy outcomes after surgery for endometriosis-associated infertility：a multicenter randomized double-blind placebo parallel controlled clinical trial［J］. Chinese Journal of Integrative Medicine，2020，26（2）：92-99.

（张丽丽　张师前）

2.5

宫颈癌

宫颈癌是危害女性健康的第二大生殖系统恶性肿瘤。在美国，宫颈癌的发病例数在妇科恶性肿瘤中排第三位，位列宫体癌和卵巢癌之后，主要是由于建立了有效的筛查程序。而在世界其他国家范围内尤其是发展中国家，宫颈癌是女性恶性肿瘤中第二常见的死因。

宫颈癌的治疗以肿瘤的临床分期为基础，早期疾病可以采用手术治疗或者放射治疗，晚期疾病主要以放射治疗和化学治疗为主。

宫颈癌的主要手术方式为广泛性子宫切除术 + 盆腔淋巴结切除术 ± 腹主动脉旁淋巴结切除 / 活检术，近年来该手术普及面越来越广。微创手术自 2006 年来逐渐被广泛应用，而高级别临床证据 LACC 研究结果的发表让微创手术争议颇多，其中一个非常重要的原因就是在实施微创手术的过程中忽视了无瘤原则。

2.5.1 诊断篇

所有育龄期有性生活史的女性均应定期接受子宫颈细胞学检查和（或）人乳头瘤病毒（human papilloma virus，HPV）检测，以早期发现宫颈疾病，并及时治疗，减少宫颈癌的发生。

阴道流血是宫颈癌患者最常见的临床症状，大多数情况下表现为性交后出血，有时候也会表现为不规则或绝经后出血。多数患者有白色或血性、稀薄如水样或米泔状、有腥臭味的阴道排液。晚期宫颈癌因累及范围不同可能出现尿频、尿急、便秘、下肢肿痛等继发性症状。

早期病例的诊断应采用子宫颈细胞学检查和（或）HPV 检测、阴道镜检查、子宫颈活组织检查的"三阶梯"程序，确诊依据为组织学诊断。根据病例的临床症状及体征，高度疑诊宫颈癌的病例在其进一步的组织学诊断过程中也应当遵循无瘤原则。

子宫颈有明显病灶者，可直接在病灶取材，取材时可在阴道内放置纱布，防止夹取组织时肿瘤播散，这是对肿瘤的隔离原则及减少癌细胞污染原则的体现。

对子宫颈活检为高级别鳞状上皮内病变（high-grade squamous intraepithelial lesion，HSIL）但不能除外浸润癌者，或活检为可疑微小浸润癌需要测量肿瘤范围或除外进展期浸润癌者，需行宫颈锥切术，切除组织应作连续病理切片检查。遵循肿瘤的锐性解剖原则及整块切除原则，在以诊断为目的行宫颈锥切术时，在病灶外 0.3～0.5 cm 处作环形切口，不破坏病灶的完整性。

宫颈癌的分期采用临床分期，目前广泛使用 FIGO 分期系统，适用于所有组织学类型的宫颈癌。不同检查者对于肿瘤的分期有怀疑或者分歧时，应归于更早的期别。最新的 FIGO 分期纳入了影像学及病理学结果，用于临床分期的补充。

2.5.2　治疗篇

无瘤原则是一种理念，不是单纯的一个步骤、一种技术，如同无菌原则，有一定的规范。

早期宫颈癌的主要手术方式为广泛性子宫切除术 + 盆腔淋巴结切除术 ± 腹主动脉旁淋巴结切除或活检术，其手术途径或方式包括开腹、腹腔镜、机器人及阴式等。

在宫颈癌的开腹手术中，无瘤原则被认真而有效地执行，较少存在对癌灶的挤压导致扩散问题。具体表现在：手术开始时会用大弯钳钳夹双侧宫角，避免子宫颈管内癌细胞经宫腔输卵管途径逆行扩散到腹腔的问题（虽然这种可能性极小），切除腹盆腔淋巴结后即刻取出，最后离断阴道时会用大的直角钳封闭阴道残端，从而减少或避免癌细胞的播散。此外，在宫颈癌的开腹手术中术者基本不触摸或不刺激癌灶等。

宫颈癌腹腔镜手术兴起后，既往一些回顾性的研究认为腹腔镜广泛性子宫切除术和经腹广泛性子宫切除术在治疗宫颈癌的肿瘤学结局上是等效的。但是，目前发表在权威杂志上的 RCT 研究——LACC 结果显示，微创手术治疗早期宫颈癌的肿瘤学结局比开腹手术差；同时来自不同国家的后续多中心回顾性研究也证明了这一点。LACC 报告后也存在一些研究认为，肿瘤直径小于 2 cm 的早期宫颈癌，腹腔镜手术治疗的肿瘤学结局与开腹手术无差异。重新对宫颈癌腹腔镜手术进行审视后，我们必须承认的是，在将腹腔镜技术应用于宫颈癌患者的治疗时忽略了术中无瘤原则的应用。与开腹手术一样，宫颈癌腹腔镜手术治疗中要自始至终坚持无瘤原则，宫颈癌腹腔镜手术中操作注意事项就是无瘤原则的具体体现。

2.5.2.1 术中举宫措施的改进

虽没有直接证据证实举宫器促进了癌细胞的转移，但为慎重起见，在宫颈癌腹腔镜手术中不建议使用举宫器，推荐腹腔镜下悬吊子宫的方法。具体悬吊方法因人而异，可以考虑缝线悬吊双侧宫底、宫角，也可以考虑使用套扎子宫体下段等方法。

2.5.2.2 阴道的离断方式及改进

离断阴道可以采取以下方式：①完成腹腔镜下广泛性子宫切除后，建议经阴道离断阴道，取出子宫，并经阴道缝合阴道残端；②完成腹腔镜下广泛性子宫切除术后，经腹腔镜下环扎阴道中上端，以隔离宫颈病灶，再离断阴道并缝合；③在手术开始前先经阴道在距离宫颈肿瘤下缘 3 cm 处离断阴道，并封闭阴道断端形成阴道袖套，以隔离宫颈病灶，再行后续手术。经阴道操作注意以下事项：①经阴道取出子宫的过程注意保持子宫完整，避免切割破坏子宫完整形态，然后经阴道取出所切除淋巴结；②经阴道取出标本前，先经套管针管口排空腹腔内气体，避免经阴道排出过多气体；③经阴道取出标本后充分冲洗腹腔、阴道及残端后再行阴道残端缝合；④缝合阴道残端后，需多次冲洗阴道。

2.5.2.3 盆腹腔淋巴结的切除及改进

遵循无瘤原则，手术的顺序是先行盆腔淋巴结切除术，再行广泛性子宫切除术。盆腔淋巴结的切除顺序建议是自上而下、由外向内、从浅到深、连续整片地锐性切除，应避免钝性撕拉；对肿大淋巴结组织应尽量避免挤压；切除的淋巴结要即刻装入储物袋并封闭储物袋口，重大的淋巴结切除时避免破瘤；同时注意及时凝闭潜在开放的淋巴管。

2.5.2.4 套管针的使用和 CO_2 气腹的问题

CO_2 在体外实验中被发现可以促进肿瘤细胞的转移，但在体内没有获得进一步的证据证实。因此，在腹腔镜宫颈癌手术中：①在未得到充分证据的前提下，

推荐继续使用 CO_2 作为气腹气体，主要考虑 CO_2 不容易吸收，不容易形成气体栓塞等，不推荐使用氮气等气体作为气腹气体。②大量冷 CO_2 气体进入腹腔内，使腹腔温度过低也容易导致肿瘤腹腔种植转移，因此建议采用有气体加温功能的气腹机，加温 CO_2 气体至 37℃ 再建立气腹，降低肿瘤细胞的雾化状态。③控制气腹压力及充气机流量，压力 $\leqslant 12$ mmHg，流量 < 5 L/min，避免反复充放气。能量器械的使用容易产生烟雾，若所作用的组织含有肿瘤细胞则容易造成扩散。有条件时可使用腹腔气体循环装置。④有条件及手术经验的医生，可以尝试在无气腹条件下行腹腔镜手术操作。

2.5.2.5   其他操作技术细节的强调或改进

除上述针对明显违反无瘤原则的几个方面进行改进之外，还有以下细节方面也需引起重视：①探查顺序由远离肿瘤区域至靠近肿瘤区域；②尽量使用能量器械凝闭细小的淋巴管或血管，以减少肿瘤细胞进入脉管的机会；③受肿瘤组织污染的器械及时交由器械护士物理清洁；④手术结束需要反复冲洗盆腹腔，以减少游离肿瘤细胞。常用的冲洗液有 43℃ 的蒸馏水、氯己定冲洗液、聚维酮碘溶液和抗肿瘤药溶液。

经阴道广泛性子宫切除术治疗早期宫颈癌的安全性、可行性及有效性已有相关研究证实。经阴道操作步骤需要一定的操作能力，其学习曲线可能比其他手术步骤需要更长的时间训练。

腹腔镜辅助经阴道广泛性子宫切除术首先需在肿瘤边缘外 2~3 cm 切开阴道壁做成阴道袖套，其作用是将肿瘤包起来以避免肿瘤的挤压作用，这一步骤体现了无瘤原则；在经腹腔镜完成盆腔淋巴结切除后，仍需经阴道操作游离输尿管，切除主韧带、切除子宫骶韧带。经阴道取出切除组织后，需充分冲洗腹盆腔阴道，然后关闭腹膜和阴道断端。

参考文献

[1] Ramirez P T，Frumovitz M，Pareja R，et al. Minimally invasive versus abdominal radical hysterectomy for cervical cancer [J]. The New England Journal of Medicine，2018，379（20）：1895-1904.

[2] Melamed A，Margul D J，Chen L，et al. Survival after minimally invasive radical hysterectomy for early-stage cervical cancer [J]. New England Journal of Medicine，2018，379（20）：1905-1914.

［3］陈春林，郎景和，向阳，等 . 子宫颈癌腹腔镜手术治疗的中国专家共识［J］. 中华妇产科杂志，2020，55（9）：579-585.

［4］陈春林，刘萍，郎景和 . 中国子宫颈癌临床诊疗大数据研究项目第一期总结——腹腔镜与开腹手术肿瘤学结局对比［J］. 中国实用妇科与产科杂志，2020，36（1）：80-85.

［5］Kim S I，Cho J H，Seol A，et al. Comparison of survival outcomes between minimally invasive surgery and conventional open surgery for radical hysterectomy as primary treatment in patients with stage ⅠB1-ⅡA2 cervical cancer［J］. Gynecologic Oncology，2019，153（1）：3-12.

［6］Doo D W，Kirkland C T，Griswold L H，et al. Comparative outcomes between robotic and abdominal radical hysterectomy for ⅠB1 cervical cancer：Results from a single high volume institution［J］. Gynecologic Oncology，2019，153（2）：242-247.

［7］Chen C，Liu P，Ni Y，et al. Laparoscopic versus abdominal radical hysterectomy for stage ⅠB1 cervical cancer patients with tumor size≤2 cm：a case-matched control study［J］. International Journal of Clinical Oncology，2020，25（5）：937-947.

［8］刘开江，赵绚璇 . 腹腔镜恶性肿瘤手术中无瘤技术的应用［J］. 中华腔镜外科杂志（电子版），2018，11（1）：17-19.

［9］Saito T. Radical vaginal hysterectomy. In：Surgery for Gynecologic Cancer［J］. Springer，2019（4）：103-115.

（蒋冰阳　陈春林）

2.6

子宫内膜癌

子宫内膜癌（endometrial carcinoma，EC）是发生于子宫内膜的一组上皮性恶性肿瘤，以来源于子宫内膜的腺体最常见，在发达国家是女性生殖系统最常见的恶性肿瘤。根据全球肿瘤统计数据，子宫内膜癌占女性全身恶性肿瘤的7%，占女性生殖系统恶性肿瘤的20%~30%。最新发布的 *CA Cancer J Clin* 报道称，2019年美国有70余万例子宫内膜癌患者，有超过5万的新发病例。子宫内膜癌已成为美国发病率排名第二的妇科肿瘤，仅次于乳腺癌。随着经济及生活水平的提高，以及生育年龄延迟，我国子宫内膜癌的发病率越来越接近发达国家。据最新一期国家癌症中心数据，我国2015年子宫内膜癌新发病例居我国恶性肿瘤发病前10位，居女性生殖系统恶性肿瘤的第2位，发病率为63.4/10万，死亡率为21.8/10万，占女性全部恶性肿瘤发病的3.88%，这一数据也较2014年的3.79%有所上升。在子宫内膜癌的诊断过程中，任何侵入性的诊断措施（如诊断性刮宫、子宫内膜取样术、宫腔镜检查联合子宫内膜活检等）均有可能造成肿瘤细胞的播散，因此，我们需建立肿瘤的防御体系。

子宫内膜癌相关危险因素包括高水平的雌激素（可能由肥胖、糖尿病、高脂肪饮食引起），初潮早，未育，绝经延迟，林奇综合征（Lynch syndrome），高龄（55岁以上），以及应用激素替代和他莫昔芬等。大多数患者被诊断为早期，预后良好，5年总体生存率（OS）接近90%，但约有30%的女性确诊时为Ⅲ期或Ⅳ期，5年生存率明显下降，分别为60%和20%。虽然子宫内膜癌的早期预后良好，但发病率和复发率仍在增加。

1983年，Bokhman首次提出将子宫内膜癌按临床分型分为Ⅰ型和Ⅱ型的观点。1994年，Poulsen将子宫内膜癌按组织病理学分为腺癌、浆液性腺癌、黏液性腺癌、透明细胞癌、鳞状细胞癌、混合性癌和未分化癌。在病理上，Ⅰ型肿瘤被认为与雌激素过多有关。Ⅰ型子宫内膜癌患者主要表现为无排卵性异常子宫出血、不孕、肥胖及代谢紊乱，肿瘤在组织学上呈子宫内膜样腺癌、低级别、早期有浅表的子宫肌层侵犯、生长缓慢，对孕激素高度敏感。由于这些原因，Ⅰ型肿瘤的预后是比较好的。相反，Ⅱ型肿瘤似乎与雌激素过多无关，子宫内膜常呈萎缩性，Ⅱ型预示肿瘤预后差，细胞分化差，组织学类型非子宫内膜样，深肌层受侵，常伴有潜在淋巴管受侵，常见病理类型为浆液性癌、透明细胞癌、腺鳞癌及未分化癌。

2013 年在《自然》杂志上发表的来自癌症基因组图集研究网络（Cancer Genome Atlas Research Network）的一项研究，揭示了子宫内膜癌的基因突变，对子宫内膜癌进行了全面的基因组描述，并提出了一种新的分类模式。与 Bokhman 的描述不同，TCGA 将子宫内膜癌分为 4 类：POLE（DNA polymerase epsilon）超突变型、微卫星不稳定性（MSI）高突变型、低拷贝数型和高拷贝数型。POLE 超突变型约占子宫内膜癌基因组图谱（The Cancer Genome Atlas，TCGA）的 7%，其特征为低数量的体细胞拷贝数改变（somatic copy number alteration，SCNA），这些肿瘤的特征是明显增加了体细胞突变负担（232×10^6），与其他 3 组相比有更长的 PFS。第 2 组为 MSI 高突变型，特征是低（28.6%）和高（54.3%）子宫内膜样癌的混合，比微卫星稳定肿瘤的突变频率高 10 倍，SCNA 较少，KRAS 突变频繁，TP53 突变罕见，预后仅次于 POLE 超突变型。低拷贝数型比 MSI 型 PFS 短，且包含更高频次的 CTNNB1 突变。大部分组织学为浆液型和混合型的肿瘤集中在高拷贝数型，拷贝数高，组内 SCNA 和 TP53 突变多，PTEN 突变少，MSI 少。该组内的肿瘤比其他组内的肿瘤的 PFS 更差，大约 25% 的肿瘤被归类为高级别子宫内膜样癌，根据其分子表型归集在高拷贝数型，虽然是子宫内膜样癌，但生物学行为与其他高拷贝数的肿瘤相类似，而不是传统分类的 Ⅰ 型肿瘤。目前，尚无证据表明 TCGA 分子分型与肿瘤种植转移的相关性。

2.6.1　诊断篇

2.6.1.1　临床表现

（1）症状

1）不规则阴道流血：约 90% 的子宫内膜癌患者有不规则阴道流血，最常发生在绝经后。在育龄期妇女中，子宫内膜癌与月经不规律，排卵期出血或偶发的月经量过多相关。对于围绝经期不规则阴道流血的患者，应该进行全身体检和妇科检查，明确出血原因，并关注体征。无论在绝经期或育龄期，异常子宫出血的症状都在疾病早期发生，所以近80%的病例都可以早期诊断。但是，0.5%～1.5%的患者在很长时间内都没有任何症状。尤其是围绝经期和绝经后的患者可能存在子宫颈管外口或内口粘连，有延迟诊断的风险。在这些患者中，并没有异常子宫出血，既往的子宫内膜病理大部分也都是功能性或者良性病变。

2）阴道排液：多为血性液体或浆液性分泌物，合并感染则有脓血性排液，恶臭，主要由肿瘤挤压、坏疽、液化变性所引起。因异常阴道排液就诊者约占25%。

3）疼痛及其他：多为最后阶段的表现，尤其当肿物已经侵及腹腔或者盆腔器官时，如乙状结肠、小肠或膀胱。晚期可出现贫血、消瘦及恶病质等相应症状。

（2）体征

1）子宫增大：由于绝大部分子宫内膜癌为早期，往往没有明确的子宫增大和盆腔检查阳性发现。晚期可有子宫增大，合并宫腔积脓时可有明显压痛。

2）其他：中晚期肿瘤侵犯宫颈及宫旁甚至阴道，可扪及宫旁增厚结节或阴道病灶。

2.6.1.2　子宫内膜癌常用诊断方法

（1）诊断性刮宫：包括一般诊断性刮宫术和分段诊断性刮宫术。①一般诊断性刮宫术：嘱患者排尿，取膀胱截石位，查明子宫大小及位置；常规消毒外阴，铺孔巾；阴道窥器暴露子宫颈，消毒阴道、子宫颈及子宫口；以子宫颈钳夹持子宫颈前唇或后唇，用探针探查子宫位置和宫腔深度；小刮匙沿宫壁刮取子宫内膜组织；4%甲醛溶液固定后送检。②分段诊断性刮宫术：怀疑同时有子宫颈管病变时，需对子宫颈管及宫腔分别进行诊断性刮宫。操作时先不探查宫腔深度，以免将子宫颈管组织带入宫腔混淆诊断，所以先用小刮匙搔刮子宫颈管1周，然后探针探查宫腔后使用小刮匙搔刮宫腔，肉眼观察刮出组织。若高度怀疑癌组织则刮取量满足病理检查的要求即可停止刮宫，以防止子宫穿孔或癌组织扩散；若肉眼未见明显癌组织则全面刮宫，最后将子宫颈管和宫腔内刮出的组织分别送病理检查。

（2）子宫内膜取样术：指采用子宫内膜取样器获取子宫内膜组织的方法。根据取材原理，子宫内膜取样器可分为抽吸子宫内膜取样器和机械子宫内膜取样器。抽吸子宫内膜取样器是采用刮宫和负压吸引技术获取子宫内膜组织，包括Vabra吸引器、Accurette子宫内膜取样器、Pipelle子宫内膜取样器等。最为常用的是

Pipelle 子宫内膜取样器，它由一次性塑料导管与内部活塞产生负压的装置组成，吸出子宫内膜组织进行病理学检查。机械子宫内膜取样器是采用子宫内膜刷获取子宫内膜组织或细胞的机械原理，主要有 Tao Brush、Li Brush、SAP-1 子宫内膜取样器及国产的子宫内膜细胞采集器等。方法：检查者将采集器插入宫腔，旋转获取脱落的子宫内膜细胞，然后进行细胞病理学检查和诊断。目前认为，子宫内膜细胞学检查的应用有利于子宫内膜癌的早期诊断，在子宫内膜癌的筛查中有一定的价值，可针对有临床症状、高危人群及无症状人群进行筛查和门诊随访，但该检查只能起到辅助诊断的作用，不能代替组织病理学检查。

（3）宫腔镜检查联合子宫内膜活检：该方法能够直视宫腔内病灶的大小、部位、形态，并可观察子宫颈管是否受累，可显著提高子宫内膜病变诊断的敏感性，是对于高度怀疑内膜病变人群明确诊断的检查方法。国内外多项研究表明，宫内病变临床诊断的可靠性通常高达 100%，宫腔镜下子宫内膜活检与最终手术病理分级符合率可达 97.1%，宫腔镜检下子宫内膜活检术诊断子宫恶性病变的敏感性约为 75%，特异性约为 99.3%。因此宫腔镜检查联合子宫内膜活检是子宫内膜疾病首选的临床诊断和检查方法，是子宫内膜病变诊断的"金标准"。

（4）宫腔镜在子宫内膜癌诊断中的应用

1）宫腔镜在子宫内膜癌诊断中的优势：在宫腔镜应用于临床之前，诊断性刮宫是传统的子宫内膜癌确诊手段。它通过搔刮宫腔获取子宫内膜，为诊断提供组织病理学依据。但其与宫腔镜相比，有以下缺点：①盲视操作，施术者对子宫腔的形态，子宫内膜病变的范围、位置及程度难以了解，更不能进行病变的定位取材，常遗漏一些较小的局限性病灶，既往报道漏诊率高达 10% ~ 35%，如子宫角深部或黏膜下肌瘤后方的小癌灶，对于早期局灶的病灶可能会遗漏；②对判断病变是否累及子宫颈也不够准确，单纯分段刮宫对于一些由于宫腔脱落至宫颈的肿瘤组织与真正侵及宫颈黏膜或间质的病变无法鉴别，这可能直接影响到治疗方案的选择；③对老年妇女，子宫颈可能萎缩，子宫颈管可能粘连，刮宫术需扩宫才能完成诊断过程，会增加患者的损伤和痛苦；④对于子宫乳头状浆液性癌（uterine papillary serous carcinoma，UPSC）为主的 Ⅱ 型内膜癌可呈现为萎缩性改变。Wang 等的研究表明，采用超声检查 UPSC 为主的 Ⅱ 型内膜癌时，35% 的患者内膜 ≤5 mm，更有 17% 的患者内膜 <4 mm。因此，对于 UPSC 内膜萎缩的情况，漏诊风险更高。宫腔镜检查操作简单、安全，可全面观察宫腔情况，可以测量子宫内膜癌在宫腔内的累及范围，确定它的局部表现、图像，而且可以直视下指导定位

进行多点活组织取材，进行病理学诊断，对薄内膜的子宫内膜癌，宫腔镜诊断则更具优势，对内膜癌的诊断具有高敏感性与特异性，因此，建议采用宫腔镜检查以明确诊断。

2）子宫内膜癌宫腔镜下形态特点：基本的宫腔镜下所见，肿瘤的生长模式有结节样、息肉样、乳头状增生3种，3种病变可单独出现，也可以混合形态出现。

当病变发展时，癌灶可由局限型蔓延成弥漫型，且可发生广泛的坏死、炎症及溃疡。检查时密切注意与周围正常内膜颜色、起伏和坚韧程度不同的内膜组织，有异型血管处高度怀疑新生物。子宫内膜癌的宫腔镜所见非常明显，极少与其他病变混淆。在内膜腺癌的初期，呈现开始发育的图像，内膜不规则，呈多叶状，突出部分易碎，常为坏死组织，容易出血。新生血管不规则，螺旋状。有些病例新生物和正常内膜间的界限清楚可见。有时可见局灶性病灶，常位于子宫角。

子宫内膜癌依病变形态和范围可分为局限型及弥漫型。局限型肿瘤轮廓清晰，扩散通常不超过一半内膜表面积；弥漫型肿瘤可扩散至大于一半内膜表面积。

从发育的方向可分内向型和外向型，外向型的病变向宫腔内发展，发生率较高，常有特殊的外形，多可在宫腔镜下做出诊断，但是内生型在宫腔镜下诊断就比较困难。

肿瘤浸润至子宫颈管的主要宫腔镜影像特征是：①子宫颈管处有突起的病灶；②子宫颈表面和子宫峡部的轮廓不规则；③子宫颈管黏膜表面血管明显、丰富。

3）窄带成像技术（narrow-band imaging，NBI）：宫腔镜在子宫内膜癌诊断中的价值：宫腔镜指导下的定位活检提高疾病诊断敏感性的基础是建立在宫腔镜对病变形态学正确识别基础上的。然而，由于宫腔内病变的复杂多样性及早期子宫内膜病变的不典型性，宫腔镜对病变表面形态学的评估具有很大的主观性。目前大样本的研究结果亦显示，以病理组织学为诊断的金标准，宫腔镜形态学识别子宫内膜癌及子宫内膜异常增生的敏感性仅达80%及56.3%。NBI是近年发展起来的一种通过光学过滤而无色素内镜、达到增强黏膜对比度的新技术，可用来观察黏膜形态及血管结构。早期的内膜病变发生时，通常无明显的实性占位表现，仅表现为黏膜表浅血管结构的变化，一些早期的病灶或表现不典型的病灶可能被忽略或遗漏。由于血管的异常改变同样是子宫内膜癌及内膜非典型增生发生及病变发展的必备条件，NBI技术能突显病变表面微血管的形态学改变，故可提高内镜对肿瘤病变识别的敏感性。NBI内镜目前已广泛应用于膀胱、咽喉等肿瘤的早期诊治，对于提高肿瘤诊断的敏感性、判定肿瘤的期别、指导肿瘤治疗及随访等都起到了重要作用。

在 NBI 系统中通过滤光器将红、绿、蓝 3 色光谱中的宽带光波进行过滤，仅留下 415 nm 波长的蓝光和 540 nm 波长的绿光。由于血红蛋白吸收的波长在 415 nm 左右，蓝光可以很好地被血红蛋白吸收，从而使 NBI 内镜能够清晰显示出黏膜表层的微细血管结构和形态；而 540 nm 波长的绿光经反射后可以显示黏膜深层的血管，经成像后显现为蓝绿色。因而，NBI 对病变识别的最大优势在于可以清晰地观察到病变表面及深层血管的细微形态学改变。在肿瘤发生发展过程中，血管异常增生及形态结构的改变是其最根本特征及必备条件，NBI 的应用使内镜对肿瘤性病变的诊断更为客观而准确。大量研究结果表明，在子宫内膜癌及子宫内膜非典型增生中同样伴有大量新生血管的形成、血管形态及功能的异常改变。这些异型血管的形成是区别子宫内膜癌、子宫内膜非典型增生与子宫内膜良性增殖如子宫内膜单纯增生及复杂增生等的重要特征。这些特点奠定了 NBI 对血管的显示是能够敏感地识别子宫内膜癌及子宫内膜非典型增生的基础。

由于子宫内膜在雌激素作用下增殖，子宫内膜的异常增生部分遮掩了血管异型性特点，使异型血管的改变在病变表面并不明显，宫腔镜白光下容易漏诊，而在 NBI 宫腔镜下子宫内膜深层的血管亦可被清楚显示，从而可明显提高诊断的敏感性。对于异常子宫出血，由于子宫内膜不规则脱落，即使在子宫内膜良性增生性病变，如子宫内膜单纯增生及复杂增生中，病变表面内膜亦可表现为粗糙而不规则，加之异型血管不能被很好显示，使白光对病变的识别很大程度上依靠术者的主观判断。而在 NBI 模式下，异型血管的显示使病变表面结构的对比度增强，内膜腺体增生、扩张、坏死等改变更加清晰，使对病变的识别更为客观而准确。

NBI 宫腔镜用于诊断子宫内膜病变的局限性：由于 NBI 成像的原理基于血红蛋白对固定光波的吸收来凸显血管的形态以提高诊断的敏感性，而当子宫内膜存在急性炎症广泛充血或当病变有活跃出血时，NBI 对血管形态显示的效果差，不能敏感地识别病变，使 NBI 在这些特殊情况下的应用受到一定的限制。

4）宫腔镜检查对腹水细胞学的影响和预后的影响：宫腔镜检查是否会引起癌细胞的腹腔播散，人为造成肿瘤临床分期提高，从而影响患者的预后，一直是学者们最为关心和争议的问题。子宫内膜癌患者腹腔冲洗液中癌细胞最可能的来源是经输卵管移行。另外，有文献报道双侧输卵管切除者腹腔细胞学阳性，故深肌层浸润者可能经浆膜蔓延、经淋巴管脱落。宫腔镜手术时需要使用气体或液体使子宫膨起，子宫腔内有一定压力，可使子宫内膜细胞经输卵管进入盆腔。

Kudela 等进行的一项多中心、前瞻性研究，将已确诊且临床分期可比的子宫内膜癌患者分为研究组（术前行宫腔镜检查并定位活检）和对照组（行单纯分段诊断性刮宫），并于开腹手术中收集腹腔冲洗液送检，其腹水细胞学阳性率无统计学差异，由此说明宫腔镜检查并不增加内膜癌细胞腹腔播散的风险。也有文献得到相反的结论，认为术前有宫腔镜操作史的内膜癌患者和术前无宫腔镜检查史的腹水细胞学结果有明显差异，认为子宫内膜癌患者腹腔液细胞学阳性率的增加与宫腔镜检查史有关。

2011 年，Ya-Nan Chang 等发表的荟萃分析表明，子宫内膜癌患者术前宫腔镜检查可增加恶性细胞向腹腔播散的风险，但没有证据支持术前宫腔镜检查可能导致不良预后。根据最新的 2015 年 FIGO 子宫内膜癌分期标准，腹腔冲洗液阳性并不改变肿瘤分期。但即便如此，行宫腔镜时也必须尽量降低膨宫压力，且尽量避免加压。

5）宫腔镜在子宫内膜癌诊断中的无瘤操作要点：在对可疑子宫内膜癌患者进行宫腔镜检查时，操作时间不宜过长，宜采用较低的膨宫压力。Baker 等研究显示，膨宫压力 < 70 mmHg（1 mmHg = 0.133 kPa）时，无液体从输卵管溢出至腹腔。Biewenga 等对 43 例 I 期子宫内膜癌患者行宫腔镜下活检术，术中宫腔压力控制在 < 10.7 kPa（约为 80 mmHg），患者腹腔冲洗液均为阴性。这说明宫腔镜直视下活检及分段诊断性刮宫在控制膨宫压力的条件下并未增加腹腔洗液细胞学检查的阳性率。综上，我们推荐膨宫压力 < 80 mmHg，且尽量避免操作过程中加压。此外，检查过程中应先仔细观察宫颈处是否存在可疑病变，再进入宫腔进行观察及操作，轻柔操作，缩短手术时间，尽量降低膨宫压力，避免干扰对子宫内膜癌分期的判断。此外，有时为了取得大量标本作病理切片检查而用电切镜取材，但在高压灌流下肿瘤细胞有经血管造成肺转移的可能，部分学者认为应视为绝对禁忌。

2.6.1.3　影像学诊断

（1）TVS

1）TVS 的应用：目前比较强调绝经后出血患者进行超声检查作为初步检查，可以了解子宫大小、宫腔内有无赘生物、内膜厚度、肌层有无浸润、附件肿物大小及性质等，为最常用的无创辅助检查方法。子宫内膜厚度是指子宫内膜在子宫长轴经阴道视图上的前后最大厚度。最早的报道将 TVS 与子宫内膜取样相比较，发现绝经后出血的妇女子宫内膜厚度≤4 mm，可以可靠地排除子宫内膜癌。阴道

超声适合做绝经后阴道流血的初始评估。如果超声波图像显示薄的子宫内膜回声
（≤4 mm），考虑到 4 mm 或更少的子宫内膜厚度大于 99%，其子宫内膜癌的阴性
预测值可达 99%。

超声测量子宫内膜厚度应在前后径上垂直于纵向平面测量，表示回声边界之
间的距离。TVS 应仅作为绝经后出血妇女的初步评估，如果超声波图像显示薄的
子宫内膜回声（≤4 mm），不需要进一步评估，但持续性或反复性阴道流血应做进
一步的检查。TVS 可作为绝经后妇女初次出现阴道流血症状时的首选检查方法。

对于子宫内膜癌和内膜增生的低风险的患者，正常的超声检查后一般不需要
其他检查。子宫内膜活检术也是绝经后出血患者合理的首选方法。在评价绝经后
出血时也应考虑子宫内膜癌的临床高危因素，包括高龄、肥胖、使用无对抗的雌
激素、合并其他疾病（如多囊卵巢综合征、2 型糖尿病、宫颈细胞学筛查中的非
典型腺细胞）、妇科恶性肿瘤的家族史等。

以 4 mm 子宫内膜回声厚度作为截断值，TVS 具有极高的阴性预测值（大于
99%）。然而，即使筛查结果为阴性的妇女确实不存在这种情况的可能性极高，子
宫内膜薄回声也不能排除患病的可能性。另外，较薄的子宫内膜不能可靠地排除
Ⅱ型子宫内膜癌（子宫乳头状浆液性、黏液性、透明细胞）。即使在子宫内膜明显
薄回声的妇女中，反复出现绝经后阴道流血和持续的绝经后阴道流血也需要组织
病理学评估，门诊子宫内膜取样一次性装置是首选的组织学评估方法。如果盲检
没有发现子宫内膜增生或恶性肿瘤，进一步的检测如宫腔镜检查和诊断性刮宫术，
对有持续性或复发性阴道流血的妇女进行评估是有必要的。

2）TVS 的局限性：轴向子宫、肥胖、合并肌瘤、子宫腺肌病或既往子宫手
术史可能导致难以获得可靠的 TVS 评估子宫内膜厚度和质地的结果。绝经后阴
道流血的妇女若不能充分鉴别出薄而明显的子宫内膜回声，应采用宫腔超声造影
（sonohysterography，SHG）、门诊宫腔镜或子宫内膜取样。此外，当存在宫腔积液
时，不应将其包括在测量子宫内膜厚度之内。

3）TVS 作为子宫内膜取样的组织不足时的补充检查：子宫内膜组织取样导致
诊断结果不足是常见的。在一项对 97 名绝经后阴道流血妇女进行 TVS 和子宫内膜
取样术评估的研究中，只有 82% 的子宫内膜厚度小于 5 mm 的妇女（45 例）能够
进行 Pipelle 子宫内膜取样，在这些妇女中，只有 27% 的人获得了足以进行诊断的
样本。TVS 可用于子宫内膜取样但组织不足以诊断的妇女的分诊。如果随后 TVS
检查发现绝经后阴道流血且已停止出血的妇女出现薄回声，则在子宫内膜活检不

足后无需进一步评估。由于罕见的子宫内膜癌（尤其是 II 型子宫内膜癌）可出现子宫内膜厚度小于 3 mm 的情况，无论子宫内膜厚度如何，持续性或复发性子宫出血都应进一步对子宫内膜进行组织病理学评估。

4）美国妇产科学院（The American College of Obstetricians and Gynecologists，ACOG）专家共识：2018 年，ACOG 提出了以下建议和结论：

① 绝经后子宫出血需要及时而有效的临床评估方法，来排除或诊断子宫内膜癌和子宫内膜上皮内瘤样变。

② TVS 适合作为绝经后子宫出血的初始评估手段。如果超声波图像显示一个薄的子宫内膜回声（≤4 mm），对子宫内膜癌阴性预测值大于 99%。

③ TVS 是一种有效的评估初次出现绝经后子宫出血妇女的检查手段。

④ TVS 可用于子宫内膜取样但组织不足以诊断的妇女的分诊。

⑤ 绝经后出血的妇女若不能充分鉴别出薄而明显的子宫内膜回声，应采用超声宫腔镜、办公室宫腔镜或子宫内膜取样。

⑥ 如果盲检没有发现子宫内膜增生或恶性肿瘤，当评估有持续性或复发性子宫出血的妇女时，需进一步进行宫腔镜检查和诊断性刮宫。

⑦ 如有轴向子宫、肥胖、合并肌瘤、子宫腺肌病或既往的子宫手术可能导致难以获得可靠的子宫内膜厚度和质地的情况，需行 TVS 评估。

⑧ 由于子宫内膜癌的罕见病例（尤其是 II 型）可出现子宫内膜厚度 < 3 mm，因此无论子宫内膜厚度如何，持续性或复发性子宫出血都应对子宫内膜进行组织病理学评估。

⑨ 在绝经后无出血的患者中偶然发现子宫内膜厚度 > 4 mm 不需要常规评估，但也应基于患者特征和危险因素的个体化评估后决定。

（2）MRI 在子宫内膜癌诊断中的价值：MRI 具有良好的组织分辨力，能实现多参数、多序列、多层面成像，特别是弥散加权成像和动态增强等功能 MRI 技术，能获得肿瘤的血流、细胞密度及代谢等功能水平信息。因此，MRI 能够全面评估病变累及的范围及深度，联合肿瘤组织学类型及病理分级可对病变风险度进行分级，进而决定治疗策略。MRI 已经成为子宫内膜癌术前分期和预后评估的可靠手段。

1）FIGO 分期的修订：1988 年首次提出了子宫内膜癌的手术病理分期，在 2009 年进行修订。之前的分期将 I 期分为 I a、I b、I c 共 3 个亚期。I a 期局限于内膜，I b 期仅累及浅肌层，I c 期累及深肌层。在旧分期系统下，部分绝经后联合带缺失或肿瘤－肌层对比较差时，Ⅰa和Ⅰb期在MRI下区分很困难，限制了影像分期的评价和应用。修订版中将旧的Ⅰa期和Ⅰb期合并为新的Ⅰa期，深肌层累及划为新的Ⅰb期。这一改进能明显提高早期子宫内膜癌分期的准确性。

1988年FIGO分期将Ⅱ期分为Ⅱa和Ⅱb期，Ⅱa期侵犯宫颈内膜，而Ⅱb期定义为伴有宫颈间质的侵犯。最近的研究证明Ⅱa期子宫内膜癌与Ⅰ期子宫内膜癌的总体预后区别不大，因此新分期将肿瘤侵犯宫颈黏膜分到Ⅰ期中，而宫颈间质侵犯被定义为Ⅱ期肿瘤。Ⅲ期仍然由Ⅲa、Ⅲb和Ⅲc三个亚期构成。Ⅲa期侵犯浆膜层或双附件，Ⅲb期侵犯阴道或出现宫旁浸润。旧分期将Ⅲc期定为出现任何的淋巴结转移；在新的FIGO分期中，Ⅲc期被分为Ⅲc1期和Ⅲc2期，Ⅲc1指盆腔淋巴结受累，Ⅲc2期指出现主动脉旁淋巴结受累。这一改变基于两者不同的预后结果，即腹主动脉旁淋巴结累及较单纯的盆腔淋巴结转移预后更差。

根据梅奥标准，对于低危的子宫内膜癌患者（包括子宫内膜样癌Ⅰa期、中－高分化、肿瘤直径≤2 cm、淋巴脉管阴性、影像学未提示远处转移），不必进行常规盆腔及主动脉旁淋巴结切除。因此，新的FIGO分期需要MRI对子宫内膜癌进行更准确的术前分期，并能指导临床根据确切的分期来严格选择手术方式。

2）MRI成像要求：良好的MRI影像取决于患者检查前的充分准备。患者在检查前需空腹4~6 h，以保证小肠的排空，从而减少检查时小肠蠕动带来的运动伪影。如果患者条件允许，可以在检查前肌内注射抗肠蠕动剂（如东莨菪碱或胰高血糖素）来进一步减少小肠的运动。通常，预饱和脂肪抑制序列能消除前腹壁脂肪层的高信号带来的运动伪影。另外，嘱患者在检查前1 h排尿，保证膀胱适度充盈，因为过度充盈的膀胱引起T2透射效应会影响T2WI的成像质量。

3）常规MRI表现：肌层浸润深度是肿瘤分期的重要因素，常规MRI序列具有较高的空间分辨力，能够清晰地显示子宫的解剖层次。常规MRI序列主要包括斜横断面及矢状面T2WI、横断面T1WI、常规T1WI增强序列。T1WI可以用来观察盆腔的解剖结构，并评价一些病变，如子宫腺肌病、部分肌瘤变性，为弥散加权成像（diffusion weighted imaging，DWI）和DCE成像上的假性病变鉴别提供依据。T2WI是评价子宫内膜癌肌层侵犯的关键序列，根据信号的差异不同反映子宫的组织层次，进而评价病变累及范围。

子宫内膜癌在T1WI上与子宫肌层信号接近，因此T1WI难以评估子宫内膜癌的肌层浸润深度。T2WI上内膜呈高信号，联合带呈薄层线样低信号，宫体肌层呈中等信号。大部分的内膜癌在T2WI高信号的内膜背景下表现为不均匀中等信号。

与肌层相比，肿瘤在 T2WI 呈相对高信号。低信号联合带的破坏和中断是区分子宫内膜癌局限于内膜和侵犯肌层的重要征象。在常规 MRI 中，T2WI 可以观察有无子宫肌层的浸润及深度。MRI 现已成为主要盆腔影像学检查方法，3.0T MRI 扫描仪评估 EC 肌层浸润深度的准确率高于 1.5T MR。然而，绝经后女性的子宫肌层较绝经前变薄，而且绝经后部分女性联合带显示不清，这种情况下在常规 MRI 下进行肌层浸润深度的判断难度较大，且准确性降低。因此，T2WI 在绝经前的子宫内膜癌的术前分期中意义较大，而对绝经后患者的分期价值有限。

另有文献报道，由于子宫角的子宫肌层较薄且肌层厚度差别较大，当子宫内膜癌累及子宫角时是影响 T2WI 进行子宫肌层浸润深度准确评估的主要因素。其他容易干扰 T2WI 子宫肌层浸润深度判断的因素包括肿瘤 – 肌层对比差、肌层受压、子宫肌瘤及子宫内膜异位症等，因此单纯的形态学成像在这些情况下将会受到限制。有报道称常规 MRI 在判断肌层浸润的准确度仅为 55% ~ 77%。

DWI 作为一种功能成像技术，是目前唯一能活体观察水分子微观运动的无创性成像方法，它能反映水的流动性、细胞含量和细胞膜的完整性，并能发现早于形态学改变的病变组织含水量及细胞密度等早期生理学改变。表观弥散系数（ADC）是量化水分子运动的指标，水分子弥散运动越快，DWI 信号越低，其 ADC 值越高；相反，水分子弥散运动越慢，DWI 信号越高，ADC 值越低。恶性肿瘤细胞增殖旺盛，细胞密度较高，导致细胞外间隙减小，加上核质比较高及密集生物膜的限制，共同造成恶性肿瘤水分子弥散受限较良性肿瘤明显。因此，子宫内膜癌在 DWI 上表现为明显的高信号和 ADC 图的低信号值。

近年来，DWI 在妇科恶性肿瘤中的应用越来越广泛。有文献指出，ADC 值与肿瘤的恶性程度有明显的相关性，即子宫内膜癌的级别越高，分化越差，其 ADC 值则越低。目前，DWI 评定子宫内膜癌肌层浸润的研究已较为成熟。

4）宫颈间质浸润和淋巴结转移评估：宫颈间质浸润是影响淋巴结转移发生率和决定患者预后的另一个重要因素，因此影响肿瘤分期和淋巴结清扫范围的判断。宫颈间质受累常提示淋巴结播散的概率增加，从而提示患者预后更差并使无病生存率降低。根据美国 NCCN 指南，对于宫颈间质浸润的子宫内膜癌患者，与单纯的子宫全切术相比，根治性子宫切除 + 双附件切除 + 腹膜灌洗 + 淋巴结清扫能明显提高局部控制和远期生存率。

不同 MRI 序列对子宫内膜癌肌层浸润的诊断价值的对比研究尽管较多且较成熟，但关于宫颈间质侵犯的不同序列对比研究却很少。有研究表明 MRI 诊断宫颈间质侵犯的特异性为 95%，但敏感性仅为 57%。刘等在回顾性研究中指出，动态增强扫描动脉期时宫体肌层与宫颈肌层强化差异形成的分界面有助于子宫颈管内口的定位，有助于 MRI 发现宫颈间质浸润。对比剂注入后 3~4 min 延迟扫描对于评价宫颈间质浸润有重要意义，完整的宫颈黏膜能排除宫颈间质的侵犯。

　　区域淋巴结的转移是影响子宫内膜癌预后的重要因素之一，并且也被归为 FIGO 分期的条件之一。美国妇产科医师协会建议采用盆腔冲洗 + 双侧盆腔和主动脉旁淋巴结清扫术 + 完全性病灶切除术作为子宫内膜癌的基本治疗方案。然而，淋巴结清扫会引起一些难治并发症，如淋巴管囊肿、淋巴水肿、深静脉血栓形成、神经血管损伤等问题。有文献报道，采取随机淋巴结清扫对改善患者总体和无病生存率并没有帮助。而对于具有中高危复发风险的患者，进行盆腔和主动脉旁淋巴结清扫能显著改善预后。

　　常规 MRI 对于淋巴结受侵情况的显示主要依赖于淋巴结的体积，结合 T2WI 上的形态学特征，如内部信号不均匀、毛刺征、淋巴结的长短径之比能提高子宫内膜癌淋巴结受侵判断的准确性。但仅依靠体积、形状对淋巴结转移情况的评估价值有限。

　　弥散受限可以在高细胞密度的正常组织中出现，活跃的淋巴结由于其有较高的细胞密度而在 DWI 上通常为高信号。因此，弥散受限在良性淋巴结和恶性转移性淋巴结中均能出现。Lin 等指出淋巴结转移与原发瘤的平均相对 ADC 值（0.06×10^{-3} mm²/s）较良性淋巴结（0.20×10^{-3} mm²/s）明显偏低，淋巴结的长短径之比联合相对 ADC 值对于诊断恶性淋巴结的敏感性（83%）明显高于常规 MRI 序列检查的敏感性（25%），但并没有导致特异性下降（98% 和 99%），同时指出其辨别淋巴结转移的最小直径达 5 mm。然而在另一项采用 1.5T MRI 评价 ADC 值的研究中未能够区分良恶性淋巴结。因此，DWI 联合 ADC 对发现内膜癌淋巴结转移的价值仍有待进一步研究。

　　5）MRI 在子宫内膜癌中的应用进展：弥散峰度成像（diffusion kurtosis imaging，DKI）多应用在脑、乳腺、肝、前列腺肿瘤的良恶性判断及病理分级中。近年来 DKI 在子宫内膜病变的良恶性判定及分级中的研究逐渐被重视。Chen 等认为 DKI 模型有助于临床子宫内膜癌的术前病理分级，应用 10% 表观弥散高斯分布系数（apparent diffusion for Gaussian distribution，Dapp）及 90% 表观峰度系数（apparent kurtosis coefficient，Kapp）鉴别高级别及低级别子宫内膜癌明显优于 10%ADC 值。大量研究证实，正常子宫内膜及内膜癌病灶的 DWI 信号及 ADC 不仅取决于水分子弥散情况，同时容易受到微循环及血流灌注的影响。

总之，MRI，尤其是功能 MRI，在子宫内膜癌的诊断及分期中发挥着越来越重要的作用。规范化成像、各种成像序列的联合应用对于排除混杂因素、准确诊断及分期至关重要。随着新技术的成熟及不同研究方向的拓展，各种序列之间优势互补，将有利于 MRI 在子宫内膜癌诊断中的广泛应用。

（3）PET-CT 和 PET-MRI：目前，EC 患者多由分段诊断性刮宫或宫腔镜诊断，术前采用影像学与血清学检查评估病情；影像学检查作为无创的检查手段，是最理想的选择，但传统的检查方式（TVS、CT 和 MRI 等）对评估 LNM 准确性不高，PET-CT 和 PET-MRI 作为多模态分子影像成像技术，分别整合了 PET 与 CT 和 MRI，可作为活检病理很好的补充，用于子宫内膜癌患者术前评估。

PET 是通过利用 F 正电子发射核素标记的示踪作用，采用光电倍增管和光电转换等技术原理采集人体组织的代谢图，CT 或 MRI 能够提供人体骨骼和软组织的解剖结构图，两者相融合便得到肿瘤患者全身组织的 F-FDG 代谢显像图。由于肿瘤组织中普遍存在着细胞快速增生、细胞膜葡萄糖载体增多和细胞内磷酸化酶的活性增高等生物学特征，使其糖代谢明显增加，因此，代谢显像是诊断早期恶性肿瘤最敏感的方法，能够在瘤体未增大前而仅发生代谢改变时发现病灶，利用这个特点，不仅可以早期发现和确定恶性肿瘤原发灶的部位、大小、范围，还可以评估肿瘤的恶性程度及分期。

2.6.1.4　子宫内膜癌血清学肿瘤标志物诊断

子宫内膜癌通常在早期诊断，因为它经常在疾病早期出现绝经后出血的症状。因此，发现早期检测 EC 的血清生物标志物已成为一个优先考虑的问题。目前已有多种血清生物标志物应用于临床，妇科肿瘤中最常用的血清生物标志物为 CA125。在子宫内膜癌中，11% ~ 43% 的病例检测到血清 CA125 水平升高，并显示与疾病进展期和子宫外转移相关。然而，由于缺乏特异性和敏感性，CA125 在子宫内膜癌诊断中的意义有限。HE4 近来成为子宫内膜癌的一个有前途的生物标志物。Brennan 等人强调了使用 ELISA 进行术前风险分层的血清 HE4 的实用性，以识别可能受益于淋巴结切除术的低级别子宫内膜样 EC 患者中的高危患者。对于 I 期子宫内膜癌，HE4 的敏感性比 CA125 提高了 17%。Hareyama 等人研究了免疫组化 CA72-4 在子宫内膜癌中的表达。作者报告了 22% ~ 32% 的病例血清 CA72-4 水平升高，与肌层侵犯深度、附件转移、淋巴血管间隙侵犯、盆腔及主动脉旁淋巴结转移有关。

CA125 对子宫内膜癌临床分期、肿瘤侵袭、肿瘤分级具有重要意义，但由于其特异性不高，在子宫肌瘤等妇科良性疾病和其他恶性肿瘤（如上皮性卵巢癌、输卵管癌）及孕期、月经期间，都有不同程度的升高，故不推荐 CA125 单独用于子宫内膜癌的早期诊断和筛查。推荐 CA125 仅限于子宫内膜癌晚期的诊断，评估子宫内膜癌复发及病情发展。对于诊断早期子宫内膜癌，HE4 水平较血清 CA125 特异性无明显差异，敏感性更高，因而推荐考虑 HE4 作为 EC 早期诊断和个体化治疗的参考指标，并可联合 CA125 评估子宫内膜癌预后。

2.6.1.5 年轻早期子宫内膜癌患者保留生育功能的诊断相关问题

（1）年轻子宫内膜癌患者的临床及病理特征：①月经不规律，或不规则阴道流血，少数患者月经无异常；病史中经常合并肥胖、多囊卵巢综合征、不孕不育等。②组织类型为子宫内膜样腺癌（endometrioid adenocarcinoma，EA），通常由子宫内膜不典型增生发展而来。雌激素受体（estrogen receptor，ER）和孕激素受体（progestogen receptor，PR）表达阳性；肿瘤细胞多为高分化（G1），病变进展缓慢，预后好。③子宫内膜样腺癌 I 期高分化时，盆腔或腹主动脉旁淋巴结转移风险为 1%~5%，合并卵巢恶性肿瘤或者转移到卵巢的风险约为 1%。

（2）保留生育功能的指征：对于年轻早期子宫内膜癌患者实施保留生育功能治疗的前提是患者具有保留生育功能的要求。美国 NCCN 指南推荐保留生育功能的指征为：①子宫内膜样腺癌，G1 级；② MRI（首选）或 TVS 确定病灶局限于子宫内膜；③影像学检查未发现可疑的转移病灶；④无药物治疗或妊娠的禁忌证；⑤经充分咨询了解保留生育功能并非子宫内膜癌的标准治疗方式；⑥治疗前咨询生殖医学专家；⑦分子分型 POLE 亚型。

美国妇科肿瘤学组（Gynecologic Oncology Group，GOG）研究发现，子宫内膜癌患者淋巴结转移概率与肿瘤分级和肌层浸润深度相关。病变局限于子宫内膜的 G1 患者盆腔和（或）腹主动脉旁淋巴结转移风险小于 1%，而 5 年无病生存率可达 95%。因此，治疗前如何做到准确评估肿瘤分级和判断分期尤为重要。

1）确定分级：肿瘤细胞分化程度是预测子宫内膜癌分级和孕酮疗效反应的最重要指标。分段诊断性刮宫和子宫内膜活检是目前最常用的子宫内膜癌组织学诊断方法。目前认为，分段诊断性刮宫的可靠性要高于子宫内膜活检。需要注意的是，部分子宫内膜样腺癌在组织学诊断和分级诊断上存在一定困难，尤其是诊断为高分化 G1 者，其与子宫内膜非典型增生或 G2 有时难以鉴别。因此，建议所有样本应由两位病理专家进行诊断。

2）判断分期：子宫肌层浸润程度是影响患者预后的重要因素，有无肌层受累决定了年轻早期子宫内膜癌患者能否实施保留生育功能的治疗。目前常用的影像学方法包括 TVS、CT、MRI 和 PET-CT 等。MRI 检查对子宫内膜侵犯深度的判断较 CT 和超声更为准确。TVS 也可以较准确地判断肌层浸润程度。PET-CT 在子宫内膜癌肌层侵犯深度诊断上较 MRI 略有差距，但是在判断淋巴结状态方面有其优势。

年轻患者如果遗漏掉卵巢恶性肿瘤而进行保留生育功能的治疗，则将大大增加治疗的风险。因此，治疗前需详细检查以排除年轻子宫内膜癌患者同时合并卵巢癌或发生卵巢转移的情况。而影像学检查和肿瘤标志物 CA125、HE4 等在监测卵巢癌中的敏感性并不令人满意。因此，有学者认为，要求保留生育功能的子宫内膜癌患者在开始保守治疗前应常规行腹腔镜检查，排除卵巢肿瘤同时存在的可能。

尽管目前多数临床指南推荐只有 G1 局限于子宫内膜的患者具有保留生育功能的治疗条件。但亦有研究发现，对 G2、G3 甚至浅肌层受累的子宫内膜癌患者，口服孕激素保留生育功能的治疗同样取得不错的治疗效果。

2.6.1.6　年轻早期子宫内膜癌患者保留生育功能的治疗前病情评估

（1）病史采集：详细询问月经婚育史；既往治疗过程及治疗反应；并发症及家族病史，如多囊卵巢综合征（polycystic ovarian syndrome，PCOS）、不孕症、林奇综合征、糖尿病、高血脂等。

（2）查体及全身状况评估：包括身高、体重、BMI、腰围、腰臀比等，妇科检查，全血细胞计数，肝、肾功能，空腹血糖、胰岛素，出凝血时间，心电图。

（3）病理诊断：推荐宫腔镜直视下活检获取子宫内膜标本。由具有经验的妇产科病理医生进行阅片诊断，诊断内容包括病理类型、肿瘤分级及 ER、PR 表达情况，有条件者建议进行子宫内膜癌分子分型。可采用免疫组化染色检测标本中 *p53* 基因突变及错配修复（mismatch repair，MMR）蛋白的表达情况，采用测序法检测 *POLE* 基因超突变情况。一旦具有 MMR 蛋白缺失，可进一步完成林奇综合征的筛查。

（4）彩色多普勒超声和盆腔 MRI 检查：评估有无子宫深肌层浸润和子宫外病

灶（卵巢转移，淋巴结转移等）。

（5）合并症病情评估：治疗前要评估相关合并症，如糖尿病、高血压、肥胖症、激素代谢紊乱及糖脂代谢异常等，必要时行 75 g 口服葡萄糖耐量试验。

2.6.2　治疗篇

2.6.2.1　子宫内膜癌治疗过程中无瘤防御面临的问题和挑战

子宫内膜癌的治疗以手术为主，以放疗、化疗、激素治疗和免疫治疗为辅，方案制定需根据肿瘤累及范围、组织学类型、患者年龄及全身状态、生育情况等综合评估后个体化选择。通常早期患者以手术为主，术后根据手术－病理分期情况选择辅助治疗；中晚期患者需采取手术、放疗、化疗、免疫治疗等综合治疗。对于影像学评估病灶局限于子宫内膜的高分化子宫内膜样癌患者，可以考虑采用孕激素治疗为主的保留生育功能治疗。

早期子宫内膜癌需要进行全面分期手术，以确定病变范围及预后相关因素，为后续临床处理提供依据，手术范围为筋膜外子宫切除＋双侧附件切除＋盆腔及腹主动脉旁淋巴结切除，手术可以经腹、经阴道、经腹腔镜或机器人途径进行，首选腹腔镜手术；晚期子宫内膜癌需要实施肿瘤细胞减灭术，以尽可能切除所有肉眼可见病变，降低肿瘤负荷为目的，手术可以经腹或经腹腔镜进行。近年来随着腹腔镜技术的日趋成熟及其在妇科领域的广泛应用，早期子宫内膜癌的腹腔镜分期手术几乎取代了开腹手术，成为首选的手术方式。诚然，腹腔镜手术具有微创、出血少、术后恢复快等优势。但是，我们仍然不能毫无顾忌不加选择地为所有早期患者选择腹腔镜手术，对于子宫体积大或阴道狭窄无法经阴道完整取出子宫的患者仍然需要开腹手术。对晚期子宫内膜癌肿瘤细胞减灭术在选择腹腔镜时更应慎重。

2018 年 LACC 结果的发表使得腹腔镜手术在宫颈癌的应用遭遇滑铁卢，NCCN 指南明确指出开腹手术为早期宫颈癌的标准手术路径，而早期卵巢癌的腹腔镜手术也被建议慎重实施。LACC 对我们来说是当头一棒，当然它更使我们反思在腹腔镜妇科恶性肿瘤手术过程中我们还有哪些需要改进的地方。

1992 年，Childers 第一个提出了腹腔镜完成 I 期子宫内膜癌手术。之后许多前瞻性研究已经证明了腹腔镜手术的安全性和可行性，其中最具里程碑意义的是大样本随机对照前瞻性的 GOG LAP-2 研究。该研究开始于 1996 年，共纳入了 2 626 例 I~IIa 期子宫内膜癌患者，随机分为开腹组（920 例）和腹腔镜组（1 696 例）。所有患者均行子宫切除术、双侧输卵管卵巢切除术、盆腔及主动脉旁淋巴结切除术及腹腔冲洗液细胞学检查。腹腔镜组手术时间较长，但术后住院时间较短。两组术后不良反应相似，腹腔镜组中重度不良反应发生率较低（14% VS 21%，$P < 0.000\ 1$）。尽管腹腔镜组中转开腹率高（25.8%），但两组晚期疾病的总体检出率无显著差异，同时后续报道该研究疾病的复发率和生存率相似。Zoll 等和 Palomba 等 meta 分析发现腹腔镜组的出血量、术后并发症发生率较低，与开腹组相比，无瘤生存期及总体生存期等无明显差异。也有研究发现腹腔镜手术对于有合并症、肥胖的早期子宫内膜癌患者同样获益。

虽然目前多数研究提示子宫内膜癌腹腔镜手术的肿瘤学结局不差于开腹手术，但是诸如穿刺孔部位转移事件的发生不得不引起我们的重视。在子宫内膜癌的腹腔镜手术中，如若我们不能吸取教训，对违反无瘤原则的问题置若罔闻，则会在不久的将来见证恶果的出现。令人欣慰的是，人们已开始关注早期子宫内膜癌微创手术中诸如 CO_2 气腹、举宫器、能量器械等一些可能导致肿瘤溢出进而引起不良肿瘤结局的问题，积极采取预防措施以最大程度减少肿瘤溢出和暴露或许可以改善肿瘤学结局。因此，我们亟待完善子宫内膜癌治疗过程中的无瘤防御体系，对相关问题开展深入研究。

2.6.2.2　子宫内膜癌开腹手术的无瘤防御

（1）技术要点：①一般建议下腹部纵切口应该足够大。开腹后，根据切口大小选择不同型号的 3L 切口保护套，将切口全层与腹腔完全隔离开来，充分暴露视野，减少和防止癌细胞切口种植。②进腹后，应立即吸取腹水或生理盐水冲洗盆腹腔后留取冲洗液，送细胞学检查。③然后进行全面的盆腹腔探查，探查时用生理盐水湿手，探查顺序宜由远及近，最后探查肿瘤原发部位，切忌粗暴挤压，乱摸肿瘤。④要仔细观察肿瘤是否穿透子宫浆膜面，若肿瘤侵及子宫浆膜面，探查完毕后应更换手套；同时应加强对已浸透子宫浆膜面的保护，用无菌纱垫覆盖子宫浆膜面或将 F-TH 癌浆膜面封闭胶涂抹在子宫浆膜面上。⑤完整切除一切可疑的肿瘤组织，同时用纱垫保护周围组织，避免肿瘤细胞的种植播散。⑥探查完毕，轻提子宫，两把弯钳自子宫峡部至子宫角钳夹宫体两侧，阻断肿瘤的回流静脉，提拉子宫的过程中应避免用力挤压子宫体部。⑦钳夹或缝扎输卵管末端，以防肿瘤播散至腹腔。⑧为防止阴道残端术中肿瘤细胞种植，术前可将子宫颈口缝合封闭。⑨切开阴道前用纱布填围阴道穹一周，横切口打开阴道穹前部，用无菌纱布向下填塞阴道，剪刀沿阴道穹切断，聚维酮碘纱布消毒阴道断端及相邻上部阴道黏膜。⑩子宫离体时连同污染的刀和剪刀，不用手直接接触，用弯盘传递，放于指定的容器。⑪对于早期子宫内膜癌，术中可剖视子宫，根据病灶大小，肌层浸润深度，结合术前病理及影像学检查决定是否行淋巴结切除，剖视子宫后立即更换手套。⑫术中所用刀、剪等锐器切忌切入或剪破肿瘤组织，手套、器械、敷料等一旦被肿瘤组织污染应及时更换。⑬术毕进行腹腔冲洗时用鼠齿钳提起腹膜，用 $43 \sim 45 ℃$ 的蒸馏水 $2\,000 \sim 3\,000$ mL 反复冲洗腹腔 $2 \sim 3$ 次，每次滞留 5 min 后吸净，注意腹腔冲洗液切忌浸湿腹膜外腹壁切口。⑭腹腔冲洗完毕，缝合关闭腹膜腔后，再用蒸馏水反复冲洗腹膜外腹壁切口，分别冲洗腹腔和切口的优点是避免了腹腔冲洗液中可能存在的肿瘤细胞污染切口。⑮当肿瘤侵透子宫浆膜层、有腹水、盆腹腔有转移病灶或高度怀疑腹腔内有游离肿瘤细胞时，可以腹腔灌注化疗药物，有条件者建议腹腔热灌注化疗。⑯术中切割尽可能用一次性电刀，因电刀一方面可以杀死肿瘤细胞，另一方面还可以封闭毛细血管和淋巴管，以减少血管播散和种植转移。

（2）相关问题

1）子宫内膜癌开腹手术切口肿瘤种植及对策：子宫内膜癌开腹手术切口肿瘤种植转移发生率不高，大多发生在晚期子宫内膜癌，偶见早期子宫内膜癌的报道。子宫内膜癌开腹手术切口肿瘤种植转移是典型的医源性肿瘤种植，是无瘤防御失守的恶果。恶性肿瘤的切口种植转移是由于脱落的肿瘤细胞在适宜的切口环境中生长发展的结果，与肿瘤细胞具有细胞间黏附性异常、肿瘤细胞和胞外基质黏附性异常及血管生长因子和转移基因等因素有关。往往是恶性程度高、生长快、体积大、病程晚、分化差的肿瘤容易发生切口种植转移。总之，引起恶性肿瘤术后切口种植转移的原因，既有肿瘤细胞的生物学特性及全身免疫功能低下的内因；也有外科医生术中忽略了无瘤操作技术，导致肿瘤细胞脱落至未采取有效保护的切口这一外因。前者难以避免，但是后者则完全可以通过规范的无瘤操作技术得以避免。显而易见，有活性的肿瘤细胞脱落和切口未采取有效的保护措施是造成切口种植转移的主要原因。

关于切口的保护，我们建议使用一次性 3L 切口保护套。传统的无菌纱布垫缝合在切口腹膜四周保护切口的方法存在诸多弊端：①切口处腹膜增加的缝合针孔，为术中肿瘤细胞侵入切口创造了条件；②纱布垫虽然可以起到一定的隔离保护作用，但因其具有较强的透水性，随着手术时间的延长，很容易被体液（腹水、血液等）浸湿，从而大大降低对切口的保护作用。一次性 3L 切口保护套克服了传统纱布垫保护的缺点，具有明显的优势：①可根据切口大小不同选择不同型号的保护套，其聚乙烯环有很好的弹性和张力，置入腹腔后会紧贴在壁腹膜表面从而将腹腔和切口完全隔离开来，可以有效阻止腹腔内游离肿瘤细胞脱落种植于切口部位；②其聚乙烯薄膜不透水，无论手术时间多长，都能很好地避免体液污染切口；③其光滑的聚乙烯薄膜完全包盖切口全层，能避免手术操作对切口层皮肤、脂肪及肌肉筋膜的刺激、干燥、牵拉等造成的损伤，为外科手术提供了一个安全、无瘤、无菌的切口环境。

对于防止有活性肿瘤细胞的脱落种植，更需要我们在手术过程中注意无瘤技术的细节：①癌细胞一旦侵透子宫浆膜层，便可自浆膜面脱落并种植，手术过程中对受侵浆膜面的触碰、翻动可增加癌细胞脱落的机会，因此术中操作要轻柔，避免对癌组织的用力挤压，尽量减少对受侵浆膜面的触碰和翻动。②子宫浆膜面及裸露组织的保护也十分重要。为防止癌细胞的脱落，传统的方法是用 4 层干纱布或大网膜覆盖于癌肿浆膜面，四周固定缝合。这种方法操作复杂，固定不牢且易出血，手术过程中纱布容易被腹水、血液等湿透，癌细胞随之可以渗透到纱布外，达不到保护作用。F-TH 癌浆膜面封闭胶是一种高纯度的 α- 氰基丙烯酸高碳烷基脂为主体的化学胶，组织相容性好，它在生物组织表面遇到微量水分、血液、组织液等阴离子物质后会迅速固化形成一层胶膜，防止癌细胞脱落。它使用简单，不受癌肿部位的影响。③同时我们应该做好脱落肿瘤细胞的灭活，肿瘤切除后可以用大量蒸馏水冲洗盆腹腔，利用蒸馏水渗透压的作用，使术中脱落的肿瘤细胞自发破裂，核膜溶解，失去活性；也可用化疗药物（如顺铂或卡铂）灌注腹腔，使脱落的肿瘤细胞进一步灭活。

2）腹水细胞学阳性子宫内膜癌的无瘤防御：虽然 2009 年子宫内膜癌手术 - 病理分期不再将腹水细胞学结果作为分期依据，但是现在国内外很多学者仍然主张全面的分期手术应包含腹腔冲洗液或腹水细胞学检查。多数研究显示，腹水细胞学阳性不是早期子宫内膜癌独立预后影响因素，但是腹水细胞学阳性患者的预后比阴性患者差，可能与此类患者常合并深肌层浸润、宫颈受累等危险因素有关。目前，腹水细胞学阳性患者的术后辅助治疗尚无定论，尤其对于单纯腹水细胞学阳性、无其他子宫外病变证据者，其术后辅助治疗并无统一观点。笔者认为，单纯腹水细胞学阳性不合并其他高危因素时，术后可以仅观察随访，但术中的肿瘤灭活显得尤为重要，对于这类患者一定要给予大量蒸馏水充分时间的冲洗盆腹腔。

3）晚期子宫内膜癌腹腔热灌注化疗与无瘤防御：HIPEC 是指将含化疗药物的灌注液精准恒温、循环灌注、充盈腹腔并维持一定时间，以预防和治疗肿瘤腹膜种植转移。目前已有 I 级证据证实 HIPEC 在治疗和预防胃癌、结直肠癌、腹膜假黏液瘤、腹膜间皮瘤等恶性肿瘤的腹膜种植转移方面具有良好的效果。HIPEC 主要是通过热效应和液体流动产生的剪切力来完成对肿瘤细胞的杀灭作用。

HIPEC 目前已逐渐应用于妇科恶性肿瘤，特别是晚期卵巢癌的辅助治疗中。已有数项研究显示肿瘤细胞减灭术联合 HIPEC 治疗晚期和复发性子宫内膜癌是可行的，并且能改善这些患者的预后，但是由于研究样本量小，还需进一步大样本的临床研究进行验证。众所周知，满意的肿瘤细胞减灭术和有效的化疗是改善晚期子宫内膜癌预后的关键所在，鉴于 HIPEC 可以通过持续的循环灌注对腹腔内游离癌细胞和腹膜微小病灶起到机械性冲刷，并且其热效应能有效使肿瘤细胞灭活，我们推荐对伴有腹水或播散性腹膜腔转移的子宫内膜癌患者采用 HIPEC。

2.6.2.3 腹腔镜下早期子宫内膜癌全面分期手术的无瘤防御

（1）技术要点：早期子宫内膜癌全面分期手术范围包括筋膜外子宫全切 + 双侧附件切除 ± 盆腔及腹主动脉旁淋巴结切除，特殊类型需腹膜多点活检及大网膜切除。①穿刺，气腹形成后，先全面探查盆腹腔，输卵管末端双极电凝钳凝闭输卵管管腔，避免脱落的肿瘤细胞种植于腹腔；②基于举宫器可能会导致肿瘤溢出引发不良肿瘤学结局，建议免举宫或改良举宫；③若选择放置举宫器，建议腹腔镜监视下放置举宫器，禁止术前放置举宫器，避免子宫穿孔，同时调节宫腔内探针的长度，一般先轻探，到达宫底后再退出 1 cm 左右，这样可以尽可能减少探针对子宫壁的挤压和损伤；④如果肿瘤累及子宫颈管，禁止使用举宫杯螺旋头，避免对宫颈内病灶的挤压；⑤生理盐水冲洗盆腹腔，留取冲洗液做细胞学检查；⑥先切除子宫，自阴道完整取出子宫，取出过程尽量减少对宫体的挤压，可缝扎子宫颈或组织钳钳夹封闭子宫颈，避免肿瘤组织自宫腔排出，若完整取出困难，需将子宫放置在标本袋内，在袋内分碎子宫取出；⑦剖视子宫，判断病灶大小及肌层浸润深度，结合术前病理及影像学检查决定是否行淋巴结切除，剖视子宫后应立即更换手套；⑧淋巴结切除建议由近及远，锐性分离，完整切除，淋巴结离体后尽快装入标本袋内，与周围组织隔离；⑨对于转移肿大淋巴结或转移病灶尽量完整切除，完整切除确有困难者需要切开肿瘤时，切忌用超声刀切，可用剪刀或单极钩切开，并及时更换器械；⑩术毕用 43 ～ 45℃的蒸馏水 2 000 ～ 3 000 mL 反复冲洗腹腔 2 ～ 3 次，每次滞留 5 min 后吸净；⑪当肿瘤侵透子宫浆膜层、有腹水、盆腹腔有转移病灶或高度怀疑腹腔内有游离肿瘤细胞时，可以腹腔灌注化疗药物，有条件者建议腹腔热灌注化疗；⑫术前仔细评估子宫大小及阴道宽度，估计经阴道完整取出子宫困难者，禁止选择腹腔镜手术；⑬尽量选用带有螺旋纹固定密封效果好的套管针，术中减少套管针进出腹壁，减少因烟囱效应引起的穿刺孔周围种植转移；⑭采用密闭负压吸气系统缓慢放气，术中维持气腹压力平稳。

（2）相关问题

1）举宫器与无瘤防御：20 世纪 90 年代，随着腹腔镜技术在妇科领域的广泛应用，举宫器应运而生。举宫器种类繁多，大致可以分为两类：球囊型举宫器和非球囊型举宫器。举宫器通过术中推举子宫达到进一步暴露手术视野，减少膀胱、输尿管、肠管等周围器官损伤的目的，举宫杯的使用有助于切除足够的阴道范围和气腹的维持。因此，在腹腔镜子宫内膜癌手术中人们会普遍应用举宫器。

近年来，大部分研究表明举宫器在子宫内膜癌腹腔镜手术中的应用是安全的，但其应用仍不断受到质疑。Lim 等通过一项前瞻性自身对照研究，收集使用 RUMI 举宫器的子宫内膜癌患者（$n = 46$），分别取举宫器放置前、双侧输卵管结扎、举宫器放置后及全子宫切除后的腹膜冲洗液，发现举宫器放置后腹水中肿瘤细胞阳性率（4.3%）增高，认为该型举宫器的球囊系统在置入子宫后可促使输卵管峡部及壶腹部原存留的肿瘤细胞进入盆腔。Padilla-Iserte 等通过一项多中心、回顾性研究，对子宫内膜癌术中使用（$n = 1756$）或不使用（$n = 905$）举宫器两组患者进行术后随访，其中举宫器组有 51.77% 患者术中使用球囊型举宫器，其余使用非球囊型举宫器，发现使用举宫器会降低早期子宫内膜癌（FIGO Ⅰ ～ Ⅱ期）无病生存率（$HR = 1.74$，$P = 0.027$），提高其死亡率（$HR = 1.74$，$P = 0.026$），分析可能与宫腔内置入举宫器探针造成的子宫肌层破坏、宫腔内压力增高导致肿瘤细胞播散有关，两组患者复发常见部位均为盆腔及阴道组织。

分析举宫器可能导致子宫内膜癌不良肿瘤学结局的原因有：①因引导探针的长度不当发生子宫穿孔，从而导致术中肿瘤溢出，进而引发播散种植；②造成子宫肌层受损破坏，肿瘤细胞进入子宫肌层；③直接或间接导致肿瘤破裂，从而导致碎片化的肿瘤组织暴露于阴道上段，在腹腔镜下进行阴道切开时，由于体位原因，暴露于阴道上段的破碎肿瘤组织可以反流至盆腹腔内；④导致宫腔内压力增高，肿瘤细胞可能经输卵管逆流至盆腔，尤其是输卵管峡部及壶腹部原存留的肿瘤细胞进入盆腔。

因此，为避免举宫导致的穿孔进而造成肿瘤播散，笔者建议在腹腔镜监视下放置举宫器，禁止术前放置举宫器。无论是哪种类型举宫器，都要先调整引导探针的长度避免其穿透子宫，一般先轻探，到达宫底后再退出 1 cm 左右，这样可以尽可能减少探针对子宫壁的挤压和损伤。为了减少举宫器引起的肿瘤溢出，建议改良举宫器或改良举宫方式。有学者将传统举宫器进行改良，如将举宫器用于固定子宫颈的螺母改为光滑的帽状结构，从而保护子宫颈，减少子宫颈管内肿瘤细胞的脱落种植；改良举宫器内芯为相对柔软的材质，减轻对宫腔的刺激。鉴于举宫器在恶性肿瘤手术中应用安全性的争议，替代举宫器的不同举宫方式正不断被提出，如不举宫，或通过各种方法悬吊子宫以达到举宫的效果，如可以将双侧输卵管及子宫圆韧带结扎，将两条结扎线绕于子宫前壁结扎达到悬吊子宫的目的，但是应该注意在悬吊子宫时切忌穿透子宫肌层或宫腔中的癌组织。

2）气腹与无瘤防御：传统腹腔镜手术与开腹手术明显的差别是腹腔镜手术需要长时间地使用 CO_2 形成气腹，而且要维持一定的压力。这有可能造成子宫内膜癌腹腔镜手术肿瘤播散。气腹对子宫内膜癌肿瘤播散的影响，主要通过动物实验进行研究，目前所得到的结论尚未统一，对于临床的影响有待于进一步考究。目前认为 CO_2 气腹引起肿瘤播散的主要作用机制有：①对腹膜造成的局部组织创伤，有利于肿瘤播散；②形成的腹腔酸性环境影响恶性肿瘤细胞生物学行为；③对宿主局部免疫能力的抑制；④对转移相关黏附分子的影响；⑤维持过程中烟雾化作用和烟囱效应，烟雾化作用可使具有活性和转移潜能的肿瘤细胞脱落至腹腔内，从套管侧孔吸入的气体因为围绕穿刺部位的微漏引起脱离细胞的动荡和转移，所以腹腔内的肿瘤细胞喜欢转移到动荡部位并在此种植；⑥ CO_2 气腹压力的问题，CO_2 气腹可以使脱落的癌细胞或其他途径进入腹腔的癌细胞引起腹腔及盆腔种植，而且在手术过程中气腹压力的变化也会促进癌细胞的流动扩散。同时，腹腔镜手术时若创面的血管及淋巴管未及时闭合，肿瘤细胞是否可随腹腔内压力的增高而进入血管及淋巴管而形成被动癌栓也是需要考虑的问题。目前的基础研究显示，氦气气腹对肿瘤转移和复发有明显的抑制作用，改变气腹介质为氦气或使用无气腹腔镜在子宫内膜癌手术中可能占有优势。

3）能量器械与无瘤防御：子宫内膜癌腹腔镜手术中超声刀是必备手术能量器械，使用能量器械造成肿瘤细胞种植转移与超声气雾和烟囱效应密切相关。①超声气雾：超声刀在工作中刀头产生机械震动，刀头振动与组织蛋白接触，使组织产生高频率的震动，进而使细胞崩解，组织被切开。组织碎片在机械震荡的作用下，与汽化的水分子一起以气雾的形式向周围空间扩散。产生的气雾除大量水汽以外，还含有大小不等的碳化组织微粒和形态近似细胞的结构，以及活性蛋白、病毒及活性细胞等气雾含有的漂浮物弥漫整个腹腔。Descoteaux 等的一项研究表明，超声气雾中的颗粒物直径在 $2 \sim 25 \ \mu m$，而正常的细胞大小正好处于这一范围内。加之相对超声刀切割时较低的工作温度，较少的热损伤，理论上来讲，这样的环境中存在活性细胞是可能的。有学者证明超声刀切割脾和胃组织时烟雾中都有一定数量的活性细胞，活性细胞数量与切割时间和功率成正比。烟雾中活性细胞数量与组织结构和致密度有关，组织越致密，产生的烟雾中活性细胞越少。叶根榕等学者收集超声刀切割胃癌组织时产生的气雾，在其中观察到了具有生物活性的胃癌细胞，并将这些细胞接种于小鼠胃壁，可见明确肿物生长，且病理组织学检查证实为胃癌细胞。②烟囱效应：即气腹的存在使腹腔与外界存在压力差，气体顺压力梯度经戳孔处由腹腔内往外泄露，这一过程使得超声气雾中的活性肿瘤细胞源源不断地通过并与戳孔处暴露的皮下组织发生频繁接触，由于失去了腹膜间皮细胞的保护，在细胞黏附分子的作用下，肿瘤细胞容易形成种植。由于 CO_2 气腹与超声烟雾的存在，腔镜手术下减少烟雾的形成和集聚就显得十分重要。首先气腹对间皮细胞的损伤，可能由于压力导致腹膜的机械性扩张，或干燥的流动气体导致干燥的腹腔环境，损伤程度与气腹时间、压力、气流量呈正相关。

因此，术中我们务必遵循肿瘤完整切除的无瘤原则，对于肉眼可见的淋巴结、可疑病灶等组织一定要整块切除，避免人为产生有活性的肿瘤细胞。同时，采用低压力、低流量气腹，缩短手术时间可以减少间皮细胞损伤，减小气雾中肿瘤细胞与机体组织黏附的风险，对预防种植转移具有一定意义。其次，超声刀的切割功率越大，时间越长，气雾量、活性细胞越多。用较小的切割功率，较短的切割时间有利于控制形成气雾的量。超声刀切割过程中经套管持续排气，使腹腔中气雾处于最小浓度，不仅可以保持视野的清晰，也可使活性雾化状态的活性肿瘤细胞处于最小浓度，理论上可降低种植转移风险。

2.6.2.4　子宫内膜癌经阴道手术的无瘤防御

子宫内膜癌经阴道入路的手术范围包括子宫全切术、双侧输卵管 – 卵巢切除术，局限性在于无法进行全面探查、腹腔冲洗和淋巴结切除等。因此，该手术入路仅适用于评估的低危的早期子宫内膜癌，尤其是高龄、肥胖或者合并严重内科合并症患者，但对于阴道狭窄的患者手术存在困难，不推荐；对于子宫体积较大，不能完整自阴道取出者，禁止经阴道手术。经阴道切除子宫前应先缝扎子宫颈或组织钳封闭子宫颈管，避免术中肿瘤细胞自宫颈脱落。

2.6.2.5　子宫内膜癌保留生育功能手术的无瘤防御

根据 NCCN 指南推荐，子宫内膜癌保留生育功能治疗方案的条件包括：①分段诊断性刮宫标本经病理专家核实，病理类型为子宫内膜样癌；②影像学检查未发现可疑的转移病灶；③无药物治疗或妊娠的禁忌证；④经充分解释，患者了解保留生育功能并非子宫内膜癌的标准治疗方式并在治疗前咨询生殖专家；⑤对合适的患者进行遗传咨询或基因检测。国内专家共识也提出保留生育功能的条件进一步包括年龄≤40 岁，ER、PR 均阳性表达，治疗前评估生育功能，无其他生育障碍因素等。

药物治疗是子宫内膜癌保留生育功能的主要方法，首选大剂量孕激素，常用醋酸甲地孕酮（MA）、醋酸甲羟孕酮（MPA）和 LNG-IUD。近年来，采用宫腔镜肿瘤切除术联合孕激素类药物治疗要求保留生育功能的早期子宫内膜癌的报道逐渐增多。宫腔镜下切除肿瘤，尽量减少肿瘤负荷，联合孕激素治疗，提高疗效，缩短达到完全缓解所需时间。但该方案的安全性和有效性的数据仅限于小型病例研究，可能仅适合于单病灶的患者，是否增加肿瘤细胞播散的风险存在较大争议。宫腔镜术后腹水细胞学阳性可能与全身麻醉后输卵管生理性收缩能力下降，宫腔镜操作中膨宫液体更容易流入盆腹腔有关，同时为了使子宫腔可视化，通常需要的子宫内压在 70~100 mmHg，若子宫内压力大于 75 mmHg，也会增加沿输卵管进入腹腔的液体量。当然由于二次手术探查与宫腔镜操作通常会有时间间隔，腹水细胞学阳性是否必然相关仍存在质疑，而且目前研究认为宫腔镜引起的腹水细胞学阳性，通常并未引起腹腔种植，不影响患者预后。但另一方面，理论上讲宫腔镜电切手术除引起膨宫液体进入腹腔引起腹水细胞学阳性外，术中创面开放血管若同时子宫内压超过平均动脉压（正常为 70~110 mmHg），大量的膨宫液体也会在血液循环中被吸收，增加肿瘤细胞血行播散的风险，但未见报道。国内专家共识提出采取宫腔镜切除肿瘤需由有经验的医生操作，操作时间不宜过长，膨宫压力适当调低，防止医源性肿瘤扩散。

总之，构建子宫内膜癌微创无瘤防御体系的基础是精准的评估，无瘤原则和重视疗效是指导思想,审慎地实施也是重要环节。手术决策和手术技巧"双剑合璧"的微创无瘤防御体系才能帮助我们做出个体化的更优选择。当然,微创无瘤防御体系仅是子宫内膜癌治疗的一部分,联合放化疗及内分泌治疗、免疫治疗的综合治疗才能够更好地帮助患者祛疾除瘤,获得更好的生活质量和更长的生存期。

参考文献

[1] Bokhman J V. Two pathogenetic types of endometrial carcinoma [J]. Gynecologic Oncology,1983,15(1):10–17.

[2] 中国抗癌协会妇科肿瘤专业委员会. 子宫内膜癌诊断与治疗指南(第四版)[J]. 中国实用妇科与产科杂志,2018,34(8):880–886.

[3] Miller K D,Nogueira L,Mariotto A B,et al. Cancer treatment and survivorship statistics [J].CA:A Cancer Journal for Clinicians,2019,69(5):363–385.

[4] The Cancer Genome Atlas Research Network. Integrated genomic characterization of endometrial carcinoma [J].Nature,2013,497(7447):67–73.

[5] Chang Y N,Zhang Y,Wang Y J,et al. Effect of hysteroscopy on the peritoneal dissemination of endometrial cancer cells:a meta–analysis [J]. Fertility and Sterility,2011,96:957–961.

[6] Nappi C,Sardo A D S. 宫腔镜下的世界:从解剖到病理 [M]. 冯力民译. 北京:中国协和医科大学出版社,2018.

[7] 张颖,段华,孔亮,等. 窄带成像宫腔镜在诊断子宫内膜癌及内膜非典型增生中的价值 [J]. 中国微创外科杂志,2012,12(6):481–484.

[8] 孔亮,段华,张颖,等. 窄带成像宫腔镜在子宫内膜病变诊断中的应用研究 [J]. 北京医学,2015,37(7):618– 622.

[9] Mittal P,Klingler–Hoffmann M,Arentz G,et al. Proteomics of endometrial cancer diagnosis,treatment,and prognosis [J]. Proteomics Clin Appl,2016,10,217–229.

[10] 中国医师协会检验医师分会妇科肿瘤检验医学专家委员会. 妇科肿瘤标志物应用专家共识 [J]. 山东大学学报(医学版),2018,56(10):3–8.

[11] 中国研究型医院学会妇产科专业委员会. 早期子宫内膜癌保留生育功能治疗专家共识 [J]. 中国妇产科临床杂志,2019,20(4):369–373.

[12] 张师前,于浩. 年轻早期子宫内膜癌保留生育功能治疗 [J]. 中国实用妇科与产科杂志,2017,33(5):458–461.

[13] Du J,Li Y,Lv S,et al. Endometrial sampling devices for early diagnosis of endometrial lesions [J]. Journal of Cancer Research and Clinical Oncology,2016,142:2515–2522.

[14] Gordon P. Endometrial Biopsy [J]. The New England Journal of Medicine,2009,361:e61.

［15］ACOG Committee Opinion No.734. The role of transvaginal ultrasonography in evaluating the endometrium of women with postmenopausal bleeding ［J］. Obstetrics and Gynecology, 2018, 131 （5）: e124-e129.

［16］Burke W M, Orr J, Leitao M, et al. Endometrial cancer: a review and current management strategies: part I. Gynecologic Oncology, 2014, 134: 385-92.

［17］Francesca F, Giuseppe L, Simona L, et al. Fertility preserving treatment with hysteroscopic resection followed by progestin therapy in young women with early endometrial cancer ［J］. Journal of Gynecologic Oncology, 2017, 28 （1）: e2.

［18］Biewenga P, De Blok S, Birnie E. Does diagnostic hysteroscopy in patients with stage I endometrial carcinoma cause positive peritoneal washings ［J］? Gynecologic Oncology, 2004, 93 （1）: 194-198.

（徐　臻　陈志龙　赵　虎）

2.7

子宫肉瘤

子宫肉瘤是一种罕见的女性生殖系统肿瘤，可来源于子宫肌层、肌层内结缔组织、子宫内膜间质，占所有女性生殖系统恶性肿瘤的1%，子宫体恶性肿瘤的3%~7%，归属于软组织肉瘤的大类。子宫肉瘤通常被认为是侵袭性较强的恶性肿瘤，预后较差。因为子宫肉瘤的发病率相对较低，因此对其发病机制的研究相对较少，其发病机制目前仍不明确。但研究认为染色体易位对于各类组织学类型子宫肉瘤均有影响。同时研究证实肥胖和BMI增加、糖尿病、绝经后雌孕激素刺激、OC、三苯氧胺的使用、盆腔的放射治疗等增加了子宫肉瘤的风险，而吸烟和孕次并未增加子宫肉瘤的风险，大部分子宫肉瘤发生在绝经后期。不同类型子宫肉瘤，对于化疗的反应也不同。

子宫肉瘤主要分为子宫平滑肌肉瘤（leiomyosarcoma of the uterus，LMS）、子宫内膜间质肉瘤（endometrial stromal sarcoma，ESS）及未分化的子宫内膜肉瘤等。根据FIGO 2018年指南，子宫癌肉瘤被归于子宫内膜癌的特殊类型，认为是去分化的子宫内膜癌或者转化型子宫内膜癌。子宫肉瘤与子宫肌瘤的鉴别诊断在临床上是困难的，主要因为子宫肉瘤的临床表现、体征及影像学检查缺乏特异性，目前主要依赖于组织病理学确诊，术前常被误诊为良性病变"子宫肌瘤"。然而，一旦子宫肉瘤被误认为良性病变，无论是采用UAE、HIFU、微波或射频消融治疗，还是腹腔镜下肌瘤的切除，甚至无保护的肌瘤旋切都会存在疾病进展、肉瘤播散的可能。临床医生所面临的挑战是如何准确地鉴别出大量子宫肌瘤患者中存在的隐匿子宫肉瘤病例，同时又要避免子宫良性病变患者被过度地进行子宫切除手术，因此选择有效治疗手段，遵守无瘤原则，避免肉瘤腹腔内播散和远处转移成为治疗的关键。

2.7.1　诊断篇

2.7.1.1　子宫肉瘤的临床表现

（1）异常阴道流血：为最常见的临床症状，子宫肉瘤患者中绝经前出血者占43%，表现为经量多、经期长、阴道不规则流血；绝经后出血者占52%，表现为阴道流血，量多或量少。

（2）腹部包块：多见于子宫肌瘤肉瘤变者，包块快速增大，质地偏软。如出现子宫肌瘤迅速增大（6个月内增大1倍），应怀疑LMS。

（3）腹痛：肉瘤的快速生长可导致腹部及盆腔胀痛和不适，增大的子宫压迫周围器官可出现隐痛，若瘤内坏死、出血、破裂，可出现急腹症。

（4）异常阴道排液增多：为血性、浆液性等，合并感染时可有恶臭，或有组织物排出。

2.7.1.2　子宫肉瘤的体格检查

（1）妇科检查：子宫明显增大，质地较软，如肉瘤从宫腔脱出子宫口或阴道口，可见紫红色肿块，合并感染可见脓性分泌物。需行双合诊和三合诊，了解子宫大小、形状、质地及活动度，检查直肠子宫陷凹有无结节等。

（2）体格检查：全身的体格检查，主要注意有无皮下的肿块，有无腹股沟、腋下、锁骨上等浅表淋巴结的转移。

2.7.1.3　肿瘤标志物及影像学检查

（1）肿瘤标志物：乳酸脱氢酶（lactate dehydrogenase，LDH）是参与糖酵解代谢的重要辅酶之一，近期研究都提示LDH可作为子宫肉瘤潜在肿瘤标志物的重要候选。GOTO等分析了10例子宫平滑肌肉瘤患者和130例子宫肌瘤患者的外周血LDH水平（包括LDH1、LDH2、LDH3、LDH4和LDH5），10例子宫平滑肌肉瘤患者LDH均升高，提示通过MRI结合LDH有助于子宫平滑肌肉瘤的术前诊断。Nagai等建立子宫肉瘤术前诊断的评分模型，高LDH水平（≥279 U/L）应高度怀疑为子宫肉瘤。CA125是卵巢上皮性恶性肿瘤的重要标志物，有研究证实CA125的升高多提示子宫肉瘤子宫体外转移和深肌层的浸润，同时术后CA125升高是不良生存结局的独立危险因素。但是在早期子宫肉瘤患者，LDH、CA125 多在正常范围内，目前仍缺乏有效的早期预警肿瘤标志物。

（2）超声检查：超声因其简单方便的优势，仍然是子宫肿瘤检查的首选成像技术，然而目前尚无统一的子宫肉瘤超声诊断标准。子宫肉瘤的超声图像特征：①肿瘤多为单发，分叶状或不规则状，边界模糊，肿瘤平均直径≥8 cm，因肿瘤生长过快，中间多伴有坏死，超声上可表现为囊实性混合回声；②彩色多普勒显示肿瘤血供丰富。子宫平滑肌肉瘤的血供增加，Ⅲ～Ⅳ级血流丰富的肿瘤需要高度重视，即为可疑子宫恶性肿瘤。血供高速低阻是子宫肉瘤的重要特征之一，其平均血流阻力指数（RI）显著低于正常子宫肌层和肌瘤。以 RI≤0.40 为阈值预测子宫肉瘤的敏感性和特异性分别为 90.9% 和 99.8%，但多普勒成像并不能直接区分良恶性肌瘤。研究发现 14% 的子宫肉瘤被描述为良性肌瘤的超声图像，其中子宫内膜间质肉瘤是最常误诊的良性肉瘤类型。超声弹性成像是一种新兴的超声方法，在弹性成像中，子宫肉瘤呈典型的不均质图像，具有低信号强度，而肌瘤密度更均匀。超声造影下子宫肉瘤图像特征：病灶区不均匀高增强，消退时亦无明显包膜感，与肌层分界不清。对于超声诊断可疑子宫肉瘤，应详细询问病史，有无阴道异常流血排液，有无肌瘤快速生长，应避免行腹腔镜下子宫肌瘤切除术或腹腔镜下子宫切除术（子宫过大，需要经阴道削切后取出）。

（3）盆腔 MRI 检查：由于具有软组织分辨率高、多参数多方位成像等优势，是子宫肉瘤诊断及鉴别诊断最有效的影像学检查。盆腔 MRI 平扫 + 增强能够准确评估肿瘤对子宫体肌层、子宫周围结构的侵犯及淋巴结转移等情况。主要图像特征：①多为实性肿块，增强图像肿块内部伴有不均质坏死，边界不清伴浸润生长；② T2WI 多为高信号，提示富细胞，瘤体质地偏软，而肌瘤多为低信号，T1WI 上可见不规则且不均匀分布、斑片状的高信号出血灶，为肿块内出血、坏死表现；③ DWI 由于肿瘤细胞致密出现明显的弥散受限，ADC 值降低。MRI 在子宫肉瘤诊断上具有很高的临床预测价值，但对于变性的子宫肌瘤，影像学特征存在重叠，需要结合病史、超声检查、肿瘤标志物来综合判断，必要时可行子宫内膜活检或肿瘤穿刺活检。

（4）PET-CT 等其他检查：PET-CT 评估有助于子宫肉瘤患者的诊断和随访，特别是复发或伴有远处转移的患者，可作为生存风险评估的特异性指标。其中瘤内标准化摄取值（SUV）有助于区分子宫肉瘤及子宫肌瘤。盆腔 CT 检查对于肿瘤的大小、部位、边界、性质缺少特异性，临床应用较少。

2.7.2　治疗篇

子宫肉瘤的治疗原则：以手术切除为主，结合内分泌治疗、化疗或放疗。手术中需结合病史、体格检查及妇科检查、术前肿瘤标志物检测、盆腔超声及 MRI 检查综合评价，制订个体化的治疗方案，注意无瘤原则，避免肿瘤因治疗而发生医源性腹腔内播散和转移。

2.7.2.1　术前检查考虑子宫肌瘤患者

腹腔镜下子宫肌瘤切除手术和全子宫切除手术已经成为子宫肌瘤患者最重要的治疗手段，与传统开腹手术相比，微创手术大大减少了患者的创伤和疼痛，具有更少的手术并发症发生率和住院时间。自 1993 年，首次有妇科医生开始使用电动粉碎器取出肌瘤，促使妇科医生在腹腔镜下完成较大的子宫肌瘤手术；但是 2014 年，由于电动粉碎器所带来的肿瘤在腹腔内播散的风险，美国 FDA 禁止使用电动粉碎器进行肌瘤的粉碎。美国 FDA 在分析几项已发表的研究后指出，隐匿性肉瘤的风险为 0.28%（1/352）。因此并不能忽视子宫肌瘤存在隐匿性子宫肉瘤的风险，而进行无保护的腹腔镜下子宫肌瘤手术。为了比较粉碎和未粉碎标本之间子宫肉瘤的播散情况，Park 等人对 56 例 Ⅰ、Ⅱ 期 LMS 患者进行回顾性比较，其中 31 例行开腹子宫切除术，25 例行开腹小切口、阴道或腹腔镜下子宫肿瘤粉碎。粉碎组的肉瘤复发率为 44%，明显高于开腹子宫切除组（12.9%）。因此在子宫肌瘤腹腔镜手术中，建议放置保护袋，进行保护式旋切，避免粉碎的肌瘤组织被播散在盆腔中。近年来，已经发展出不同的保护性肌瘤取出方法：①将肌瘤标本置于保护袋中，通过腹部小切口以"削苹果"方式取出较大肌瘤组织，同样可避免肌瘤碎片播散至盆腹腔；②将肌瘤标本置入保护袋内，经阴道在袋内切碎标本并取出；③将肌瘤标本置于一个大的保护袋内，保护袋可与穿刺套管相连，将袋内充气后，在直视条件下进行有保护的电动旋切。总体而言，对于良性子宫肌瘤患者，需避免直接暴露式旋切，以减少隐匿性肉瘤的播散，可选择多种不同的方式进行保护性切除，以最大限度保护患者的健康。

2.7.2.2　术前检查可疑的子宫肉瘤患者

建议行诊断性刮宫、子宫内膜活检，尽管 LMS 和 ESS 的检出率仅为 35% 和

25%。手术方式：对于围绝经期女性或年龄大于 45 岁者，建议行经腹筋膜外子宫全切术；若子宫增大不明显，可经阴道取出者，考虑行腹腔镜或经阴道子宫切除术，术中进行快速冷冻病理，根据病理结果再决定是否行双侧附件切除术。腹腔镜下子宫全切术中，举宫杯的使用、CO_2 气腹对肿瘤播散的影响仍然未知，术前需充分告知患者，供其知情选择。对于年轻并强烈要求保留子宫的患者，可考虑行经腹子宫肿瘤切除术并行快速病理检查，术中需保护子宫切口周围，放置切口保护器，肿瘤切除后，需更换术者手套、纱布，盆腔内大量蒸馏水冲洗。子宫体积增大或阴道狭窄，无法经阴道完整取出子宫，需以粉碎的方式取出标本的患者，禁止采用腹腔镜或经阴道子宫切除术，禁止腹腔镜下肿瘤的粉碎术和子宫次全切除术。

2.7.2.3　经术中快速病理证实的子宫肉瘤患者

因术中快速病理准确性为 95% 左右，可能与术后病理存在不一致，术中需与患者家属充分沟通并签署知情同意书再行补充手术。若为经腹切除肿瘤，可补充行子宫切除 + 双侧附件切除术，仔细检查有无肿瘤组织残留，并用大量蒸馏水或生理盐水冲洗。若在腹腔镜下完成子宫及双附件切除，可完整经阴道取出，或装袋后保护性旋切取出肿瘤。密闭式粉碎袋需注水检查粉碎袋是否破裂，术毕应用至少 3L 蒸馏水或生理盐水反复仔细地冲洗盆腹腔。已行全子宫切除患者，术中快速病理证实为子宫肉瘤，则需补充切除双侧附件。

2.7.2.4　术前病理已证实的子宫肉瘤患者

对于术前经子宫内膜活检、诊断性刮宫、穿刺活检病理证实的子宫肉瘤患者，手术范围为经腹筋膜外全子宫切除及双侧附件切除，术中离断阴道时，需闭合阴道，避免肿瘤细胞脱落至盆腔。肉瘤多经血行转移，宫旁组织容易侵犯，可行次广泛的子宫切除手术。如果子宫颈受累，则需要行广泛子宫切除，对于子宫平滑肌肉瘤和子宫内膜间质肉瘤，淋巴结转移的风险分别被报告为 3% 和 < 10%，因此一般不推荐在早期疾病中常规淋巴结清扫（除非可疑转移）。对于经手术切除以后病理检查才得以确诊者，需补充手术。再次手术前需通过免疫组化明确病理类型，同时全身影像学检查明确有无盆腔以外转移灶。再次手术需开腹切除遗留的子宫、子宫颈或附件等，术中需详细检查清理散落病灶，尽可能彻底减灭肿瘤细胞。对于子宫外盆腹腔内转移病灶应予以切除。

2.7.2.5　术后辅助治疗

内分泌治疗主要用于低级别子宫内膜间质肉瘤，首选芳香化酶抑制剂（来曲唑、阿那曲唑或依西美坦等），也可使用高剂量孕酮或 GnRH-a。化疗主要用于平滑肌肉瘤、未分化的子宫内膜肉瘤或高级别子宫内膜间质肉瘤，可以选择单药化疗，也可选择联合化疗。常用的单药化疗药物有多柔比星、异环磷酰胺、替莫唑胺、吉西他滨和多西他赛等。联合化疗方案有吉西他滨＋多西他赛、多柔比星＋异环磷酰胺、多柔比星＋达卡巴嗪和吉西他滨＋达卡巴嗪等。一般推荐平滑肌肉瘤的一线化疗方案为多西他赛＋吉西他滨，有研究显示在该方案中加入贝伐珠单抗并不能提高疗效。单药化疗最常用多柔比星。以顺铂为基础的化疗方案对高级别子宫内膜间质肉瘤有效，但不良反应大。此外，异环磷酰胺＋多柔比星也被报道用于高级别子宫内膜间质肉瘤。

2.7.2.6　晚期转移及复发子宫肉瘤的治疗

晚期转移或复发性子宫肉瘤的治疗策略主要取决于 2 个因素：①是否可行手术切除；②既往有无放疗史。此外，需根据复发的部位及肿瘤的恶性程度选择治疗方法。选择全身系统性治疗时，低级别子宫内膜间质肉瘤首先考虑雌激素拮抗剂，而子宫平滑肌肉瘤、未分化的子宫内膜肉瘤或高级别子宫内膜间质肉瘤则采用化疗。有证据表明，肿瘤细胞减灭术可以改善复发性子宫内膜间质肉瘤患者的生存期，因此，切除可以切除的病灶对于晚期患者或复发性患者仍然有益。不能手术者采取盆腔外照射放疗 ± 阴道近距离放疗和（或）全身系统性治疗。

2.7.2.7　随访

（1）随访计划：前 2~3 年每 3 个月随访一次，以后每 6~12 个月随访一次。

（2）复查内容：包括全身体检及妇科检查、肿瘤标志物 LDH、CA125（可选择）、影像学检查和健康宣教。

（3）影像学检查：推荐胸部 CT 结合腹盆腔 MRI，经济条件较差时，可选择腹盆腔超声结合胸片。前 3 年内每 3~6 个月一次，第 4~5 年每 6~12 个月检查一次，第 6~10 年，每 1~2 年检查一次。当上述检查不能排除肿瘤转移时，可行全身 PET-CT 检查。

参考文献

[1] D'Angelo E, Prat J. Uterine sarcomas: a review [J]. Gynecologic Oncology, 2010, 116 (1): 131-139.

[2] Schwartz S M, Weiss N S, Daling J R, et al. Exogenous sex hormone use, correlates of endogenous hormone levels, and the incidence of histologic types of sarcoma of the uterus [J]. Cancer, 1996, 77 (4): 717-724.

[3] Lavie O, Barnett-Griness O, Narod S A, et al. The risk of developing uterine sarcoma after tamoxifen use [J]. International Journal of Gynecologic Cancer, 2008, 18 (2): 352.

[4] Bhatla N, Denny L. 2018. FIGO cancer report [J]. International Journal of Gynecology & Obstetrics, 2018, 143 (S2): 2-3.

[5] Glorie N, Baert T, Van den Bosch T, et al. Circulating protein biomarkers to differentiate uterine sarcomas from leiomyomas [J]. Anticancer Research, 2019, 39 (8): 3981.

[6] Juhasz-Böss I, Gabriel L, Bohle R M, et al. Uterine leiomyosarcoma [J]. Oncology Research and Treatment, 2018, 41 (11): 680-686.

[7] Ricci S, Stone R L, Fader A N. Uterine leiomyosarcoma: epidemiology, contemporary treatment strategies and the impact of uterine morcellation [J]. Gynecologic Oncology, 2017, 145 (1): 208-216.

[8] Vroobel K M, Karawita T S, Wilkinson N. New developments in endometrial stromal sarcoma [J]. Diagnostic Histopathology, 2017, 23 (7): 311-322.

[9] Juang C M, Yen M S, Horng H C, et al. Potential role of preoperative serum CA125 for the differential diagnosis between uterine leiomyoma and uterine leiomyosarcoma [J]. European Journal of Gynaecological Oncology, 2006, 27 (4): 370-374.

[10] Menczer J, Schreiber L, Berger E, et al. CA125 expression in the tissue of uterine leiomyosarcoma [J]. The Israel Medical Association Journal, 2014, 16 (11): 697-699.

[11] Oh J, Park S B, Park H J, et al. Ultrasound features of uterine sarcomas [J]. Ultrasound Quarterly, 2019, 35 (4): 376-384.

[12] Ludovisi M, Moro F, Pasciuto T, et al. Imaging in gynecological disease (15): clinical and ultrasound characteristics of uterine sarcoma [J]. Ultrasound in Obstetrics & Gynecology, 2019, 54 (5): 676-687.

[13] Nitta E, Kanenishi K, Itabashi N, et al. Real-time tissue elastography of uterine sarcoma [J]. Archives of Gynecology and Obstetrics, 2014, 289 (2): 463-465.

[14] Abdel Wahab C, Jannot A S, Bonaffini P A, et al. Diagnostic algorithm to differentiate benign

atypical leiomyomas from malignant uterine sarcomas with diffusion-weighted MRI［J］. Radiology, 2020, 297（2）：361-371.

［15］Huang Y T, Huang Y L, Ng K K, et al. Current status of magnetic resonance imaging in patients with malignant uterine neoplasms：a review［J］. Korean Journal of Radiology, 2019, 20（1）：18-33.

［16］Dubreuil J, Tordo J, Rubello D, et al. Diffusion-weighted MRI and 18F-FDG-PET/CT imaging：competition or synergy as diagnostic methods to manage sarcoma of the uterus? A systematic review of the literature［J］. Nuclear Medicine Communications, 2017, 38（1）：84-90.

［17］Dai Q, Xu B, Wu H, et al. The prognosis of recurrent low-grade endometrial stromal sarcoma：a retrospective cohort study［J］. Orphanet Journal of Rare Diseases, 2021, 16（1）：160.

［18］McKenna J B, Kanade T, Choi S, et al. The sydney contained in bag morcellation technique［J］. Journal of Minimally Invasive Gynecology, 2014, 21（6）：984-985.

［19］Pannier D, Cordoba A, Ryckewaert T, et al. Hormonal therapies in uterine sarcomas, aggressive angiomyxoma, and desmoid-type fibromatosis［J］. Critical Reviews in Oncology/Hematology, 2019, 143：62-66.

［20］Bogani G, Ditto A, Martinelli F, et al. Role of bevacizumab in uterine leiomyosarcoma［J］. Crit Rev Oncol Hematol, 2018, 126：45-51.

（赵卫东）

2.8 卵巢恶性肿瘤

卵巢癌是女性生殖系统中发病率仅次于宫颈癌和子宫内膜癌的恶性肿瘤，其致死率居妇科恶性肿瘤首位，是女性最致命的妇科癌症。

上皮性卵巢癌是卵巢癌中最常见的组织学类型，分为浆液性、黏液性、子宫内膜样、透明细胞、移行细胞和浆黏液性肿瘤等。

2.8.1 诊断篇

2.8.1.1 症状

由于卵巢解剖位置深居盆腔，卵巢恶性肿瘤发病隐匿，卵巢癌的早期常常无症状，超过半数以上的患者就诊时已是晚期。晚期主要症状包括腹胀、腹部包块、腹水、消瘦、贫血及营养不良等。功能性肿瘤如颗粒细胞瘤可出现不规则阴道流血或绝经后出血。

2.8.1.2 妇科检查

可以扪及附件区或腹部包块，实性或囊实相间，活动差，晚期常伴有腹水。三合诊检查：可在直肠子宫陷凹内触及质硬结节或肿块。

2.8.1.3 辅助检查

辅助检查在判断盆腔包块是否是卵巢癌的诊断中非常重要。辅助检查的目的是确定肿块是否来自卵巢，是良性还是恶性，可能的组织学类型，是否发生转移等。

临床上发现盆腔可疑包块和（或）腹水、腹胀和（或）其他明显恶性相关症状的患者，需要了解家族史。在腹部／盆腔体格检查后行超声和（或）腹部／盆腔

CT、MRI 或 PET-CT、必要的实验室检查和肿瘤标志物测定，包括 CA125、HE4、ROMA 指数、CA199、CEA、抑制素、AFP、β-hCG 和 LDH。拟诊早期卵巢癌应避免细针穿刺进行诊断。必要时可以用腹腔镜检查进行评估。

（1）肿瘤标志物检查：血清学测定肿瘤标志物是早期检测卵巢恶性肿瘤最简便易行的方法。目前已经发现至少有 29 种不同的血清标志物与 CA125 联合检测可以提高敏感性和特异性，这些标志物通常一次需要 2～3 种联合检测。

CA125 在卵巢恶性肿瘤的临床诊断、疗效评估、病情监测方面的价值已被公认。可用于检查早期卵巢癌患者，属于一种有效的肿瘤标志物，但其诊断敏感性及特异性不高。

HE4 是被广泛研究的另一种卵巢癌标志物。HE4 是一种低分子量糖蛋白，过度表达于 93% 的晚期卵巢癌、100% 的子宫内膜样卵巢癌和 50% 的透明细胞卵巢癌患者的细胞中，但在黏液性或生殖细胞性卵巢癌患者的细胞中不表达。

CA12 与联合 HE4 检测可提高卵巢恶性肿瘤诊断的敏感性和特异性，为临床工作提供指导。

CEA 是一种癌胚糖蛋白，它是消化道癌症应用最广泛的肿瘤标志物之一。由于 CEA 的敏感性和特异性分别为 38.78% 和 88.5%，因此与其他标志物联合检测可以有更佳效果。

CA199 是一种糖类抗原，在血清中主要以唾液蛋白的形式存在。CA199 在卵巢恶性肿瘤，尤其是对卵巢黏液性癌诊断中具有较高的参考价值。

（2）超声检查：可以检测卵巢的大小，异常的卵巢损伤，或其他如腹水、肿块的血流动力学变化等异常情况，可以为卵巢癌的早期诊断提供帮助。TVS 探头更接近卵巢，使图像分辨得更好，特别是诊断小的卵巢肿瘤敏感性更高。

WHO 进行的前瞻性多中心筛查研究中使用了统一的超声诊断标准：①病灶最大直径；②腹水；③实体伴有血流信号；④完全实体肿块；⑤实体成分的最大直径；⑥囊肿内壁不规则；⑦声影；⑧壁内血流颜色。这些可以使超声检查的敏感性达到 93%，特异性达到 76%。

（3）CT 检查：作为早期诊断卵巢恶性肿瘤的首选方法，有较高的准确率。多排螺旋 CT（MDCT）检查因其扫描速度较快、覆盖范围较大且图像清晰，目前已广泛应用于临床中。增强 CT 检查可显示卵巢恶性肿瘤有明显的不均匀强化，实性部分显著增强，且部分浆性病灶内有时可见不定型的钙化点，更利于诊断卵巢恶性肿瘤。

（4）MRI：是一种具有高软组织对比分辨率的可多方位、多层面成像的影像学检查技术，它不仅能够准确地反映出卵巢病变的内部特性，还能清晰地显示出卵巢正常解剖结构与异常组织间的关系。

（5）PET 及 PET-CT：PET 是功能型尖端影像学技术，^{18}F-FDG 是其最常用的显像剂之一，通过探测肿瘤摄取显像剂的多少，来反映不同细胞功能代谢等生物学特征。PET-CT 检查可用于疾病的早期发现及复发、转移的诊断，能更全面、准确地评估肿瘤的恶性程度，提高肿瘤分期的准确性。

（6）PET-MRI 检查：近几年来，影像学融合多模态成像技术不断地发展，逐渐成为了影像学研究的新方向。PET-MRI 检查就是将有分子成像功能的 PET 检查与有高软组织对比率的 MRI 结合起来的一种新型的检查方法。

（7）MR 分子成像：目前新兴的 MR 分子成像为早期诊断卵巢癌提供了实验基础。常用的靶向标志物包括叶酸受体、整合素家族 αvβ3、血管内皮生长因子、分化簇 13（cluster of differentiation 13，CD13）等。

2.8.1.4　遗传性卵巢癌的筛查

（1）BRCA1/BRCA2 基因检测：研究发现，家族史和遗传因素是卵巢癌致病的重要高危因素。大多数肿瘤的特征是全基因组不稳定性，DNA 测序技术的最新进展已经在卵巢癌中鉴定出另外的突变，包括 BARD1，BRIP1，CHEK2，NBN，PALB2，RAD50 家族、MDM 家族和 NF1。有卵巢癌家族史或者 *BRCA1/BRCA2* 基因缺失的妇女，患卵巢癌风险较高，患卵巢癌的风险通常比平均风险水平的妇女高出 6～60 倍。基于现有的循证医学证据，AGOC 对上皮性卵巢癌胚系和体系肿瘤检测给予了以下 9 点主要建议：①所有上皮性卵巢癌患者都应行 BRCA1/2 和其他卵巢癌易感基因的胚系检测；②对于没有携带胚系 BRCA1/2 致病或可能致病性突变者，应进行 BRCA1/2 致病或可能致病性突变的体系肿瘤检测；③对于确定存在 BRCA1/2 胚系或体系致病或可能致病性突变者，在初始治疗和复发时应接受美国 FDA 批准的治疗；④应为透明细胞、子宫内膜样或黏液性卵巢癌患者进行体系肿瘤检测，以寻找 dMMR；⑤应为存在 dMMR 的患者提供美国 FDA 批准的治疗；⑥应与熟悉遗传性癌症诊断和处理的医疗保健提供者一起进行遗传评估；⑦应为存在已知胚系癌症易感基因致病性突变的卵巢癌患者的一级或二级亲属提供个性化的遗传风险评估、咨询和基因检测；⑧不应基于意义不明确的突变（VUS）做出临床决策；⑨上皮性卵巢癌患者应在确诊时就进行基因检测。

（2）同源重组缺陷（HRD）检测：除 *BRCA1/2* 基因突变外，其他同源重组修复（HRR）基因，如 *RAD51*、*ATM*、*PALB2*、*MRE11* 等损伤或缺失也会导致 HRD，因此 HRD 作为 PARP 抑制剂敏感的生物标志物已应用于临床。HRD 可通过同源重组相关基因突变检测和基因瘢痕检测两种方式判断。目前 PARP 抑制剂临床试验中的 HRD 检测方法多采用后者，它不仅可以检测 BRCA 状态，还可以分析基因不稳定状态类型。

临床上卵巢癌的诊断主要通过妇科盆腔检查，血 CA125、HE4 等标志物检测，超声、CT、MRI 等影像学检查，以及这些检测手段的联合应用，但这些检测手段在卵巢癌的早期诊断及病情监测中存在一定的局限性。因此，卵巢癌的早期诊断和预防需要不断探究。

2.8.2 治疗篇

手术是治疗卵巢癌的主要方式，卵巢癌患者均需通过手术切除肿瘤组织，达到 R0 是临床治疗的关键。对于卵巢癌手术方式的选择尤为重要。目前推荐的方式主要为开腹手术，早期患者可考虑行腹腔镜手术或机器人腹腔镜手术。

2.8.2.1 无瘤技术的应用在卵巢癌手术中的重要性

开腹手术为卵巢癌的经典治疗手段，随着卵巢癌全面分期手术治疗与发展，卵巢癌生存率获得大幅提高。NCCN 指南推荐绝大多数卵巢癌患者选择开腹手术，优势在于术野可足够大且清晰，可触摸微小病灶，可全程贯穿无瘤技术，但也存在不足，如手术切口较大、术中出血多，会造成较大的手术创伤，不利于术后恢复。国外专家指出，腹腔镜手术适于包膜完整、无明显转移灶的早期卵巢癌，且兼有诊断、治疗的作用。但无论是选择开腹手术还是腹腔镜手术都应该严格遵循无瘤原则。

2.8.2.2 手术方式的选择

（1）早期卵巢癌的全面分期探查术：对于局限于卵巢或盆腔的卵巢癌和累及上腹部的卵巢癌患者，手术方式选择全子宫及双附件切除，大网膜切除基础上的全面分期手术。淋巴结转移是卵巢癌主要的播散途径之一，当肿瘤局限于盆腔（Ⅰ～Ⅱ期）时，有 10%～20% 的患者发生淋巴结转移；当超出盆腔范围（Ⅲ～Ⅳ

期）时，淋巴结转移率可达 50% ~ 70%。出现淋巴结转移提示预后差，故从 1986 年开始，FIGO 就将淋巴结转移作为 Ⅲ 期分期标准，能为早期患者提供预后资料。早期卵巢癌是否行腹膜后淋巴结清扫，或者何时做此手术为宜？国内外学者报道，早期卵巢癌腹主动脉旁淋巴结转移率为 20% 左右，但以低分化癌为主。因而早期卵巢低分化癌，可考虑做腹膜后淋巴结清扫。所有早期病例，无论肿瘤细胞分化如何，出于分期需要，必须做淋巴结活检，原则是如果存在增大的淋巴结，取包括增大淋巴结在内整条淋巴结；无增大淋巴结则随机分离、条状切取淋巴结。复旦大学附属肿瘤医院自 20 世纪 80 年代初即开展了卵巢癌腹膜后淋巴结清扫，Ⅱ、Ⅲ 和 Ⅳ 期患者淋巴结转移率分别为 10.5%、20.7% 和 70%，向腹主动脉旁淋巴结引流区及盆腔淋巴引流区转移的机会相似，与淋巴结转移相关的危险因素是首次术后残留灶大小、临床分期和组织分化程度。因此，在早期患者中选择具有淋巴结转移危险因素者进行淋巴结活检或切除较合理，如分化差或未分化腺癌，或术中探查淋巴结异常者。

（2）晚期卵巢癌的肿瘤细胞减灭术：评估初次手术是否能达到满意的肿瘤细胞减灭术，若不能达到，可先行新辅助化疗后再行间歇性减瘤术，手术时机尚缺乏前瞻性证据，可根据患者个体因素决定。肿瘤细胞减灭术主要用于 FIGO Ⅲ ~ Ⅳ 期的晚期卵巢癌的首次治疗，而术后残余肿瘤的大小是术者唯一可控的预后因素。关于肿瘤细胞减灭术的原理有以下 3 点：①以减少肿瘤负荷的直接作用来减轻肿瘤对宿主的直接损害，通过逆转肿瘤自然发展的过程来延长患者的生存时间；②根据一级动力学的概念，经手术切除能使肿瘤大小呈指数下降，再借助辅助治疗杀灭残余肿瘤，使肿瘤根治成为可能；③切除对辅助治疗相对不敏感的大肿瘤，剩余对辅助治疗相对较敏感微小或显微水平的癌细胞群体。多项研究显示，首次手术中完全切除所有肉眼所见病灶，在卵巢癌治疗中是最重要的独立预后因素。患者的生存率能从完全切除肿瘤中获益，晚期上皮性卵巢癌的首次手术的主要目的是尽可能做到肉眼见不到的满意的肿瘤细胞减灭术（R0），最大残余病变与生存率绝对相关。Ⅲ ~ Ⅳ 期肿瘤缩减至 R0 者，平均 PFS 和 OS 比任何大小残余病变者更好。患者残余病变 0.1 ~ 1.0 cm 和 1.1 ~ 5 cm 的生存率做比较，前者生存率好于后者，残余病变大于 5 cm 者预后最差。从组织学类型看，卵巢透明细胞癌、黏液性卵巢癌生存率很差。

（3）保留生育功能的手术：NCCN 指南建议对于希望保留生育功能的早期或低风险卵巢癌（包括早期卵巢上皮性癌、低度恶性潜能肿瘤、生殖细胞肿瘤或恶性性索间质细胞肿瘤）可考虑行保留功能手术，即行单侧附件切除或双侧附件切除，保留子宫的全面分期探查术，有临床指征建议转诊至生殖内分泌专家咨询评估。保守性手术只适用于保留生育功能而非内分泌功能，因为激素替代治疗是高效的。单侧卵巢输卵管切除对年轻希望保留生育功能的患者疗效是肯定的。分化良好的浆液性、黏液性、子宫内膜样或透明细胞卵巢癌患者，其肿瘤应该是单侧、包膜完整、无粘连的，并且无阳性腹水或性腺外播散的证据。腹水冲洗液应当取盆腔和上腹部，同时要评估对侧卵巢。如对侧卵巢大小正常，形状和外观正常，不必要常规活检评估。Ⅰ期卵巢癌对侧卵巢发生镜下转移的概率为12%，主动脉旁和盆腔淋巴结必须仔细触摸和取样，必须对网膜足够取样送病理检查。Ⅰ期卵巢癌很少转移至盆腔或主动脉旁淋巴结。但是，任何肉眼观不正常的淋巴结必须视为可疑的转移灶。此外，保留的盆腔器官必须是正常的。在患者完成生育后，应该切除另一侧卵巢以减少其发生恶性肿瘤的风险。因为绝经后卵巢上皮癌的发生率增加，而且有肿瘤史的不利因素，会促进发生另一侧的卵巢病变，故在完成生育后切除对侧卵巢是合乎逻辑的。

2.8.2.3　手术步骤要点

手术目的是尽可能切除盆腔所有肿瘤组织，并评估上腹部或腹膜后的隐匿性病灶。

（1）进入腹腔后，抽吸腹水或腹腔冲洗液行细胞学检查。

（2）对腹膜表面进行全面诊视，可能潜在转移的腹膜组织或粘连组织都要切除或病理活检；如果没有可疑病灶，应行腹膜随机活检，至少包括双侧盆腔、双侧结肠旁沟及膈下等部位（包括使用细胞刮片进行膈下细胞学取样和病理学检查）。

（3）切除子宫及双附件，尽量完整切除肿瘤并避免肿瘤破裂。

（4）切除大网膜。

（5）全部切除下腔静脉和腹主动脉表面及两侧的主动脉旁淋巴结，上界至少达到肠系膜下动脉水平，最好达到肾血管水平。

（6）切除盆腔淋巴结包括髂内、外、髂总血管表面和内侧淋巴结及闭孔神经上方的淋巴结。

（7）为达到满意的减瘤术，可根据需要切除肠管、阑尾、脾、胆囊、部分肝、部分胃、部分膀胱、胰尾、输尿管及剥除膈肌和其他腹膜。

（8）减瘤术后残余小病灶的患者，可考虑在初次手术时放置腹腔化疗导管。

2.8.2.4　卵巢癌的开腹手术

卵巢癌全面准确分期、首次手术的彻底性对卵巢癌患者有十分重要的意义。卵巢癌的全面分期手术已经成为治疗早期卵巢癌的标准术式，开腹手术仍是卵巢癌的经典手术方法。

开腹手术遵循无瘤原则的同时，需要注意几个问题：

（1）腹壁切口保护的问题：在卵巢癌的手术中尽可能完整切除肿瘤并取出，若肿瘤破裂会导致盆腹腔种植转移和腹壁切口种植转移。医源性的种植转移会导致肿瘤分期升级，严重影响患者的预后。故在进入腹腔后，全面探查盆腹腔，使用一次性的切口保护套保护切口（彩图 2.8.1），避免切口的种植转移。

（2）肿瘤的完整切除：对于临床上高度怀疑卵巢恶性肿瘤者，尽可能采取单侧附件切除术，完整取出（彩图 2.8.2），避免肿瘤破裂导致污染新鲜创面，肿瘤破裂被认为是影响患者预后的重要因素。腹腔镜下附件肿瘤破裂的风险较开腹手术增加，并可能导致肿瘤分期升级，成为不支持腹腔镜在卵巢癌中应用的重要因素之一。

（3）盆腹腔冲洗：手术结束前用大量冲洗液冲洗腹腔以减少肿瘤脱落细胞作为一项无瘤技术已经普遍被大家接受。但是使用何种类型的冲洗液，目前临床上有两种观点：一是主张用无菌蒸馏水，二是主张用无菌生理盐水。无菌蒸馏水为不含杂质和有形成分的低渗液体，其渗透压接近 0，而人体组织细胞的渗透压为 280～310 mOsm/L，由于渗透压的差异，蒸馏水可以使肿瘤细胞肿胀，裂解肿瘤细胞膜，从而使肿瘤细胞失去活性，能有效地避免肿瘤细胞的种植和播散。以中国医学科学院肿瘤医院为代表的学者认为，蒸馏水的低渗在使肿瘤细胞肿胀的同时对正常组织细胞会造成同样的损伤，增加肿瘤患者的创伤，甚至可以影响吻合口的愈合，而无菌生理盐水作为冲洗液对肿瘤脱落细胞的清除作用与蒸馏水并无差别。陈美玲等研究显示，无菌生理盐水组与蒸馏水组的冲洗有效率无统计学差异（$P > 0.05$），因此认为无菌生理盐水可以替代蒸馏水作为腹腔肿瘤手术的常规冲洗液。

2.8.2.5　卵巢癌的微创防御

卵巢癌的腹腔镜手术，一直都存在着争议。

（1）腹腔镜手术在早期卵巢癌手术治疗中的应用：以往经腹卵巢肿瘤全面分

期手术是早期卵巢癌的标准术式，但随着医疗器械的发展和微创理念的普及，腹腔镜卵巢癌全面分期手术逐渐兴起。1990 年，Reich 等对 1 例拒绝开腹手术的 I 期卵巢癌患者实施腹腔镜下分期手术，之后相继有腹腔镜用于早期卵巢癌分期手术的病例分析和与传统开腹手术的对比研究报道。现有研究认为，有经验的妇科肿瘤和腹腔镜医生对适宜的 I、II 期卵巢癌实施腹腔镜下全面分期手术，可以获得与开腹手术相同的肿瘤学结局，而且具有创伤小、出血少、术后恢复快、住院时间短、不延误后续治疗等优势。对于肿瘤体积小，可以完整装入取物袋中经穿刺孔取出的病例，NCCN 指南也认可由有经验的妇科肿瘤医生施行腹腔镜手术。国内外还有学者采用单孔腹腔镜技术进行卵巢癌全面分期手术，减少了手术器械进出的通道数量，脐部较大的切口加上保护套的使用有利于标本的整体取出，理论上降低了切口部位肿瘤种植的风险，但该结论仍需要临床数据的支持。

　　（2）微创技术在晚期卵巢癌治疗和评估中的应用：腹腔镜用于晚期卵巢肿瘤细胞减灭术一直存有争议。肿瘤细胞减灭术的目标是尽可能切除原发肿瘤及肉眼可见的转移病灶，必要时切除有肿瘤侵犯部位的肠管、脾、肝、膀胱、大网膜等。对于大多数的晚期卵巢癌而言，肿瘤广泛转移且与肠管等重要器官致密粘连，特别是"大网膜饼"、回盲部、肝结肠韧带、脾结肠韧带等部位常有大块转移病灶且粘连致密，将其切净极为困难；另外当肿瘤较大时，腹腔镜手术常常导致肿瘤破裂而提高分期。尽管如此，腹腔镜在卵巢癌肿瘤细胞减灭术中的应用探索仍在继续。Fanning 等对 25 例 III、IV 期的卵巢癌患者中的 23 例成功实施腹腔镜下肿瘤细胞减灭术，其中 36% 的患者完全减灭，不能做到完全减灭者用氩气刀凝固盆腔、腹腔、肠系膜及横膈等部位的肿瘤病灶，使残留病灶 < 2 cm。另外，大部分肿瘤医生认可对于超出盆腔但腹腔转移病灶较少、小且无致密粘连的病例用腹腔镜完成手术；对于晚期卵巢癌，先行新辅助化疗再行腹腔镜间隙性肿瘤细胞减灭术也是一种有益的尝试，其手术范围和内容与早期卵巢癌分期手术基本相同，手术难度和风险均降低，且手术后的生存率与开腹手术相比无明显差异。另外，腹腔镜技术在确诊卵巢癌的同时，可比较准确地评估满意肿瘤细胞减灭术的可行性。Fagotti 等首次提出具体的腹腔镜评估参数（PIV），包括卵巢肿块（单侧或双侧）、"大网膜饼"或结节、腹膜转移瘤、横膈转移瘤、肠系膜挛缩、肠管浸润、胃浸润、肝转移及增大淋巴结 9 个参数，每项评分 2 分。后因腹腔镜对淋巴结的评估不理想，因此将"增大淋巴结"从评估参数中去除。近年来，卵巢肿瘤细胞减灭术中包含了更多的上腹部手术，不少以前无法切除的病灶现在已经能够切

除，基于此现状，Fagotti 团队进一步改进腹腔 PIV。将"肠系膜挛缩"从原来的腹腔镜 PIV 中去除，对剩余的 7 项参数加以更加具体的描述，满分 14 分。当评分低于 8 分时，肿瘤细胞减灭术达到 R0 的比例较高，可以直接行肿瘤细胞减灭术；超过 8 分后，R0 减灭术的比例明显降低，可以行先期化疗后再考虑肿瘤细胞减灭术。

（3）机器人手术在卵巢癌治疗中的应用：与传统腹腔镜相比，达芬奇机器人手术系统成像立体，术野清晰，操作系统精确，且具备手部震颤过滤系统，这些先进科技使得术者可以更精确地进行各种复杂肿瘤手术。Bandera 等于 2006 年率先报道机器人在卵巢癌手术中的应用，这是机器人手术系统在卵巢癌手术中应用的初步尝试。有研究对机器人、腹腔镜和开腹卵巢癌分期术进行对比，结果显示机器人手术虽然平均手术时间较长，但术中出血量少，且 3 组的复发率和生存率无明显差异。到目前为止，机器人手术治疗卵巢癌仅限于病例报道，缺乏临床大样本的前瞻性 RCT 研究。机器人手术在晚期卵巢癌中使用遇到较大困难和局限性，所以大部分学者认为对于盆腔难以切除的较大肿块，开腹手术似乎是更好的选择。但也有人认为机器人手术平台更利于多学科间协作，术中可同时完成部分肠切除吻合术，肝、脾切除术及泌尿外科相关手术。目前专为单孔手术设计的器械及程序已经用于临床，机器人通过其手术系统三维放大的手术视野、自由活动的仿真机械手及直观的器械运动模式可以弥补术者操作时的生理"盲区"，并有利于较大肿瘤标本取出，可望为机器人手术用于晚期卵巢癌开创新道路。

（4）关注腹腔镜卵巢癌手术腹壁穿刺部位转移的问题：腹腔镜卵巢癌手术中，可能会出现如下的风险：在放置套管针时，有造成肿瘤腹腔种植的风险；肿瘤在操作过程中发生破裂；CO_2 气腹促进肿瘤扩散等。其中腹壁 PSM 的问题，很早就受到了妇科专家们的重视。

腹腔镜手术不同于开腹手术，需使用套管针经过腹壁穿刺口进行操作，腹腔镜术后腹部穿刺孔肿瘤种植或转移陆续见有报道。1978 年，有学者首次报道了 1 例腹腔镜下卵巢癌探查术后第 2 周，在患者的腹壁穿刺孔及气腹针穿刺点等部位发现了局灶性的卵巢癌转移。后来，随着机器人腹腔镜的推广，腹壁穿刺口转移也出现于机器人腹腔镜术后的病例中。1998 年，Reymond 等将 PSM 定义为：腹腔镜术后腹壁局部出现的早期肿瘤复发，出现在一个或多个穿刺口瘢痕处或切口创面组织内，且 PSM 不伴有腹膜肿瘤转移。PSM 的发生率相关文献报道不一，卵巢癌的 PSM 发生率报道 1.96% ~ 19.4%。许多研究认为发病率的高低与疾病的恶性程度、肿瘤种类、组织学类型、FIGO 分期、有无腹水、腹腔镜的目的等因素有关。腹腔镜手术造成 PSM 的可能机制为：①手术过程中，当被肿瘤细胞污染的腹腔镜器械包括套管针反复进出穿刺口时会将肿瘤细胞遗留至穿刺口，导致肿瘤细胞局部种植，PSM 好发于主刀医生所用的操作孔证明了这一点；②在经穿刺口取出破碎的肿瘤标本过程中，也可能直接接触并播散至穿刺孔；③"烟囱效应"会增加穿刺孔 PSM 的发生，既套管周围 CO_2 泄漏时，具有活性的腹腔内游离肿瘤细胞会随气流向微小泄漏的穿刺孔移位，并有很高的种植倾向；④大量腹水将肿瘤细胞携带至腹壁也是 PSM 发生的机制之一；⑤能量器械使用，恶性肿瘤腹腔镜手术中超声刀是必备手术能量器械，手术中超声刀切割组织时常不断产生大量气雾，气雾含有的漂浮物弥漫整个腹腔。因 CO_2 气腹形成的"烟囱效应"可使超声气雾中的活性肿瘤细胞持续通过穿刺孔与穿刺孔的皮下组织接触，此处缺乏腹膜间皮细胞，并在细胞黏附分子的作用下肿瘤细胞易于种植。

（5）PSM 的预防措施：针对腹腔镜特有发生的 PSM，大部分学者认为采取足够的预防措施可以降低其发病风险，必须术中每个环节都对穿刺孔进行保护。目前常采用的预防措施有：①穿刺套针时应尽量减少组织损伤，合适大小的切口有利于穿刺器的固定，防止气体泄露，同时也可减少术中套针反复拔出和重置；②术中尽量减少对瘤体的操作，切除肿瘤的切缘应尽量大，以保证切缘肿瘤细胞阴性，切除的瘤体应立即放入不渗透的标本袋中取出；③术中避免 CO_2 气体的泄露及骤然的释放，手术结束排放气腹时，应先将腹腔内气体排除后再缓慢拔除套针，防止"烟囱效应"；④应当缩短气腹时间，采用加温湿化的 CO_2，降低肿瘤细胞的雾化状态，降低对间皮细胞的损伤和炎性反应，降低腹壁切口种植转移发生的概率；⑤使用非气腹或者氦气腹的腹腔镜；⑥在套管针拔出前，充分冲洗腹腔、器械及穿刺口，或应用肝素、聚维酮碘、化疗药物等冲洗；⑦缝合 5 mm 以上的穿刺孔筋膜有助于减少 PSM 的发生；⑧腹腔镜手术尽量避免选择有腹水、病情较重的患者，避免选择自身免疫力差、肿瘤恶性程度高、转移可能性大的患者。

（6）上皮性卵巢癌的化疗问题（2020 年 NCCN 指南）

1）初治卵巢癌、输卵管癌及原发性腹膜癌化疗原则：①须告知患者有多种化疗方式可供选择，包括静脉化疗、静脉联合腹腔化疗；②须告知联合静脉和腹腔化疗的毒性反应大于单纯静脉化疗，骨髓抑制、肾毒性、腹痛、神经毒性、消化道毒性、代谢系统毒性和肝毒性的发生率和（或）严重程度会更明显；③选择顺铂腹腔化疗和紫杉醇腹腔化疗／静脉化疗的患者肾功能必须正常，对腹腔／静脉化疗方案的后续毒性有良好的耐受性，同时不能存在化疗过程中会明显恶化的内科疾病（如既往存在神经病变）；④每次使用顺铂前后都必须进行水化，通过足够的静脉补液来减少肾毒性。每一疗程化疗结束后，必须对患者进行仔细检查以明确是否存在骨髓抑制、脱水、电解质紊乱、重要器官（如肝和肾）毒性反应和其他毒性反应。

2）新辅助化疗原则：①需参考原发肿瘤的病理类型及对初次化疗的潜在反应评估是否采用新辅助化疗；②任何用于Ⅱ～Ⅳ期的静脉化疗方案都可以用于间歇性肿瘤细胞减灭术（interval debulking surgery，IDS）前的新辅助化疗；③在IDS之前使用包含贝伐珠单抗的方案必须慎重，因为其会影响术后伤口的愈合，如果使用含贝伐珠单抗的新辅助化疗方案，必须在IDS前至少6周停用贝伐珠单抗；④新辅助化疗和IDS后可以选择推荐用于高级别浆液性癌的任何静脉化疗或腹腔/静脉化疗方案；⑤新辅助化疗和IDS后使用腹腔化疗的数据有限；⑥推荐IDS前后总共完成至少6疗程化疗，包括在IDS之后至少3疗程。如果化疗后疾病为稳定状态且对化疗耐受，化疗总疗程可以超过6疗程。

（7）PARP抑制剂用于卵巢癌一线维持治疗需注意的问题（2020年NCCN指南）：①上皮性卵巢癌患者，推荐进行肿瘤分子检测，至少包括*BRCA1/2*，若经济状况允许，可考虑进行HRD检测；②适用于Ⅱ～Ⅳ期患者；③适用于初始治疗后完全缓解（complete response，CR）及部分缓解（partial response，PR）患者，不适用于稳定和进展患者；④在有*BRCA1/2*突变且化疗联合贝伐珠单抗患者，使用PARP抑制剂单药维持治疗资料有限；⑤在有*BRCA1/2*突变且化疗联合贝伐珠单抗患者，可以继续使用贝伐珠单抗＋奥拉帕利，也可以停用贝伐珠单抗，使用奥拉帕利或尼拉帕利单药维持治疗；⑥化疗联合贝伐珠单抗者，即使*BRCA1/2*无突变，也推荐奥拉帕利＋贝伐珠单抗，化疗未联合贝伐珠单抗者只推荐尼拉帕利；⑦也可以用美国FDA批准的贝伐珠单抗生物类似药代替贝伐珠单抗。

参考文献

［1］Siegel R L，Miller K D，Jemal A. Cancer statistics，2019［J］. CA：a Cancer Journal of Clinicians，2019，69（1）：7-34.

［2］卢淮武，霍楚莹，许妙纯，等.《2020 NCCN 卵巢癌包括输卵管癌及原发性腹膜癌临床实践指南（第1版）》解读［J］. 中国实用妇科与产科杂志，2020，36（4）：340-348.

［3］Sun P E，Yoo-Young L，Eun-Jung L，et al. Survival analysis of revised 2013 FIGO staging classification of epithelial ovarian cancer and comparison with previous FIGO staging classification［J］. Obstetrics and Gynecology，2015，58（2）：124-134.

［4］Li S，Han H，Resnik E，et al. Advanced ovarian carcinoma：molecular evidence of unifocal origin［J］. Gynecologic Oncology，1993，51（1）：21-25.

［5］Mok C H，Tsao S W，Knapp R C，et al. Unifocal origin of advanced human epithelial ovarian cancers［J］. Cancer Research，1992，52（18）：5119-5122.

［6］Skates S J，Singer D E. Quantifying the potential benefit of CA125 screening for ovarian cancer［J］. Journal of Clinical Epidemiology，1991，44（4-5）：365-380.

［7］Hellström I，Raycraft J，Hayden-Ledbetter M，et al. The HE4（WFDC2）protein is a biomarker for ovarian carcinoma［J］. Cancer Research，2003，63（13）：3695.

［8］Dochez V，Caillon H，Vaucel E，et al. Biomarkers and algorithms for diagnosis of ovarian cancer：CA125，HE4，RMI and ROMA，a review［J］. Journal of Ovarian Research，2019，12（1）：28.

［9］Mann D V，Edwards R，Ho S，et al. Elevated tumor marker CA199：clinical interpretation and influence of obstructive jaundice［J］. European Journal of Surgical Oncology，2000，26：471-479.

［10］Karaferic A，Jovanovic D，Jelic S. Expression of HER2 /neu，estrogen and progesterone receptors，CA125 and CA19-9 on cancer cell membrane in patients with serous and mucinous carcinoma of the ovary［J］. Journal of B.U.O.N，2009，14（4）：635-639.

［11］Kelly P J，Archbold P，Price J H，et al. Serum CA199 levels are commonly elevated in primary ovarian mucinous tumours but cannot be used to predict the histological sub type［J］. Journal of Clinical Pathology，2010，63（2）：169-173.

［12］张紫欣，梁宇霆，孟颖. 卵巢癌的 MR 分子成像研究进展［J］. 国际医学放射学杂志，2015，38（4）：25-28.

［13］朱珏，张可，潘璐，等. 遗传性卵巢癌综合征相关易感基因的研究进展［J］. 国际妇产科学杂志，2014（6）：584-587.

［14］刘开江，赵绚璇. 腹腔镜恶性肿瘤手术中无瘤技术的应用［J］. 中华腔镜外科杂志（电子版），2018，11（1）：17-19.

［15］张师前，董延磊. 腹腔镜在卵巢癌诊治中需要重视的问题商榷［J］. 中华腔镜外科杂志（电子版），2018，11（2）：77-79.

［16］戴春阳，韩璐. 妇科恶性肿瘤腹腔镜术后穿刺孔转移的研究进展［J］. 国际妇产科杂志，2018，45（04）：455-459.

（周　莉　曹小娟　陆安伟）

2.9

外阴癌和阴道癌

2.9.1　外阴癌

外阴癌是一种少见的恶性肿瘤，占女性生殖道恶性肿瘤的 2%~5%。外阴癌的治疗强调以手术为主的个体化治疗，主要手术方式包括外阴肿瘤切除术、腹股沟淋巴结切除术（inguinofemoral lymphadenectomy，IFLN）和外阴重建。IFLN 是评估外阴癌患者淋巴结状态的标准方法，对于判断患者术后辅助治疗及预后非常重要。IFLN 尽管能有效提高外阴癌的疗效，但术后并发症高，特别是开放手术需在腹股沟区切一很长切口，而切除淋巴结时皮下组织切除多，严重影响腹股沟区皮肤的血供，所以很容易发生腹股沟区切口愈合不良，往往需数月之久才能愈合，严重影响患者术后的恢复，给患者和医护人员均造成很大负担，有时也会延误患者的后续治疗，从而降低了外阴癌的疗效。为减少手术后并发症，在不降低肿瘤治疗效果的同时，很多学者对外阴癌根治性手术方式进行了改进。外阴癌的微创理念主要体现在腹股沟淋巴结清扫术术式的微创化发展。

2.9.1.1　诊断篇

外阴癌诊断主要依靠活检，外阴癌病灶局部出现肿块，或呈结节状，病灶表面由平滑变成不平或溃疡。对于任何可疑的外阴病变必须行活检以排除浸润癌。可在局部麻醉下采用 3 mm 或 4 mm 深度的 Keyes 活检器，切开或楔形活检。即使病灶较小，活检时也最好不要整块切除，因为这样会增加后续手术方案制订的难度。如果初次活检病理提示病灶直径≤2 cm，间质浸润深度≤1 mm，通常行局部广泛切除术以评估最大浸润深度。如果病灶浸润深度均不超过 1 mm，则手术切除范围已经达到治疗要求。

2.9.1.2 治疗篇

手术治疗必须个体化，在保证治疗效果的前提下尽量采用最保守的手术方式。当决定治疗方案时，原发灶和腹股沟淋巴结的处理方式必须分别考虑，从而选择一种更为有效、并发症发生率更低的治疗手段。近年来，随着对外阴癌生物学行为认识的提高，外阴癌的手术治疗模式发生了很大改变，其中前哨淋巴结活检（sentinel lymph node biopsy，SLNB）及腹腔镜下腹股沟淋巴结清扫术（video endoscopic inguinal lymphadenectomy，VEIL）的应用，减少了术后并发症，改善了患者生活质量。腹腔镜下切除腹股沟浅淋巴结，尽管皮下组织切除很彻底，影响了皮肤的血供，但由于皮肤无伤口，发生皮肤缺血坏死的可能性很小，因此术后一般不会出现皮肤愈合不良，可明显促进术后患者的恢复。

（1）腹股沟淋巴结切除手术切口演变：早在 1940 年 Taussig 提出整块切除的蝶形手术切口方式，涉及部分臀部、生殖股皱褶及股三角的皮肤，手术切除范围包括整个外阴、腹股沟淋巴结及之间的淋巴管、缝匠肌及长收肌筋膜和阔筋膜。行 IFLN 后，该术式可取得好的肿瘤治疗效果，患者生存率明显提高，但是其术后并发症（如伤口感染、伤口裂开、淋巴囊肿形成及下肢淋巴水肿等）发生率也较高，严重影响患者生活质量。为了减少术后并发症，有多种改变腹股沟手术切口的术式被提出。有经腹股沟的直切口、弧形切口、斜切口及连接两侧髂前上棘至股三角尖端包括阴阜及外阴的蝶形切口。在以往的数十年里，为强调肿瘤的整块切除，蝶形切口用得较多。这种切口创伤大、不易愈合，现已被放弃。目前最得到认可的就是将原发病灶和淋巴结分别采用不同的切口，即外阴—腹股沟分离三切口手术方式。这种术式可安全地切除腹股沟淋巴结，比连续整块切除外阴及腹股沟淋巴结术式更利于切口愈合，并且手术效果相当，因此目前三切口成为外阴癌手术的标准术式。术中同时保留阔筋膜、大隐静脉及其属支能够减轻腹股沟区手术伤口局部充血、水肿，改善局部微循环，促进局部切口皮瓣愈合，并减少术后切口感染的发生。虽然手术后局部仍存在淋巴回流障碍，但下肢浅静脉回流通路尚可保持通畅，机体可以通过代偿机制缓解下肢淋巴回流障碍，减少或减轻术后淋巴水肿的形成。此外，最近两项前瞻性研究发现在淋巴结清扫术后应用显微外科技术重建淋巴回流，可显著降低淋巴水肿的发生率，具有较高的临床意义，但长期疗效有待研究证实。

（2）腹腔镜下腹股沟淋巴结清扫术（VEIL）：随着微创手术理念的兴起及腔

镜器械的改进，腹腔镜技术已广泛应用于外科领域的手术治疗。2002 年，Patrice Mathevet 首次报道了经下肢皮下通路的 VEIL。2005 年，Machado 等成功实施了阴茎癌患者的 VEIL。其后的报道逐渐增多，均证实 VEIL 能达到与开放手术相同的效果，而且由于切除腹股沟淋巴结在皮下空间进行，腹股沟区皮肤无伤口，从而可有效避免开放手术后最常见的腹股沟区皮肤坏死、切口长期愈合不良的问题。当需要同时进行盆腔手术操作时，经下肢皮下通路的 VEIL（limb subcutaneous approach VEIL，VEIL-L）切口便暴露其局限性。此时需要在腹部重新选择切口。基于"一条通路解决两种甚至多种手术的微创理念"，Xu 等最先提出了经下腹部皮下通路的 VEIL（hypogastric subcutaneous approach VEIL，VEIL-H），以减少切口相关并发症。VEIL-L 在切除腹股沟深淋巴结时更易暴露手术视野，而需清扫盆腔淋巴结时 VEIL-H 表现出方便且侵入小的优势。与下肢 6 个手术孔的 VEIL-L 相比，VEIL-H 有 4 个手术孔，均在腹壁上，下肢没有伤口，降低了术后下肢淋巴水肿及功能不良的风险；此外，对于术中淋巴结阳性者，在不增加手术孔的前提下，可以更容易地向腹腔镜下盆腔淋巴结清扫术转换，可减少切口数量及手术创伤，同时缩短手术时间。因此，VEIL-H 被推荐应用于有腹股沟转移风险的外阴癌患者。治疗外阴癌患者时除了较大的病灶外，VEIL 技术是可行的，在具备成熟内镜技术的手术中心进行是安全的，并且可以减少术后并发症。由于外阴癌 VEIL 是一项新兴技术，目前的相关研究多数为小样本量的单中心研究，有关 VEIL 术后外阴癌患者的生存率和复发情况的系统性研究较少，在 VEIL 被用于常规的临床路径前，需要对 VEIL 进行大规模的多中心随机对照试验来证实其安全性和有效性。

（3）溶脂与吸脂技术：是美容整形外科最常用的方法之一。对手术区域进行充分溶脂和吸脂的腔镜手术应用于乳腺癌腋窝淋巴结切除术已较多见，但用于妇科外阴癌腹股沟淋巴结切除的报道罕见。Wu 等将溶脂、吸脂技术应用于外阴癌 VEIL 中，据其报道有 4 例患者术后出现皮肤及皮下组织变硬，皮下注射的硬化剂在 3~5 个月被降解和吸收后，硬化的组织又恢复为原先光滑整齐、有弹性的皮肤，达到了一个良好的美容效果。吴裕中等人对手术区域的皮下脂肪组织进行充分的溶脂和均匀的吸脂，此种方法有利于对手术野的充气和暴露，并可避免手术区域术后的高低不平，是手术成功的关键步骤。溶脂液的低渗作用可使脂肪细胞膨胀破裂，有利于对脂肪组织的吸除；溶脂液中肾上腺素的缩血管作用，可使吸脂及手术过程中的出血量明显减少，有利于手术野的显示和手术操作；吸脂时采用带侧孔的金属吸头接中心负压吸引（吸引压力为 0.04 ~ 0.08 MPa），有利于对吸引管的把控，并可避免损伤皮肤和血管。尽管溶脂与吸脂可以获得一个良好的手术视野的暴露效果和美容效果，但是对于这种技术在恶性肿瘤中的应用仍然存在争议。例如，在溶解皮下组织暴露腹股沟淋巴结并切除淋巴结的过程中，它可能违背了恶性肿瘤手术的无瘤原则。如果患者有腹股沟淋巴结转移，溶脂与吸脂很有可能导致局部转移，这种说法目前尚未被证实，但仍值得思考。

（4）前哨淋巴结活检（SLNB）：外阴癌中绝大多数为鳞状细胞癌，主要的扩散方式有局部浸润和腹股沟淋巴结转移，其中腹股沟淋巴结转移与预后密切相关。外阴癌原发灶和转移淋巴结比较表浅，便于开展对前哨淋巴结（SLN）的研究，所以外阴癌是最早进行 SLN 研究的妇科恶性肿瘤。从 1979 年 Disala 等提出对于早期的外阴癌患者行外阴局部根治术加浅组淋巴结切除术，即所谓的 SLNB 以来，SLN 一直是当前研究的热点。前哨淋巴结是最先接受外阴癌引流的第一站区域淋巴结，能够最先反映外阴癌的转移情况，因而是进行组织病理学检查最有价值的淋巴结。SLN 将术中淋巴结成像与传统病理学方法相结合，检测 SLN 的方法有染料法、放射性胶体法及联合放射性胶体 – 染料法。术中切取显影的淋巴结，即其中最有可能包含有转移病灶的淋巴结，送术中冷冻检查，以确定腹股沟淋巴结是否有转移，对于前哨淋巴结阳性者行淋巴结清扫术，而对于前哨淋巴结阴性者可不行淋巴结清扫术，这样可以显著减少术后淋巴水肿及术口裂开等并发症的发生。2021 年 FIGO 指出应用指征包括：①局限于外阴的单发病灶；②肿瘤直径 < 4 cm；③肿瘤间质浸润 > 1 mm；④临床检查未发现腹股沟区淋巴结肿大。当同侧前哨淋巴结未检出时，需行同侧系统性腹股沟淋巴结切除术。若同侧前哨淋巴结阳性，推荐行双侧系统性腹股沟淋巴结切除术。有研究表明，目前早期外阴癌 SLNB 主要存在如下问题：①因手术切除可能有微转移的病灶、在淋巴管道中转运的瘤栓未被切除，而且病理学方法对微转移的筛检有一定的困难，导致 SLNB 存在一定的假阴性；② SLNB 有赖于一个有质量保证的多学科队伍的同时，还要求患者为早期、侧位型的外阴癌；③外阴癌腹股沟区复发不常见，但一旦发生提示预后差。虽然该研究仍处于起步阶段，但是前景广阔，对妇科恶性肿瘤的治疗具有重大意义。总之，SLNB 在妇科恶性肿瘤中的应用仍需要大样本的临床研究，同时寻找敏感性高且经济实用的示踪剂，改进病理学检查技术依然是研究热点。随着国内外研究的不断进展，SLNB 有望在妇科恶性肿瘤的诊断和治疗中发挥重要作用。

2.9.2 阴道癌

阴道恶性肿瘤 80% 为转移癌，可来自宫颈、外阴或其他部位的肿瘤，如乳腺癌、子宫内膜癌、滋养细胞肿瘤、卵巢癌、淋巴瘤等。如阴道肿瘤蔓延到子宫口，应归类为宫颈癌。原发性阴道癌占女性生殖系统恶性肿瘤的 1%~2%，阴道恶性肿瘤的 10%。癌灶严格局限于阴道，无宫颈癌、外阴癌的临床或组织学证据，或 5 年内无宫颈癌、外阴癌病史。原发性阴道癌 90% 为鳞癌，8%~10% 为腺癌，淋巴瘤、肉瘤和黑色素瘤相当罕见。有关阴道癌最佳治疗方法的意见目前还未见统一。治疗应遵循个体化原则，依据患者的年龄、疾病分期、病灶部位确定治疗方案，采用放射治疗或手术治疗。

2.9.2.1 诊断篇

临床症状早期可呈阴道分泌物增多或不规则阴道流血、接触性出血。晚期症状与宫颈癌相似。晚期累及阴道旁、肿瘤侵犯附近器官（如神经或骨质、尿道或膀胱和直肠）时，出现下腹部、腰骶部疼痛，排尿痛，血尿，肛门坠胀，排便困难，排便时疼痛等，以及腹股沟、锁骨上淋巴结肿大和远处器官转移的表现。妇科检查：可以扪及阴道壁有结节，呈菜花状、溃疡形或局部硬结；也可以是阴道白斑或息肉状病变。病理学诊断可以直视下行病理活检，也可以借助阴道镜定位活检。

2.9.2.2 治疗篇

由于发病率低，患者应集中于有经验的肿瘤中心治疗，总体上阴道上段癌可参照宫颈癌的治疗，阴道下段癌可参考外阴癌的治疗。近年来，同步放、化疗在阴道癌治疗方式中的地位逐渐提升。由于阴道癌解剖位置的特殊性，与周围的膀胱、直肠相隔紧密，根治性手术创伤较大，副损伤多，故手术并非主要的治疗手段，多用于早期阴道癌患者。2018 年 FIGO 指出手术适用于：①肿瘤位于上段阴道，局限于阴道壁的 I 期疾病，行广泛全子宫 + 阴道上段切除（切缘距病灶 1 cm）+ 盆腔淋巴结切除；若子宫已切除，行宫旁广泛 + 阴道上段切除 + 盆腔淋巴结切除。②肿瘤位于下段阴道，局限于阴道壁的 I 期疾病，行局部广泛切除（切缘距病灶 1 cm）+ 双侧腹股沟淋巴结切除。③卵巢移位 / 放疗前手术：初始治疗选择放疗的年轻患者，可放疗前行卵巢移位。④放疗后中央复发：孤立复发病灶位于中央，可行盆腔廓清术。需和患者充分沟通手术风险、并发症及手术对生活质量和外观的影响。⑤复发和晚期疾病的姑息治疗：有膀胱阴道瘘或直肠阴道瘘的患者，放疗前行尿流改道术或结肠造口可提高生活质量。

阴道癌手术范围：①如病灶位于阴道上 1/3，手术范围似宫颈癌，需行广泛性子宫全切术、阴道上段切除术联合盆腔淋巴结切除术，必要时行腹主动脉旁淋巴结活检。若行腹腔镜手术，建议先行盆腔淋巴结切除术，同时进行术中冷冻病理检查，若有淋巴结转移则及时终止手术并进行术后放疗。②病变位于阴道下 1/3 时手术范围与外阴癌相似，需行阴道下段切除术、阴道旁组织切除术联合腹股沟淋巴结切除术，必要时行部分外阴及尿道切除术。③病变位于阴道中 1/3 者需行子宫全切术、全阴道切除术、盆腔淋巴结切除术联合腹股沟淋巴结切除术。当原发性阴道癌侵犯膀胱时需行根治性子宫切除术、阴道切除术联合膀胱基底部切除术。阴道后壁病变必要时需切除部分直肠及肛门括约肌，阴道前壁病变必要时需切除部分尿道。

由于传统的开腹手术给患者的身体及心理均带来很大的创伤。FIGO 明确指出，对于部分病例，腹腔镜或腹膜外切除增大的淋巴结可作为分期和治疗计划的一部分。随着腹腔镜技术的日益成熟，腹腔镜手术具有创伤小、恢复快等优点，越来越多地用于妇科恶性肿瘤。阴道癌手术范围包括全子宫切除或广泛子宫切除、盆腔淋巴结切除等，这些术式均可通过腹腔镜来完成。近年来腹腔镜下阴道癌根治术及阴道重建手术开始运用于临床，其手术时间、术中出血量和术后住院时间均较开腹手术时间短。凌斌指出阴式手术和腹腔镜手术均为微创路径手术，尽管腹腔镜下足以分离阴道旁间隙，充分游离阴道并切除之，但是依然建议辅以经阴道手术，其优势在于阴式手术切除阴道并不困难或更加快捷，特别是有助于直视下明确切除阴道的范围，一般要求切缘位于癌灶旁 3 cm 以上，适量保留未受癌累及的阴道有助于阴道功能重建。

阴道癌裸露在阴道内，术者应注意术中预防其医源性播散。建议采用宫腔球囊式举宫器，沿癌灶下缘 3 cm 环行切开阴道壁后稍向上分离，形成阴道袖套，间断或连续缝合阴道切缘，将癌灶包裹于阴道袖套内，并避免挤压癌灶，尤应注意应用生理盐水冲洗盆腔和阴道腔的手术创面，以预防肿瘤细胞种植转移。常用的阴道重建方法有乙状结肠代阴道、腹膜代阴道及各种筋膜皮瓣移植等。阴式手术和腹腔镜手术应用于阴道癌根治及阴道功能重建术是一种可行的手术技术，其创伤小，且伴随腹腔镜技术的普及和提高，可为阴道癌的手术治疗提供更多、更好的选择。

参考文献

[1] 刘开江，赵绚璇，谢玲玲，等. 腹腔镜恶性肿瘤手术中无瘤技术的应用 [J]. 中华腔镜外科杂志（电子版），2018，11（1）：17-19.

[2] 谢玲玲，林荣春，林仲秋.《FIGO2018 癌症报告》——外阴癌诊治指南解读 [J]. 中国实用妇科与产科杂志，2019，35（6）：660-665.

[3] Lahtinen O，Eloranta M，Anttila M，et al. Preoperative sentinel lymph node localization in vulvar cancer：preliminary experience with inguinal intradermal contrast-enhanced ultrasound [J]. European Radiology，2018，28（5）：2089-2095.

[4] Machado M T，Tavares A，Molina W R，et al. Comparative study between video endoscopic radical inguinal lymphadenectomy（VEIL）and standard open lymphadenectomy for penile cancer：preliminary surgical and oncologic results [J]. Journal of Urology，2005，173（4S）：226-226.

[5] Xu H，Wang D，Wang Y，et al. Endoscopic inguinal lymphadenectomy with a novel abdominal approach to vulvar cancer：description of technique and surgical outcome [J]. Journal of Minimally Invasive Gynecology，2011，18（5）：644-650.

[6] 范林军，姜军. 全腔镜乳腺癌改良根治手术技术 [J]. 中华乳腺病杂志（电子版），2010，4（1）：17-26.

[7] 崔曾营，王沂峰，陈高文，等. 腹腔镜下腹股沟淋巴清扫术在外阴癌手术治疗中的应用 [J]. 中华医学杂志，2013，93（21）：1653-1656.

[8] 凌小婷，彭永排，林仲秋.《FIGO2018 癌症报告》——阴道癌诊治指南解读 [J]. 中国实用妇科与产科杂志，2019，35（2）：202-205.

[9] 梁海燕，凌斌. 阴道癌腹腔镜广泛宫旁切除与阴道重建 [J]. 实用妇产科杂志，2012，28（12）：1006-1008.

（刘　萍　申　平）

2.10

宫腔镜技术与无瘤防御

　　宫腔镜是一种通过直接观察或连接于摄像系统和监视屏幕将宫腔、宫颈管内图像放大显示的、用于诊断和治疗宫腔或宫颈管病变的妇科内镜，它的重要地位在人们对宫腔的探索过程中是毋庸置疑的，其历史可追溯至将近 200 年前，但起初因生产力水平低下影响而发展缓慢，经历了很长时间的探索时期，直至 20 世纪 80 年代，随着持续灌流系统的出现、单双极电极的发明、成像技术的进步等，宫腔镜技术进入一个快速发展的时期。与此同时，国内一些专家学者也致力于宫腔镜技术在中国的应用和推广，从 20 世纪 90 年代开始，宫腔镜技术在中国也迅速得到了应用和发展，为宫内疾病的诊治，乃至对许多子宫疾病的认识做出了贡献。

　　由于子宫的生理解剖特点，要达到理想的探索宫腔的条件，需要利用光、电系统、器械等相关设备辅助。随着各相关领域的发展，形成了目前以影像系统、能源系统、照明系统、膨宫灌流系统等各部分组成的宫腔镜设备，以及检查/治疗的内镜与器械。

　　随着近 200 年的发展，宫腔镜技术在不断地创新，各种手术器械和能源不断更新完善，现已被广泛应用于临床，从起初的诊断、治疗到手术，从最早应用于输卵管绝育，到有效治疗各类宫腔内疾病，尤其是近 20 年，宫腔镜这一微创技术在对一些疾病的治疗方面，逐步取代了传统的、创伤较大的开腹子宫切除手术，尤其是在早期子宫内膜癌的诊治中的优势也越来越凸显，已越来越多地应用于早期子宫内膜癌的诊断、评估甚至治疗及术后随访等。但多年来，宫腔镜在诊断和治疗子宫内膜恶性病变中，关于肿瘤细胞腹腔播散的问题一直有很大的争议。诸多问题，我们在此与大家探讨。

　　恶性肿瘤的无瘤原则是恶性肿瘤在诊治过程中，尤其是在手术治疗过程中手术医生经过临床实践及临床研究而得出的，让所有医生共同遵循的手术原则。主要目的是在恶性肿瘤手术过程中不因一些不当的手术操作，造成恶性肿瘤的播散和转移，特别是使患者的临床预后受到影响。当然，目前大部分对无瘤原则的认知是停留在开腹手术的过程中。随着近年微创手术的开展，尤其各种腔镜手术的开展，肿瘤手术的无瘤原则又有了新的内容。但是，手术本身就是一种创伤，以合理的手术创伤达到肿瘤的治疗，无瘤原则已被赋予"相对"的含义。手术过程的"无瘤"与"有瘤"也是相对的，手术本身即可造成病灶的物理刺激，甚至有限的播散，但总的结局没有影响肿瘤治疗的结局，甚至达到了目前最好的治疗效果和结局，那这个手术操作就是可取的，即达到了肿瘤无瘤原则的遵循。当然随着操作过程和技巧的不断改进，这种操作达到了肿瘤预后的更好结局，新的无瘤原则就产生了，所以肿瘤的手术无瘤原则是发展的。宫腔镜诊疗技术既是一个有200年历史的技术，也是一个新型发展的手术技术，尤其是用于子宫恶性疾病的治疗只有10余年的历程，需要我们从宫腔镜在恶性子宫疾病的诊断和治疗的可行性、必要性和重要性来认识宫腔镜技术的无瘤原则及防御。

子宫内膜癌是最常见的妇科恶性肿瘤之一，多见于围绝经期或绝经后妇女，从全球范围数据看，其发病率逐年上升，且有年轻化趋势，有数据显示，大约20%的子宫内膜癌患者为绝经前妇女，其中40岁以下占5%。子宫内膜癌标准治疗包括子宫全切术和双侧输卵管卵巢切除术（盆腔和主动脉旁淋巴结是否切除，与肿瘤分级和分期有关），术前评估肿瘤组织分级、分期、肿瘤大小及浸润深度等因素，来确定手术范围及术后辅助治疗，不仅能制订更加个体化的治疗，更是决定能否改善患者预后的重要一环。手术治疗是一种非常有效的方法，大多数子宫内膜癌在Ⅰ期可被较早诊断，5年生存率几乎可超过95%，但与此同时也意味着永久丧失生育能力。有报告指出，由于辅助生殖技术的应用，高龄妇女妊娠率越来越高。对于相对年轻、有生育要求的早期子宫内膜癌或癌前病变患者，宫腔镜下病灶电切术结合口服孕激素治疗保留生育功能显得尤为重要。

2.10.1　宫腔镜诊断子宫内膜癌及癌前病变

子宫内膜癌最常见的症状是异常子宫出血或阴道排液，早期可能无妇科检查的阳性发现，影像学检查可作为初步判断，但确诊往往还是依赖组织学检查，传统的方法是诊断性刮宫。宫腔镜能够直视看到整个宫腔，并且可以做定位活检，与传统盲视诊刮相比，具有更高的准确性和阳性诊断结果，因此，宫腔镜下病灶定位活检被视为诊断子宫内膜病变的"金标准"。另有研究显示，宫腔镜下对癌组织分级的预测明显优于盲视下诊刮，与此同时，还可以直视观察宫颈是否受累，结合 MRI 等影像学检查辅助判断疾病分期。在现如今的肿瘤手术模式中，术前或围手术期分级、分期至关重要，它可确保术式与患者个体化质量相匹配，从而改善其预后。

子宫内膜癌在宫腔镜下的特征为病灶发白或呈灰青色，有坏死、出血及钙化点，表面见不典型血管，即病灶表面血管不规律分支、轮廓不清及异型血管，表面不规则或溃疡形成，肿块共性为质地脆易出血。但宫腔镜所见描述不同于组织学报告，学者们依据肿瘤的恶性程度对子宫内膜赘生物的形态特征进行了分类，旨在将检查报告中所用的术语标准化。

根据 Ianieri 等人描述的不同形态的诊断分类，宫腔镜的诊断性术语可分为：①正常宫腔；②低风险子宫内膜瘤变；③高风险子宫内膜瘤变；④子宫内膜癌；⑤意义不明的非典型子宫内膜瘤变。

（1）正常宫腔：宫腔镜下正常的宫腔形态表现为子宫内膜表面光滑，腺体开口排列清晰规则，血管走行规律（彩图 2.10.1）。

（2）低风险子宫内膜瘤变：包括增生期子宫内膜紊乱、子宫内膜息肉和子宫内膜增生不伴不典型增生。宫腔镜下的形态为：腺体开口变宽，腺体开口不规则排列，子宫内膜息肉样改变，粉红色子宫内膜，血管生成增加（彩图 2.10.2）。

（3）高风险子宫内膜瘤变：包括子宫内膜异常增生伴或不伴不典型增生。宫腔镜下形态表现为：子宫内膜表面形状不规则，息肉样改变，顶端呈锐角，腺体开口缺失，异常血管化（彩图 2.10.3）。高风险的子宫内膜瘤变提示存在癌前病变。因此，区分不典型增生是至关重要的。

（4）子宫内膜癌：在宫腔镜下具有特殊的形态学特征（彩图 2.10.4），这些特征有助于有针对性的活检。以下形态特征是子宫内膜癌所特有的，不容易与其他赘生物混淆：息肉样病损变成白色，腺体开口缺失，脑回样改变，肾小球样异常血管。

Cutillo 等人指出宫腔镜定位活检可用于更准确的肿瘤分级，其准确性可达到97%。Su 等结合子宫内膜癌宫腔镜图像特征及子宫内膜癌术后病理学诊断，将不同分化程度的子宫内膜腺癌宫腔镜图像分为两种诊断模式，即肾小球样病变及脑回样病变。"脑回样"病变（彩图 2.10.5）是一种白色或灰色的子宫内膜息肉样改变，其上没有子宫内膜腺体，血管异常生成表现为"脑回样"生长伴血管异常走行和搭桥现象，是低级别子宫内膜样腺癌（G1）的特征性图像。肾小球样病变（彩图 2.10.6）是一种息肉样肿块，具有类似肾小球的特殊血管模式，血管排列无序、丰富，呈球状，这种类型是高级别肿瘤的可能性为96%，与深肌层浸润有关。

（5）意义不明的非典型子宫内膜瘤变：此类的特征无法精确地归属到其他任何类别，但又包含某些异常形态学改变，如息肉样子宫内膜、淡黄色改变或病灶变硬。这些特征提示Ⅱ型子宫内膜癌，如浆液性腺癌或透明细胞癌。一些鳞状上皮病灶也有变硬的表现。

宫腔镜检查也是评估子宫内膜癌有无宫颈浸润的有价值的手段。根据2009年FIGO分期，子宫内膜癌浸润宫颈间质为Ⅱ期，宫颈受累的患者需做根治性子宫切除以控制肿瘤的局部扩散。Ørtoft等研究显示，宫腔镜下定位活检对宫颈受累诊断的准确性可高达94%，明显高于MRI（84%）及TVS（80%）（$P < 0.02$）。当然，宫腔镜对宫颈受累情况评估的准确性依赖于术者对子宫颈组织学内口解剖结构的准确识别及对子宫颈定位活检组织深度的判定。宫腔镜及MRI对于子宫内膜癌子宫颈浸润的术前评估均是有价值的检查手段，两者联合应用对于临床手术范围的决策更有帮助。

此外，对淋巴结转移情况的评估也是子宫内膜癌分期手术的重要部分，淋巴结转移预示着患者不良预后，与宫颈癌阶梯式淋巴结转移不同，子宫内膜癌可出现跳跃式转移，因而，精准定位子宫内膜癌转移SLN具有十分重要的意义。有前瞻性临床随机对照研究显示，宫腔镜下病灶周围注射示踪剂是最接近子宫内膜癌病灶淋巴结转移途径的方法，可以最真实地指示出子宫内膜癌SLN，但因临床操作复杂，一直未广泛应用。

2.10.2　宫腔镜治疗早期子宫内膜癌

宫腔镜对早期子宫内膜癌的治疗存在争议，但对于年轻、有生育要求的早期子宫内膜癌患者来说，在宫腔镜下病灶电切术的基础上以孕激素进行保留子宫及生育的保守治疗，可作为一种安全的治疗方法，已被认为是一种初步的手术步骤，可以实现肿瘤细胞减灭并获取精确的组织病理学标本，能提高希望保留生育能力的妇女对保守治疗的反应率并且降低复发率，从而改善生育结局。子宫内膜癌保守治疗的选择标准包括：病灶无肌层侵犯且无宫外受累（同时无卵巢肿瘤或转移，无可疑腹膜后淋巴结转移），患者生育要求强烈，无药物治疗禁忌证，还应该全面了解保守治疗有导致疾病复发或进展的风险，且知道并能接受与肿瘤及妊娠结局相关研究资料的局限性。

根据 Di Spiezio Sardo 等人的技术，切除的原则包括：切除外生型病变，包括病变下的 3 ~ 4 mm 肌层；扩大对邻近子宫内膜及基底组织的切除；多次随机取子宫内膜 – 肌层组织活检。如果病理分析证实为子宫内膜上皮内瘤变（endometrial intraepithelial neoplasia，EIN）或高分化 G1 型子宫内膜样腺癌，且无肌层浸润，则采用口服醋酸甲地孕酮 160 mg/ 次，每日 1 ~ 2 次的激素治疗方案，连续使用 9 个月。治疗过程中，患者需每 3 个月进行一次宫腔镜检查和活检。当药物治疗结束 3 个月后宫腔镜活检结果为阴性时，我们认为是完全缓解。如果疾病持续存在，则需行子宫切除术。在疾病完全缓解后，1 年内需每 3 个月进行一次宫腔镜活检，1 年后每 6 个月进行一次宫腔镜活检。明确的随访时间其实还未确定，文献中报告的平均复发时间为 20 个月。生育方面，患者可以尝试自然妊娠或采用辅助生殖技术，宫腔镜下电切治疗和利用 IVF 怀孕，使病灶转化到妊娠之间的时间间隔缩短，从病情复发或恶化的角度考虑，是有益的。

目前的文献数据显示，单纯孕激素对早期子宫内膜癌转化的有效率不到 50%，这就意味着将有一半的年轻患者保守治疗会失败，需行子宫切除术。而宫腔镜手术联合术后孕激素治疗可能比单纯孕激素治疗有更多优势，原因在于保守治疗通常用于无肌层浸润的早期子宫内膜腺癌，宫腔镜下切除病灶和深部肌层组织，既可以达到切除肿瘤的治疗效果，又可以通过切除肿瘤下的子宫内膜和肌层来评估肿瘤的浸润深度。如果没有这样的评估，当仅使用孕激素进行保守治疗时，临床医生只能依靠 MRI 来评估可疑的侵犯深度，但 MRI 对评估肌层浸润的准确性不够。就治疗有效性而言，肿瘤的完全切除可提高子宫内膜的转化率。Gunderson 等人在他们的系统综述中报告了单纯孕激素治疗早期子宫内膜癌的转化率为 48.2%；而在宫腔镜切除联合孕激素周期治疗中，Ivan Mazzon 等人的一项前瞻性研究观察到有效率为 100%。这项研究纳入了年轻的、有强烈生育要求的、经宫腔镜下定位活检确诊为 G1 级子宫内膜样腺癌、影像学检查评估无肌层浸润或子宫外播散的 6 名患者，行保留生育功能的治疗，即宫腔镜下肿瘤切除术联合术后醋酸甲地孕酮（160 mg/d），为期 6 个月，所有患者在接受激素治疗 3 个月后，均对保守治疗有反应，6 个月治疗结束后，所有患者显示完全缓解，并允许她们药物治疗结束后立即尝试受孕，中位随访时间为 50.5 个月（21 ~ 82 个月），随访期间无复发。此外，6 人中有 4 人（66%）在没有辅助生殖技术（assisted reproductive technology，ART）的情况下实现了生育，平均从治疗结束后 24 个月（14 ~ 46 个月）生下了 5 个婴儿

（其中一人生育 2 次），而且该结果也似乎表明，宫腔镜电切手术联合孕激素治疗的患者（66%）与单独使用孕激素的患者（33%）相比妊娠率更高。另外，不需要辅助生殖技术就能自然受孕，也大大降低了生育成本。当然，仍需要进行更大规模的研究来进一步评估这种联合治疗方法的转化率、妊娠率等。

还有研究表明，宫腔镜电切病灶联合术后大剂量孕激素治疗可缩短疗程，使得病情得到缓解，便于短期内恢复生育功能，这很可能成为患者选择该治疗方法的"诱人之处"。Randall 和 Kurman 之前报道过，单纯孕激素转化内膜所需治疗的中位时间为 9 个月。而手术联合药物治疗，在 Kristina Arendas 等报告的病例中，两例患者术后不到 6 个月子宫内膜活检均为阴性，这也恰与 Ivan Mazzon 等人的研究一致，所有患者术后口服大剂量孕激素治疗 6 个月后，子宫内膜均得到转化，治疗至怀孕之间的时间明显缩短。

此外，宫腔镜下完全切除恶性组织，也许能降低恶性肿瘤的复发率。结合 Laurelli 等人与 Ivan Mazzon 等人研究，只有 1 例患者术后 5 个月出现恶性肿瘤复发，1 例患者术后 6 个月出现子宫内膜增生，这一复发率（5%）远低于单用孕激素治疗的 34.5% 的复发率。

因此，对年轻、有生育要求的早期子宫内膜癌患者，宫腔镜切除病灶结合术后大剂量孕激素保守治疗可认为是一个安全的选择。该方法的成功实施需要多学科综合性、整体性评估患者情况，且需要有丰富经验的宫腔镜手术团队完成。当然，要得到更确切的结论，还需要进一步大样本长期随访及随机对照研究，来评估宫腔镜在希望保留生育功能的子宫内膜癌患者中的作用。

宫腔镜在子宫内膜癌诊治中的争议：宫腔镜检查是否造成子宫内膜癌细胞腹腔内播散。

随着医学的发展，恶性肿瘤手术治疗趋向微无创化、腔镜化，但有一点是明确的，那就是仍要遵从无瘤原则和无菌原则，正如微无创手术一样，无瘤防御技术也是一个理念。减少肿瘤细胞术中扩散机会可以说是无瘤原则的核心所在，而宫腔镜检查时的膨宫压力和膨宫介质是否造成子宫内膜癌细胞腹腔内扩散，一直是临床医生非常关注和争论的问题。

近年来的研究表明，宫腔镜检查可造成腹腔冲洗液细胞学阳性结果，但不影响患者预后。在 2009 年修订的子宫内膜癌的 FIGO 分期中，腹膜冲洗液细胞学检查阳性与否不再是分期的一部分，但可以单独记录。Arikan 和其团队研究 24 例Ⅰa～Ⅰb 期子宫内膜癌患者，采用液体膨宫（模仿宫腔镜）收集流到输卵管处的液体，进行细胞培养，发现 83% 的病例发生了经输卵管的液体播散，42% 的病例发现肿瘤细胞播散。Iztok Takac 等一项回顾性研究发现，诊断性宫腔镜检查显著增加了腹膜细胞学阳性的风险，但不增加子宫内膜癌患者附件、腹部或腹膜后淋巴结转移的风险。Ahmet Namazov 的研究比较接受宫腔镜或非宫腔镜诊断的早期子宫内膜癌患者的生存指标，其中宫腔镜组 355 例，非宫腔镜组 969 例，中位随访时间为 52 个月（12~120 个月），两组间的 5 年无复发生存率（90.2% vs 88.2%，$P = 0.53$），疾病特异性生存率（93.4% vs 91.7%，$P = 0.5$），以及总生存率（86.2% vs 80.6%，$P = 0.22$）均无差异，得出结论宫腔镜检查不会影响早期子宫内膜癌患者的生存。Yi Du 等的系统回顾和 meta 分析指出，宫腔镜是一种安全的诊断和治疗方法，对早期子宫内膜癌的预后无显著影响。Norbert Stachowicz 的 meta 分析结果显示：①诊断性宫腔镜对患有子宫内膜癌的妇女，尤其是早期子宫内膜癌的妇女，是一种非常有用的、高效安全的诊断方法；②子宫内腔镜手术中使用的膨宫介质必须严格控制相对较低的压力，以防止子宫内膜癌腹腔内扩散的风险增加。Rievani de Sousa Damiao 等研究发现，在低 CO_2 压力下进行宫腔镜检查不会导致子宫内膜细胞向腹腔内扩散。Baker 和 Adamson 在一项确定最小宫内灌注压使灌注液从输卵管溢出至腹腔的研究中发现，文献报道使宫腔前后壁膨胀分开的最低宫腔压力是 40 mmHg，宫腔压力升至 100~120 mmHg 时，可清楚看到双侧子宫角和观察到输卵管开口部位的节律性收缩运动，100 mmHg 是一个阈值压力中值，而当压力 < 70 mmHg 时无液体流出。Cicinelli Ettore 等一项研究评估早期子宫内膜癌（Ⅰa 期或Ⅰb 期）患者术前行或未行生理盐水低压（70 mmHg）膨宫的宫腔镜检查的 5 年盆腔复发的发生率，结果显示两组腹膜细胞学检查无差异（宫腔镜组 5.7%，对照组 8.5%）。平均随访 62 个月，宫腔镜组盆腔复发 2 例（2.85%），对照组盆腔复发 3 例（4.28%），两组复发率比较无显著差异，Kaplan-Meier 曲线预测的两组总生存率和无病生存率无显著差异，因此认为，术前低压液体微型宫腔镜检查不增加检查时子宫内膜癌细胞腹腔内转移的风险，也不增加 5 年随访时盆腔复发的风险。Ben-Arie 等对采用不同诊断方式的 392 例（其中 88.55% 为Ⅰ型子宫内膜癌，其他特殊类型占 11.5%）子宫内膜癌患者的 5 年总生存率及复发率进行比较，结果提示宫腔镜检查对子宫内膜癌患者的预后无不良影响。国内另有研究探讨宫腔镜检查影响子宫内膜癌细胞脱落的因素，并进一步鉴定脱落的内膜癌细胞是否具有活性，对 29 例子宫内膜癌患者手术的离体子宫行宫腔镜检查，在 100 mmHg 膨宫压力下收集宫腔灌流液，进行细胞学检查并对灌流液阳性的细胞进行培养，同

时取宫腔原位癌灶行细胞培养作为对照。结果表明，宫腔镜检查影响子宫内膜癌细胞脱落的主要因素为病变期别和癌灶直径，手术 – 病理分期晚及癌灶直径≥2 cm 时癌细胞易脱落；脱落癌细胞能否继续存活取决于肿瘤本身的生物学特点。

总的来说，宫腔镜诊断及治疗子宫内膜恶性疾病有其独特的优势，且被认为是一种安全的治疗方法，虽不能完全代替组织学诊断，但宫腔镜定位下活检在确定肿瘤分期和分级时的准确性优于子宫内膜活检。有力证据已证实，与传统诊断性刮宫相比，宫腔镜定位下活检并不增加肿瘤细胞腹腔播散的风险，不影响肿瘤分期及患者预后。近年来在早期子宫内膜癌的治疗中，宫腔镜电切病灶结合口服孕激素治疗，能够短期恢复患者生育能力也被认可，为年轻、有生育要求的早期高分化内膜癌患者提供了一种选择。当然，仍需要大样本的长期随访，进一步为宫腔镜在子宫内膜恶性疾病的诊治中提供更多的可能性。随着未来设备、器械、能源系统等的不断发展，宫腔镜在微无创技术中的优势一定能得到更多的发挥。

另外，综上我们可以看到宫腔镜在子宫内膜癌的诊断，以及进一步肿瘤的分级、分期，子宫颈管是否累及，保留子宫的保守治疗过程中利用电切以达到患者尽快地妊娠，减少保守治疗后复发，阶段性评估内膜癌治疗效果等方面不但具有可行性，更有必要性和一定的重要性。虽然有许多研究提示，降低宫腔膨宫液压力，尽量缩短宫腔镜宫内操作及停留时间，可减少肿瘤细胞扩散到腹腔的机会，达到宫腔镜手术的无瘤防御原则。应更进一步研究，宫腔镜在子宫恶性肿瘤诊治中膨宫液的选择、宫颈口扩张与肿瘤播散的关系、膨宫液在循环和静止下对脱落肿瘤细胞运行的影响、肿瘤直径和面积与盆腔肿瘤脱落细胞的关系等研究，完善宫腔镜技术的无瘤防御原则，使这一技术更好地应用于子宫及宫内疾病的诊断和治疗。

参考文献

［1］夏恩兰 . 妇科内镜学［M］. 北京：人民卫生出版社，2001.

［2］Benedet J L，Bender H，Jones H，et al. FIGO staging classifications and clinical practice guidelines in the management of gynecologic cancers. FIGO Committee on Gynecologic Oncology［J］. International Journal of Gynaecology Obstetrics，2000，70；209-262.

［3］夏恩兰 . 宫腔镜技术热点问题的思考［J］. 国外医学（妇产科学分册），2004（05）：267-270.

［4］夏恩兰 . 宫腔镜在子宫内膜癌诊治中的应用［J］. 实用妇产科杂志，2005（07）：398-399.

［5］ Clark T J，Voit D，Gupta J K，et al. Accuracy of hysteroscopy in the diagnosis of endometrial cancer and hyperplasia：a systematic quantitative review［J］.JAMA，2002，288（13）：1610-1621.

［6］ Ianieri M M，Staniscia T，Pontrelli G，et al. A new hysteroscopic risk scoring system for diagnosing endometrial hyperplasia and adenocarcinoma［J］.Journal of Minimally Invasive Gynecology，2016，23：712-718.

［7］ Su H，Pandey D，Liu L Y，et al. Pattern recognition to prognosticate endometrial cancer：the science behind the art of office hysteroscopy-a retrospective study［J］.Journal of Minimally Invasive Gynecology，2016，26：705-710.

［8］ Mariani A，Dowdy S C，Cliby W A，et al. Prospective assessment of lymphatic dissemination in endometrial cancer：a paradigm shift in surgical staging［J］.Gynecologic Oncology，2008，109（1）：11-18.

［9］ Guo J，Qian H，Ma F，et al. The characteristics of isolated para-aortic lymph node metastases in endometrial cancer and their prognostic significance［J］.Therapeutic Advances in Medical Oncology，2020，12：1758835920933036.

［10］ Gezer Ş，Duman Öztürk S，Hekimsoy T，et al. Cervical versus endometrial injection for sentinel lymph node detection in endometrial cancer：a randomized clinical trial［J］.International Journal of Gynecological Cancer，2020，30（3）：325-331.

［11］ 张颖，段华. 宫腔镜在子宫内膜癌高危因素评估中的应用进展［J］.首都医科大学学报，2021，42（2）：214-218.

［12］ Di Spiezio Sardo A，Mazzon I，Gargano V，et al. Hysteroscopic treatment of atypical polypoid adenomyoma diagnosed incidentally in a young infertile woman［J］.Fertility and Sterility，2008，89（2）：456.e9-456.e12.

［13］ Chiva L，Lapuente F，González-Cortijo L，et al. Sparing fertility in young patients with endometrial cancer［J］.Gynecologic Oncology，2008，111（2 Suppl）：S101-104.

［14］ Gunderson C C，Fader A N，Carson K A，et al. Oncologic and reproductive outcomes with progestin therapy in women with endometrial hyperplasia and grade 1 adenocarcinoma：a systematic review［J］.Gynecologic Oncology，2012，125（2）：477-482.

［15］ Laurelli G，Di Vagno G，Scaffa C，et al. Conservative treatment of early endometrial cancer：preliminary results of a pilot study［J］.Gynecologic Oncology，2011，120（1）：43-46.

［16］ Arikan G，Reich O，Weiss U，et al. Are endometrial carcinoma cells disseminated at hysteroscopy functionally viable?［J］.Gynecologic Oncology，2001，83（2）：221-226.

［17］ Takac I，Zegura B. Office hysteroscopy and the risk of microscopic extrauterine spread in endometrial cancer［J］.Gynecologic Oncology，2007，107（1）：94-98.

［18］ Namazov A，Gemer O，Helpman L，et al. The oncological safety of hysteroscopy in the diagnosis of early-stage endometrial cancer：an Israel gynecologic oncology group study［J］.European Journal of

Obstetrics and Gynecology，2019，243：120-124.

［19］Du Y，Xu Y，Qin Z，et al. The oncology safety of diagnostic hysteroscopy in early-stage endometrial cancer：a systematic review and meta-analysis［J］. Frontiers in Oncology，2021，11：742-761.

（薛 翔 白 莉）

2.11

宫腔镜操作的子宫内膜癌
诊断与治疗的微无创原则

　　子宫内膜癌是最常见的妇科恶性肿瘤之一，最常见的临床表现是异常子宫出血（包括不规则的月经周期及经间期出血）及绝经后阴道流血。对于有高危因素的异常子宫出血患者和绝经后出现阴道流血的妇女均需要进行评估以排除恶性肿瘤。评估方法可以选择子宫内膜活检或者 TVS，有研究表明，子宫内膜厚度＜4 mm 可以排除一组未使用激素替代疗法且伴有异常子宫出血的绝经后妇女子宫内膜癌的存在，然而，需要明确指出的是，也有子宫内膜癌发生时子宫内膜厚度小于 4 mm 的个例。但目前为止，尚没有推荐的可以对子宫内膜癌进行常规筛查的手段，子宫内膜癌的确诊需要子宫内膜病理检查。

　　对于异常的子宫出血，与单独进行诊断性刮宫术相比，宫腔镜指导下的诊断性刮宫术在诊断方面具有更高的准确性和优越性。诊断性宫腔镜是一种微创手术，其可行性和安全性被许多学者证实。该诊断方法常用于评价异常子宫出血的妇女。宫腔镜具有直视下可全面观察子宫腔形态、准确定位病变、创伤小、患者恢复快等优势，目前已成为子宫腔疾病不可替代的诊疗方法。随着宫腔镜临床研究的深入开展，宫腔镜诊疗理念的不断提升，对患者的诊治更加高效、对围手术期管理更加细致、对手术并发症的预防更加规范，宫腔镜在子宫内膜癌诊疗中的应用也逐渐得到认可。

　　使用宫腔镜对于早期子宫内膜癌进行诊断是否安全和宫腔镜检查过程是否会增加肿瘤细胞进入腹腔的机会等问题一直存在广泛争议，既往有研究报道诊断性宫腔镜增加患者腹腔冲洗液的细胞学监测阳性率，但之后的文献报道了与之相反的结论。有学者使用高压液体并观察，150 mmHg 的压力值影响细胞学检查的阳性结果，而使用低于 100 mmHg 的压力值时，阳性结果仅为 1%。当压力＜70 mmHg 时，腹腔内子宫内膜细胞数量显著减少，最终认为用于宫腔镜检查的膨胀介质必须在相对较低的压力下严格控制，以防止增加子宫内膜癌腹腔内扩散的风险。另有研究证实，对于早期高危子宫内膜癌患者，宫腔镜检查对于细胞学阳性发生率、疾病腹膜扩散、术后疾病进展或生存率并不产生不利影响，且根据子宫内膜癌的FIGO分期，腹腔冲洗液的阳性与否并不改变肿瘤的分期。多方证据表明诊断性宫腔镜检查安全可行，因此认为，在利用较低膨宫压力的情况下使用宫腔镜检查，肿瘤细胞几乎无进入腹腔的机会，符合无瘤原则，可以被视为子宫内膜癌诊断的一线方法。

2.11.1　宫腔镜在子宫内膜癌诊断中的建议

2.11.1.1　可疑子宫内膜癌患者行宫腔镜检查的适应证

宫腔镜检查的适应证为：①有持续或反复的未明确内膜病变的阴道流血患者；②有发生子宫内膜癌高危因素的异常阴道流血患者；③绝经后阴道流血患者。

2.11.1.2　可疑子宫内膜癌患者宫腔镜检查的禁忌证

宫腔镜检查无绝对禁忌证，某些情况下为相对禁忌证，包括：①体温 > 37.5℃；②子宫活跃性大量出血、重度贫血；③急性或亚急性生殖道或盆腔炎症；④近期发生子宫穿孔；⑤宫腔过度狭小或宫颈管狭窄、坚硬、难以扩张；⑥浸润性宫颈癌、生殖道结核未经抗结核治疗；⑦严重的内、外科合并症不能耐受手术操作。

2.11.1.3　可疑子宫内膜癌患者宫腔镜检查的注意事项

（1）子宫内膜活检术：在宫腔镜直视下评估宫腔形态及子宫腔和（或）子宫颈管病变，对可疑病变部位进行活检。Bettocchi 等提出了采用鳄鱼钳的"钳夹技术"：确认好活检部位组织，张大鳄鱼钳采集充足的子宫内膜，夹取范围为0.5～1 cm，钳夹后抓钳和宫腔镜同时退出宫腔。此种钳夹方法可以夹取更大体积的内膜组织，以便足够做病理学分析。

（2）高度怀疑晚期子宫内膜癌：应尽量避免宫腔镜操作，可在超声引导下行子宫内膜活检或刮宫术。

（3）膨宫介质和压力的选择：在对多项临床研究的荟萃分析中发现，在接受宫腔镜检查的女性中，液流压力高于 100 mmHg，肿瘤细胞转移到腹腔的风险增加。在一项对近 3 000 名诊断为子宫内膜癌的妇女的大型荟萃分析中发现，宫腔镜检查可增加腹膜腔肿瘤细胞转移的风险，且主要发生在晚期子宫内膜癌的妇女中，故认为宫腔镜检查可作为早期子宫内膜癌诊断的主要方法。且研究结果还表明，在子宫内膜癌晚期妇女中转移的高风险与使用液体介质有关，膨宫液逆流入腹腔可能造成肿瘤向附件和盆腔扩散及可能造成人为因素的分期错误，推荐使用气体介质（CO_2），同时降低膨宫介质的压力，将压力值控制在 80 mmHg 以下。

Biewenga 等人的研究认为宫腔镜检查中子宫内膜癌细胞的播散与肿瘤本身是否会发展没有直接关系，因为细胞学阳性只是一种短暂的现象。宫腔镜是一种不影响 FIGO Ⅰ期子宫内膜癌患者腹腔癌细胞的存在和疾病进展的检查方法。长时间大样本的数据分析证实，术前宫腔镜检查不影响子宫内膜癌患者生存率。

2.11.1.4　子宫内膜癌在宫腔镜下的典型表现

宫腔镜检查是诊断恶性子宫内膜病变的金标准，可以直视宫腔和宫颈管，系统评估内膜形状，寻找扩散的病灶，同时进行定位内膜活检。

子宫内膜癌在宫腔镜下有以下特征：①内膜呈发白的青灰色：依照不同的月经周期阶段，正常的子宫内膜大多呈淡粉色到淡黄色之间，发白的青灰色预示子宫内膜癌可能（彩图 2.11.1）；②内膜上有坏痕、缺血和钙化灶：预示子宫内膜癌高度可能（彩图 2.11.2）；③内膜不典型血管化：不规则赘生物上被覆走向紊乱的血管（彩图 2.11.3）；④内膜表面不规则、溃烂：内膜上可见发白增厚区域或不规则溃疡，高度怀疑子宫内膜癌；⑤质地柔软：恶性病变在宫腔镜检查中通常较软，质脆，易出血（彩图 2.11.4）。

2.11.2　保留生育功能子宫内膜癌患者的宫腔镜治疗

年轻子宫内膜癌患者的临床及病理特征为：①月经不规律，或不规则阴道流血，少数患者月经无异常；病史中经常合并肥胖、多囊卵巢综合征、不孕不育等。②组织类型为子宫内膜样腺癌，通常由子宫内膜不典型增生发展而来。ER 和 PR 表达阳性；肿瘤细胞多为高分化（G1），病变进展缓慢，预后好。③子宫内膜样腺癌Ⅰ期、高分化时，盆腔或腹主动脉旁淋巴结转移风险为 1% ~ 5%，合并卵巢恶性肿瘤或者转移到卵巢的风险约为 1%。

基于以上特点，对于有生育要求的年轻早期子宫内膜癌患者，可以保留生育功能。但应重视治疗前及治疗中的综合评估、治疗方案的选择和治疗后的随访，根据病情变化，及时调整治疗策略，保障患者生命安全。

2.11.2.1　子宫内膜癌保留生育功能适应证

早期子宫内膜癌保留生育功能需要完全满足以下条件：①年龄≤40岁，有强烈的生育愿望；②病理组织类型为子宫内膜样腺癌，G1；③影像学检查证实肿瘤局限在子宫内膜；④ ER、PR 均阳性表达；⑤血清 CA125 正常；⑥无孕激素治疗禁忌证；⑦治疗前评估生育功能，无其他生育障碍因素；⑧签署知情同意书，并有较好的随访条件；⑨应被告知保留生育能力的选择不是治疗子宫内膜癌的标准治疗方法。

2.11.2.2　子宫内膜癌宫腔镜手术步骤

子宫内膜癌保留生育功能的手术治疗是指宫腔镜下电切病灶组织，同时可在术前、术后联用大剂量孕激素或 LNG–IUS + GnRH–a 联用，以期增加疗效，缩短疗程。

宫腔镜下子宫内膜癌的保守治疗是局部去除肿瘤组织，分成以下 3 个步骤：①去除局部的肿瘤病灶；②去除肿瘤病灶周围的内膜；③去除肿瘤病灶周围的子宫肌层，所有被去除的组织都要分开送病理学检查。

当病理结果提示与恶性肿瘤相邻的子宫内膜和子宫肌层组织没有癌变时，宫腔镜治疗充分有效。如果切缘未净，则需进一步手术治疗。

2.11.2.3　子宫内膜癌患者反复宫腔镜操作可能存在的问题

（1）宫腔粘连：宫腔镜下病灶切除部分包括病灶、病灶周围组织及病灶所附局部肌层，切除面积大、位置深，易损伤基底层，导致肌壁间相互黏附，引起宫腔粘连。术后使用孕激素类药物可抑制子宫内膜，理论上发生宫腔粘连风险增高，宫腔粘连的发生可能影响妊娠结局。

（2）腹水细胞学阳性：麻醉后输卵管生理性收缩能力下降，病灶更容易流入盆腹腔，但膨宫压力≤70 mmHg 可使子宫输卵管开口呈闭合状态，显著降低腹水细胞阳性率。

2.11.2.4　如何更好地实施无瘤和微创技术——阴道内镜技术

目前常规开展的宫腔镜检查需经过扩张宫颈方能使用宫腔镜进入宫腔进行检

查，其中扩张宫颈的过程可能引起宫颈出血、宫颈内膜或宫腔内膜结构破坏而影响检查结果，甚至可能引起宫颈内膜病变在扩张宫颈的过程中进入宫腔。阴道内镜技术的出现完美地解决了这一问题。阴道内镜技术又称为非接触技术，使用阴道内镜技术无需使用宫颈钳、扩阴器，对于子宫颈的影响和创伤可以降至最低，且使用阴道内镜技术无需扩张宫颈，不改变宫颈管内膜的形态，可以在检查过程中首先全面观察子宫颈管的形态和病变，并对其进行相应处理后再进入子宫腔进行检查，可避免子宫颈管异常内膜进入子宫腔出现种植的情况。

参考文献

[1] Smith-Bindman R，Kerlikowske K，Feldstein V A，et al. Endovaginal ultrasound to exclude endometrial cancer and other endometrial abnormalities [J]. JAMA，1998，280（17）: 1510-1517.

[2] Dueholm M，Marinovskij E，Hansen E S，et al. Diagnostic methods for fast-track identification of endometrial cancer in women with postmenopausal bleeding and endometrial thickness greater than 5 mm [J]. Menopause，2015，22（6）: 616-626.

[3] Stachowicz N，Mazurek O，Lozinski T，et al. Diagnostic hysteroscopy and the risk of malignant cells intraabdominal spread in women with endometrial cancer [J]. Ginekologia Polska，2017，88（10）: 562-567.

[4] Radwan P，Radwan M，Polać I，et al. Detection of intracavitary lesions in 820 infertile women: comparison of outpatient hysteroscopy with histopathological examination [J]. Ginekologia Polska，2013，84（10）: 857-861.

[5] Selvaggi L，Cormio G，Ceci O，et al. Hysteroscopy does not increase the risk of microscopic extrauterine spread in endometrial carcinoma [J]. International Journal of Gynecological Cancer，2003，13: 223-227.

[6] Guralp 0，Kushner D M. Latrogenic transtubal spill of endometrial cancer risk ormyth [J]. Archives of Gynecology & Obstetrics，2011，284（5）: 1209-1221.

[7] Larish A，Kumar A，Weaver A，et al. Impact of hysteroscopy on course of disease in high-risk endometrial carcinoma [J]. International Journal of Gynecological Cancer，2020，30（10）: 1-7.

[8] Ribeiro C M，Brito L G O，Benetti-Pinto C L，et al. Is diagnostic hysteroscopy safe for the investigation of type II endometrial cancer? A retrospective cohort analysis [J]. Journal of Minimally Invasive Gynecology，2021，28: 1536-1543.

[9] Namazov A，Gemer O，Helpman L，et al. The oncological safety of hysteroscopy in the diagnosis of early-stage endometrial cancer: an Israel gynecologic oncology group study [J]. European Journal of

Obstetrics & Gynecology and Reproductive Biology，2019，243：120-124.

［10］Levêque J，Goyat F，Dugast J，et al. Value of peritoneal cytology after hysteroscopy in endometrial adenocarcinoma stage［J］. Contraception Fertilite Sexualite，1998，26（12）：865-868.

［11］Polyzos N P，Mauri D，Tsioras S，et al. Intraperitoneal dissemination of endometrial cancer cells after hysteroscopy：a systematic review and meta-analysis［J］. International Journal of Gynecological Cancer，2010，20（2）：261-267.

［12］Chang Y N，Zhang Y，Wang Y J，et al. Effect of hysteroscopy on the peritoneal dissemination of endometrial cancer cells：a meta-analysis［J］. Fertility and sterility，2011，96（4）：957-961.

［13］Revel A，Tsafrir A，Anteby S O，et al. Does hysteroscopy produce intraperitoneal spread of endometrial cancer cells?［J］. Obstetrical & Gynecological Survey，2004，59（4）：280-284.

［14］Vilos G A，Edris F，Al-Mubarak，et al. Hysteroscopic surgery does not adversely affect the long-term prognosis of women with endometrial adenocarcinoma［J］. Journal of Minimally Invasive Gynecology，2017，14（2）：205-210.

［15］冯力民. 宫腔镜下的世界——从病理到解剖［M］. 北京：中国协和医科大学出版社，2018：49.

［16］Garuti G，De Giorgi O，Sambruni I，et al. Prognostic signifcance of hysteroscopic imaging in endometrioid endometrial adenocarcinoma［J］. Gynecological Oncology，2001，81：408-413.

［17］Mazzon I，Corrado G，Masciullo V，et al. Conservative surgical management of stage IA endometrial carcinoma for fertility preservation［J］. Fertility and Sterility，2010，93（4）：1286-1289.

［18］Egarter C，Krestan C，Kurz C. Abdominal dissemination of malignant cells with hysteroscopy［J］. Gynecological Oncology，1996，63（1）：143-144.

［19］郭红宇，蓝建发，赵淑英，等. 非接触式宫腔镜与传统宫腔镜检查的比较［J］. 中华妇产科杂志，2011，46（4）：281-282.

（周　颖）

2.12

腹腔镜下子宫肌瘤剔除粉碎偶遇子宫肉瘤的临床诊治

  女性生殖系统良性肿瘤中子宫肌瘤最为常见，部分有手术指征的子宫肌瘤患者需要接受手术治疗，临床上主要采用切除子宫，或者是剔除肌瘤的手术方式，单纯进行肌瘤的剔除对整个子宫的形态、生理功能、女性盆底的解剖结构都有良好的保护和维持，同时对女性正常的下丘脑–垂体–卵巢轴内分泌系统又不会产生不利的影响，有利于肌瘤患者术后的身体及心理健康。因此，许多患者更能够接受子宫肌瘤剔除术，尤其是要求保留子宫和生育功能的年轻患者。近二十年来，随着腹腔镜设备的改进及手术医生操作技巧的熟练，腹腔镜手术在世界各地得到了广泛的应用。由于其微创、几乎无腹壁瘢痕等优势，因此腹腔镜手术成为子宫肌瘤剔除术常用的手术方法，甚至为主流的术式。为将剔除的肌瘤取出，术者通常使用电动粉碎器将子宫肌瘤粉碎，使组织标本变成碎块，以方便从穿刺孔中取出。目前在临床上使用的肌瘤粉碎技术，绝大部分还没有配备保护装置（密闭袋内粉碎），而是直接在腹腔内粉碎。这就造成了一个比较普遍的问题：肌瘤剔除粉碎偶遇子宫肉瘤，即术前漏诊的子宫肉瘤，被视为良性的子宫肌瘤而进行剔除，如果未采用有保护装置的粉碎方法取出，则势必有导致恶性肿瘤在盆腹腔内播散的风险，一旦发生播散对患者而言，通常是一种灾难的结局。

2.12.1 子宫肌瘤的诊治

  子宫肌瘤的主要病理表现是子宫平滑肌细胞的良性增生，多发生在 40 岁以上的妇女，文献报道该年龄段的发病率可达 30%～40%。绝经后，随着女性激素的改变，发病率显著下降。该病可单发，也可多发。子宫肌瘤发病机制尚不十分清楚，遗传易感性、干细胞功能紊乱、雌激素水平增高、未生育、初潮年龄小、晚生育、年龄 > 40 岁都是高危因素。另外，子宫肌瘤的发病率还有明显的人种差异，如黑种人多发。

临床表现为月经的改变：月经量的增多、经期的延长、月经淋漓不净和周期缩短，阴道分泌物增多、阴道流液等。瘤体大时，可压迫膀胱、输尿管或直肠，引起相应的排尿次数多、里急后重感、肾盂积水等。如果浆膜下肌瘤突然发生蒂扭转，则可以引发急腹症。肌瘤红色变性时可出现腹痛伴发热。不孕也是常见的表现，原因可能是肌瘤影响宫腔的正常形态，阻塞输卵管的一侧或双侧开口受压变形，或者是输卵管受压致扭曲变形而不通。

超声和 MRI 检查是子宫肌瘤常用的影像学诊断方法，也可采用 CT 检查。超声检查具有很高的敏感性和特异性。但是体积小的肌瘤在超声的检查下存在一定的误差，直径小于 5 mm 者，诊断率不高。在 MRI 检查中，能诊断更小体积的肌瘤，包括直径小于 3 mm 者。MRI 可以正确识别肌瘤的大小、数量和位置。CT 对软组织分辨力相对差，判断肌瘤大小、数目和部位的特异性较差，一般不适用于肌瘤的常规检查，但可显示肿大淋巴结和肿瘤的转移情况等。

目前，治疗子宫肌瘤的方法主要有期待（定期追踪随访）、非手术（包括药物、射频、聚焦超声和子宫动脉栓塞等）和手术。手术治疗包括切除子宫（包括子宫全切术、子宫次全切除术）和剔除肌瘤。

子宫肌瘤手术适应证：①子宫肌瘤合并月经过多；②异常子宫出血，甚至引起贫血；③有膀胱、输尿管、直肠、神经系统受压的相关临床表现；④经药物治疗无效；⑤子宫肌瘤合并不孕；⑥准备妊娠时子宫肌瘤直径≥4 cm；⑦绝经后肌瘤依然生长且没有进行激素补充治疗。

临床上通常根据肌瘤大小、个数、位置及患者的年龄、有无生育要求来决定是否能够保留子宫。剔除肌瘤可以通过多种路径来完成，如宫腔镜、腹腔镜、开腹或经阴道等。同样，也可以通过经阴道、经腹腔镜和开腹等多种途径来完成子宫切除术。

单纯进行肌瘤的剔除对整个子宫的形态、生理功能、女性盆底的解剖结构都有良好的保护和维持，同时不影响女性的内分泌系统，有利于肌瘤患者术后的身体及心理健康的恢复。随着临床控制子宫出血、感染等医疗技术的不断发展，子宫肌瘤剔除技术正飞速发展。近 20 年来，腹腔镜手术的广泛推进、医疗器械的不断提高、妇科手术医生镜下操作技巧的熟练掌握，使经腹腔镜剔除肌瘤已成为常用手术方式，它的基本原则与开腹子宫肌瘤剔除术一致，但与开腹相比，具有减小创伤、减少对盆腹腔器官的干扰、术后恢复快等优点，而且腹壁伤口美观，所以，腹腔镜剔除肌瘤已经成为首选，也是需要保留子宫和保持生育功能患者的微创治疗选择之一。

大量的临床研究证实，腹腔镜下剔除子宫肌瘤是安全和有效的，而且，临床应用的范围正不断扩大，各种位置的肌瘤，包括阔韧带的肌瘤、肌壁间的肌瘤、甚至突入子宫腔内的肌瘤，都可以是腹腔镜下剔除子宫肌瘤的适应证。腹腔镜下剔除肌瘤可以像开腹手术一样准确地缝合瘤腔，使子宫肌层恢复正常的解剖生理结构。结构的恢复可以使子宫的功能得到恢复，改善月经情况及不孕患者的生育功能，可以获得与开腹相同的临床疗效。

在腹腔镜子宫肌瘤剔除和子宫次全切除术中，多采用专门设计的电动粉碎器对子宫及肌瘤进行粉碎，使组织标本变成碎块，以方便从穿刺孔中取出。被电动粉碎器粉碎的组织碎片脱落有可能遗留在盆腹腔里，然后碎片中的肌瘤细胞，在各种因素下繁殖，形成新生血管，从周围组织获得血液供应，并逐步生长直至发展成为腹膜播散性平滑肌瘤病（彩图 2.12.1，彩图 2.12.2）。然后在出现相应的临床症状、体征时才能够被发现，这时患者通常需要再次进行手术治疗。如果是术前未能诊断的子宫肉瘤行粉碎取出，就可能会导致恶性肿瘤细胞在腹腔中播散并种植转移。平滑肌肉瘤是子宫肉瘤最常见的亚型，由于在术前没有有效的方法准确鉴别肌瘤与肉瘤，隐匿性子宫肉瘤发生率为 0.05% ~ 0.6%。粉碎形成的肉瘤组织碎屑在腹盆腔，甚至穿刺孔上可形成广泛的转移病灶，导致恶性肿瘤细胞播散，盆腹腔的转移与复发率明显上升，使得原本属于早期子宫肉瘤的患者病情快速进展，从而降低患者的生存时间。2014 年 4 月，美国 FDA 公布了一份关于剔除子宫肌瘤的声明：由"子宫肌瘤"而进行子宫切除或剔除肌瘤时，子宫肉瘤的发生率为 0.28%。据统计，国内一项多中心的 33 723 例子宫肌瘤切除术中，子宫肉瘤发生率高达 0.18%。

2.12.2　子宫肉瘤播散的预防

2.12.2.1　术前的诊断和评估

虽然术前充分评估可能排除子宫肉瘤，是预防子宫肌瘤剔除术的子宫肉瘤播散的重要举措，但早期的肉瘤与肌瘤在临床表现、体征和其他相关检查等方面都很难明确区分，而且标本碎裂后的组织或碎片可能会直接影响子宫肿瘤标本的组织病理学诊断，容易导致子宫肉瘤的漏诊。

目前还没有明确的术前诊断子宫肉瘤的方法，所以术前应该注意如何评估患者具有子宫肉瘤的风险程度。拟行腹腔镜下子宫肌瘤剔除术的患者，术前必须严格评估子宫肌瘤的恶性风险。

（1）子宫肉瘤的临床危险因素：①患者年龄，多为围绝经期与绝经后妇女，子宫肉瘤的年龄以 50~60 岁为多见，40 岁以下的患者相对少见；②异常子宫出血；③在较短的时间内肌瘤生长过快（特别是绝经后未接受激素替代疗法的患者）；④既往有使用他莫昔芬；⑤患者盆腔放疗史；⑥遗传性肿瘤综合征〔遗传性平滑肌瘤及肾细胞癌综合征（HLRCC）、林奇综合征 Ⅱ 型（Lynch syndrome Ⅱ）、多发性错构瘤（PTEN 综合征）、Li-Fraumeni 综合征〕等。

（2）超声检查：由于超声检查具有普及性、可靠性且价格低廉等优势，经腹或经阴道的超声能诊断出大部分的子宫肌瘤，而且能可以准确判断子宫肌瘤的数量、位置及大小，因而是首选的影像学诊断子宫肌瘤的方法。有侵袭性生长的子宫肌瘤通常直径超过 5 cm。子宫肉瘤的超声诊断目前尚没有统一的标准，但以下典型的超声征象，提示子宫肉瘤的可能：①灰阶，子宫不规则增大，瘤体直径超过 8 cm；分叶状或不规则形态的单发病灶、边界模糊不清；囊实性混合回声的较大病灶，高回声、"筛孔状"回声的宫腔内小病灶，②彩色多普勒超声在以 RI≤0.40 为阈值的情况下，预测子宫肉瘤的敏感性和特异性分别达到 90.91% 和 99.82%。血流频谱多呈高速低阻，其平均 RI 显著低于正常子宫肌层和肌瘤血管 RI。仅从灰阶超声还不能精准地识别子宫的良、恶性肿瘤，辅以彩色多普勒超声技术对诊断的准确度有很大的提高。子宫肌瘤彩色多普勒超声影像以点状、规则的血流、呈周围性分布为主。由于子宫肉瘤有异常的血管，其彩色多普勒血流典型表现在内部和周围可见丰富、形状不规则血管，血流方向杂乱无章、呈彩色镶嵌状。超声显示，丰富血供的病灶往往提示有恶性、生长活跃或潜伏恶性的可能，血流丰富程度可作为临床治疗方法的辅助指征。不同的病理组织类型子宫肉瘤在血管形成模式和供血方面存在着差异，因此，血流的丰富程度和频谱参数也不同。应引起重视的是，子宫肉瘤病灶内血流量的丰富度，与病灶内液化程度呈负相关，后者表现为少或无血流。对于早期病变来说，由于新生的血管较少、管径较小，因此表现为少或无血流。部分子宫内膜间质肉瘤通常在子宫肌层内呈弥漫的生长模式，如"蚯蚓"状，病灶侵袭和填塞滋养血管腔，也可显示为少或无血流。对于超声诊断可疑子宫肉瘤、动态观察 3 个月内"肌瘤"生长较快、绝经后肌瘤生长过快等现象，应避免行子宫（肌瘤）粉碎术。

（3）MRI：超声检查可疑的子宫恶性疾病或提出为子宫肉瘤的可疑患者，推荐采用MRI进一步地检查。MRI由于软组织分辨率高，多参数多方位成像，是目前子宫良恶性疾病鉴别诊断中最有效的一种影像学检测方法。其价值在于避免遗漏可能会出现子宫肉瘤的患者，因此MRI检查是怀疑患有子宫肉瘤的患者必不可缺的。MRI能够精确地评估肿瘤侵犯子宫肌层、子宫周围结构和淋巴结移动等情况。虽然子宫肉瘤有不同的病理类型，但仍然有以下典型表现：①表现为实性、边界不清及信号不均的巨大子宫肿块；② T2WI发现宫体肿块中异常的高信号，子宫肌瘤往往表现为低信号，肿块的边界不清呈浸润生长的表现；③ T1WI子宫肿块中存在稍高信号，为肿块内出血、坏死表现；④动态对比增强MRI（dynamic contrast enhancement MRI，DCE-MRI）中肿块较早出现强化，而坏死区域无强化表现；⑤ DWI由于子宫肉瘤的肿瘤细胞致密，可出现明显的弥散受限，表现为表观弥散系数（apparent diffusion coefficient，ADC）降低。MRI临床诊断子宫肉瘤主要有以下几大优点：①具有较高的软组织分辨能力，可清楚显示病灶内部结构及出血、坏死等特征性改变，通过评估肿瘤坏死和周围边缘的关系来区别子宫肌瘤和子宫肉瘤；特征性改变包括T1WI上可见不规则且不均匀分布、斑片状的高信号出血灶，增强扫描可见不规则强化，其间伴有低信号的坏死区；T2WI上多呈高信号中夹杂不规则的低信号。②可准确判断病灶与内膜、肌层的关系及浸润程度。③对临床分期有很高的预测价值。子宫肉瘤与发生变性的子宫肌瘤MRI影像表现特征存在交叉，因此必须结合详尽的临床信息并结合T1WI、T2WI、DWI、动态对比增强MRI进行术前诊断，目的是不遗漏可能患有子宫肉瘤的患者。

（4）肿瘤标志物检测：子宫肉瘤患者缺乏特异性的肿瘤标志物。但有研究表明，LDH和CA125升高，有助于子宫肉瘤的诊断。子宫平滑肌肉瘤（LMS）患者血清LDH，特别是其同工酶LDH3往往有所升高，因此可将LDH作为潜在的子宫肉瘤的标志物。但是，LDH在子宫平滑肌瘤中也有可能升高，所以LDH诊断子宫肉瘤的特异性较低。弥散加权磁共振成像联合LDH血清水平有助于LMS诊断。肿瘤标志物CA125和癌胚抗原（CEA）对LMS敏感性较差，大多数子宫肌瘤患者血清CA125也可能升高，早期LMS和良性子宫肌瘤中血CA125值有明显重叠现象，但血CA125值异常升高常提示子宫肉瘤为晚期病变。

（5）子宫内膜活检：适用于绝经后子宫扩大伴阴道不规则流血的患者，可以帮助诊断子宫肉瘤。最近一项加拿大数据库的回顾研究表明，在被诊断为子宫肉瘤的患者中，51.5% 是子宫内膜活检中诊断为子宫肉瘤或非典型梭形细胞增生，其中 35.5% 是子宫肉瘤。虽然子宫内膜活检对诊断子宫肉瘤的敏感性较低，但活检结果阳性或疑似的结果对选择诊疗方式具有重要意义。腹腔镜子宫次全切除术中，若使用电动粉碎器，在术前还应进行内膜活检。

（6）肿瘤穿刺组织活检：术前在超声引导下行肿瘤穿刺组织活检也是一种可采用的诊断方法，但尚有争议。

2.12.2.2　术中的无瘤原则

对于确诊为子宫肉瘤的患者，禁忌无保护性粉碎操作，而应按恶性肿瘤手术标准完整地取出子宫，可选择直接开腹。怀疑为子宫肉瘤者，可在密封袋中用粉碎的方法取出肌瘤。

选择腹腔镜肌瘤剔除术，手术时应注意下列几点：①在术中再次对子宫肿瘤作出评估，当怀疑存在恶性肿瘤时，则不能进行粉碎肿瘤手术方式，应转至开腹；②采用与国家批准的上市文号有关的腹腔镜组织密封式粉碎袋进行标本组织的粉碎操作；③在密封的粉碎袋中进行碎瘤，应避免粉碎袋破裂，防止标本组织的外溢，术毕将粉碎袋取出，注水后仔细检查是否有破裂口；④在手术结束之前，应用大量的蒸馏水或其他生理盐水来冲洗盆腹腔，怀疑粉碎袋周围有破损口，应用至少 3L 蒸馏水或生理盐水对盆腹腔进行反复冲洗。

腹腔镜手术密闭式粉碎袋的应用：将密闭式粉碎袋按操作程序置于腹腔内，然后将肿瘤标本置于标本袋里封闭，充气后使肿瘤标本与腹腔内的一切器官完全隔离并在其内进行粉碎术，从而保证无瘤技术的安全实施。

无瘤原则与无瘤技术是腹腔镜下子宫肌瘤粉碎术的安全保障，在密闭环境中实施粉碎术，是无瘤原则要求的最重要组成部分。另外，肌瘤切开、抓取、放置等手术步骤中的无瘤操作也是必须重视的问题。密闭式粉碎袋的透明性可以保证手术医生同时观察袋内和袋外的周围器官情况，从而使医生能够以之前掌握的常规方式实施粉碎术，通过保持足够的距离来保护邻近器官组织免受粉碎器刀片的损伤。密闭粉碎袋的使用可有效地避免反复操作和多次进入腹腔所引起的器官损伤、皮下气肿、血肿形成等并发症，从而缩短腹腔镜手术所需的时间和组织碎片取出的时间，也可有效预防切口种植转移，进而确保腹腔镜子宫肌瘤粉碎术的安全。

2.12.3　子宫肉瘤播散的治疗

术前诊断为子宫肌瘤而行腹腔镜剔除术，术后病理证实是肉瘤者，临床上并不鲜见。无保护性粉碎取出的肌瘤剔除术后必须补充治疗，对子宫肉瘤误行粉碎术的患者，应尽早行二次探查术，以获得准确的分期、预后的相关信息和合适的术后辅助治疗。术后辅助治疗有利于改善意外发现子宫肉瘤患者的预后。

子宫肉瘤的治疗主要有手术治疗和术后补充放疗、化疗等，其中以手术治疗为首选。手术治疗是目前治疗子宫肉瘤最有效的方法，具有可能治愈的优势。手术治疗范围和术后辅助放化疗的选择，取决于恶性肿瘤的种类和期别。

2.12.3.1　无保护性粉碎取出的瘤体剔除术后的初始治疗

（1）疾病局限于子宫，行全子宫 ± 双附件切除术，并根据发现的超出子宫范围的病灶进行个体化切除，也可以进行次广泛的子宫切除 ± 双附件切除。附件切除的主要依据年龄而定，ER/PR 阳性患者需要切除附件。是否进行卵巢切除和淋巴结切除仍有争议。术后按肿瘤的类型和分级进行相应的辅助治疗。

（2）已知或怀疑有子宫外病变，可根据症状、疾病的范围和病灶切除的可能性选择是否手术，若可以切除全子宫 ± 双附件 ± 转移病变，则可以选择手术治疗；不可以选择手术治疗的患者，可以根据肿瘤的病理类型和分级来确定相应的治疗方法。

（3）无手术适应证的子宫肉瘤患者，可行全身治疗和（或）姑息性外照射放疗 ± 阴道后装放疗。

（4）手术中应该反复冲洗盆腹腔。

（5）手术中、手术后的热灌注化疗很有实际意义。

2.12.3.2　无保护性粉碎取出的瘤体剔除术后的补充治疗

低级别的子宫内膜间质肉瘤，Ⅰ 期患者补充双侧附件切除术后可定期随访（特别是绝经后和已切除双侧附件）；Ⅱ、Ⅲ 和Ⅳa 期行双侧附件切除治疗 ± 抗雌激素药物治疗 ± 放疗；Ⅳb 期行双侧附件切除治疗 ± 抗雌激素药物治疗 ± 姑息性放疗。

高级别的子宫内膜间质肉瘤、未分化的子宫肉瘤或子宫平滑肌肉瘤 Ⅰ 期可以观察随访；Ⅱ和Ⅲ期可以选择考虑全身性治疗或者放疗；Ⅳa 期行全身治疗和（或）放射；Ⅳb 期行全身治疗 ± 姑息性放疗。Ⅱ～Ⅳa 期患者如果手术时可完全切除病灶，并且术后的影像检查没有发现转移灶，也可选择进行观察。

化疗方案：单药方案为多柔比星（首选）、表柔比星、吉西他滨、异环磷酰胺、多柔比星脂质体、帕唑帕尼等。联合方案为多柔比星 / 达卡巴嗪、多柔比星 / 异环磷酰胺、多西他赛 / 吉西他滨、吉西他滨 / 长春瑞滨等。

NTRK 基因融合阳性的肿瘤可用拉罗替尼或恩曲替尼。低级别子宫内膜间质肉瘤或 ER/PR 阳性的子宫平滑肌肉瘤推荐抗雌激素治疗。低级别子宫内膜间质肉瘤首选芳香化酶抑制剂。ER/PR 阳性的子宫平滑肌肉瘤推荐芳香化酶抑制剂、醋酸甲地孕酮和醋酸甲羟孕酮。

2.12.4　肉瘤播散的预后

在早期被误诊为"子宫肌瘤"的子宫肉瘤中，使用子宫肌瘤粉碎器时，手术器械将子宫肉瘤粉碎成较小的肿瘤组织，随着手术过程的进行，这些粉碎后的小肿瘤碎片会脱落，散布在盆腹腔内各个角落，肉瘤碎片的播散、种植和转移，导致早期子宫肉瘤的进一步发展和复发。行子宫肌瘤粉碎术后再次手术和第二次手术肿瘤转移率比开腹手术要有所增加。而且，病理确诊率也低于开腹手术。有研究显示，行子宫（肿瘤）粉碎术后的 3 年复发率是 42.86%，明显高于开腹手术患者的复发率（11.11%），同时它的复发中位期也明显低于开腹手术患者。此外，行子宫（肿瘤）粉碎术患者卵巢保存率、3 年无瘤生存率（35.71% vs 57.14%）和行开腹手术患者（72.22% vs 88.89%）相比，均明显下降。子宫（肿瘤）的电动粉碎器取出手术可能使早期的子宫肉瘤组织迅速分离，导致后期子宫肉瘤组织播散、种植和肿瘤转移，使肿瘤病变迅速发展，从而严重地直接影响了其早期预后和健康生存。

参考文献

[1] Manyonda I, Belli A M, Lumsden M A, et al. Uterine-artery embolization or myomectomy for uterine fibroids [J]. The New England Journal of Medicine, 2020, 383（5）: 440-451.

[2] Chen Q, Shi H, Lu W, et al. Unexpected uterine sarcomas in 4478 patients with electric power morcellation for leiomyomas [J]. European Journal of Obstetrics & Gynecology and Reproductive

Biology，2018，230：85-89.

［3］Al-Hendy A，Myers E，Stewart E. Uterine fibroids：burden and unmet medical need［J］. Seminars in Reproductive Medicine，2017，35（6）：473-480.

［4］Drayer S M，Catherino W H. Prevalence，morbidity，and current medical management of uterine leiomyomas［J］. International Journal of Gynecology & Obstetrics，2015，131（2）：117-122.

［5］Donnez J，Dolmans M M. Uterine fibroid management：from the present to the future［J］. Human Reproduction Update，2016，22（6）：665-686.

［6］George S，Serrano C，Hensley M L，et al. Soft tissue and uterine leiomyosarcoma［J］. Journal of Clinical Oncology，2018，36（2）：144-150.

［7］Matsuo K，Takazawa Y，Ross M，et al. Significance of histologic pattern of carcinoma and sarcoma components on survival outcomes of uterine carcinosarcoma［J］. Annals of oncology，2016，27（7）：1257-1266.

［8］张骞，汤蓓，张玲，等.CT 与超声在子宫肌瘤诊断价值对照研究及影像表现分析［J］.中国 CT 和 MRI 杂志，2020，18（1）：108-110.

［9］黄燕，汪秀玲，周春山，等.MRI 评估子宫肌瘤患者行腹腔镜下肌瘤剔除术的可行性［J］.中国 CT 和 MRI 杂志，2021，19（4）：114-116.

［10］钱爱华.腹腔镜手术治疗子宫肌瘤的临床应用决策［J］.临床医药文献杂志，2016，3（31）：2.

［11］王丹丹，杨清.腹腔镜手术中子宫肌瘤粉碎器应用相关临床问题的认识［J］.中国实用妇科与产科杂志，2016，3（7）：5.

［12］马媛媛，叶红.子宫肌瘤剔除术在 40 岁以上绝经前女性中应用的研究进展［J］.中国计划生育和妇产科，2020，12（11）：4.

［13］中国抗癌协会妇科肿瘤专业委员会.子宫肉瘤诊断与治疗指南（2021 年版）［J］.中国癌症杂志，2021，31（6）：7.

［14］子宫肌瘤的诊治中国专家共识专家组.子宫肌瘤的诊治中国专家共识［J］.中华妇产科杂志，2017，52（12）：8.

［15］陈静，廖静蜀，袁晓剑.弥散加权成像联合多普勒超声对子宫肉瘤与子宫肌瘤的鉴别诊断［J］.现代肿瘤医学，2016，24（22）：5.

［16］刘开江，赵绚璇.腹腔镜恶性肿瘤手术中无瘤技术的应用［J］.中华腔镜外科杂志（电子版），2018，11（11）：3.

［17］郎景和，张国楠，向阳，等.实施腹腔镜下子宫（肌瘤）分碎术的中国专家共识［J］.中国实用妇科与产科杂志，2020，36（7）：626-632.

［18］谢玲玲，林荣春，林仲秋.《2022 NCCN 子宫肿瘤临床实践指南（第 1 版）》解读［J］.中国实用妇科与产科杂志，2021，37（12）：1227-1233.

［19］程广艳，王明宇，曲芃芃.子宫肉瘤预后分析［J］.实用肿瘤杂志，2020，3（35）：5.

（熊员焕）

2.13

普通外科微创无瘤防御技术进展

微创手术（腹腔镜及机器人）是近些年普通外科领域极其重要的发展，具有创伤小、恢复快、痛苦轻、治愈率高等优点，已经被广泛应用，涉及许多病种和手术。目前微创手术技术是胆囊切除、脾切除等的金标准术式。随着微创手术技术的日益完善和微创手术医生操作水平的提高，几乎所有的腹部外科疾病都可以进行微创手术治疗，效果显著。但微创手术操作可能会增加肿瘤细胞医源性扩散的机会，从而影响肿瘤的长期治疗效果，所以术中无瘤防御策略是肿瘤微创外科手术的重中之重。本章重点探讨微创手术技术在普通外科各系统疾病中最具代表性的应用及相关无瘤防御原则。

2.13.1 肝胆系统肿瘤手术篇

2.13.1.1 胆囊恶性肿瘤微创手术

自 1987 年 Mouret 完成第 1 例微创胆囊切除术至今已 30 多年。微创胆囊切除术已经成为胆囊结石、胆囊炎、胆囊息肉样病变等良性疾病的金标准术式。对于早期胆囊癌（T1 及 T2）虽仍有争论，但越来越多的外科医生开始认同微创手术。合理及规范的无瘤技术策略可以规避和减少微创技术带来的可能不利影响。

（1）无瘤技术的应用在微创胆囊癌手术中的重要性：由于早期胆囊癌患者可无明显症状，且病变较小，目前影像学检查手段难以确诊。随着微创胆囊切除术的广泛开展，术后病理意外发现的胆囊癌明显增加。胆囊癌是一种恶性程度极高的恶性肿瘤，微创胆囊切除术中胆囊破溃、胆漏或"烟囱"效应等可能增加穿刺孔肿瘤种植及腹膜播散的风险。术后诊断的胆囊癌发生套管针种植转移的概率约为 10.3%。且多项研究结果显示，即使切除穿刺孔部位亦无法治愈或带来改善。

（2）早期胆囊癌微创切除术中无瘤防御技术进展：对于早期胆囊癌（T1、T2

期），避免发生微创术中胆囊破裂、切除胆囊的保护袋取出及术中诊断胆囊癌后规范地清除区域淋巴结成为胆囊癌微创手术的关键点。

术前评估至关重要，术前对于炎症重，胆壁增厚，合并息肉、充满型胆囊结石及萎缩性胆囊等，应作增强 CT 和 MRI 检查，对于高度怀疑的患者，最好做术前及术中的穿刺活检。

对于术前、术中诊断胆囊癌患者，开腹手术应为首选，在有经验的专家和团队，如果肿瘤未侵及浆膜，可以行微创的胆囊癌根治术。

（3）对于胆囊癌或怀疑胆囊癌患者微创切除手术，无瘤原则需要注意的几个问题：①尽可能首先离断胆囊管及胆囊动脉。②仔细剥离胆囊床，必要时可带部分肝床组织切除，以保证胆囊完整无破裂。③切除胆囊装袋完整取出，保证标本的完整性以利于术后的病理分期。④整块去除肝门区、肝十二指肠韧带内及肝动脉旁淋巴结，避免淋巴结的破碎。⑤充分施行术中冲洗术。使用热的蒸馏水冲洗腹腔有益于减少细胞脱落转移。对于蒸馏水的温度，各项研究的报道不一，多集中在 43～55℃。⑥双氧水涂布创口，使用双氧水冲洗切口可以减少术后切口感染机会，同时也有益于减少肿瘤种植的机会。⑦术中若无条件更换手术器械，也可将被肿瘤细胞污染的器械浸泡于蒸馏水中 5 min 后再使用。

2.13.1.2 微创手术下肝切除手术

微创手术下肝切除术首次报道于 20 世纪 90 年代早期。2008 年，首次微创手术下肝切除术国际共识会议明确了其可行性、安全性和适应证。目前，微创手术下肝切除术已被越来越多地用于治疗良性和恶性肝肿瘤患者。

（1）微创手术下肝切除手术方式：①全微创手术下肝切除术，完全通过微创手术完成肝切除，小切口仅用于取出标本；②手助微创手术下肝切除术，在微创手术操作过程中，通过腹壁小切口将手伸入腹腔进行辅助操作完成肝切除术；③微创手术下辅助肝切除术，通过微创手术或手助微创手术完成部分操作，最后通过小切口完成肝切除。

（2）无瘤操作技术在微创手术下肝切除术中的重要性：手术过程中对肝的移动、挤压等操作，容易造成医源性的肿瘤细胞播散入血，从而引起血行转移或肝内转移。突出于肝表面的肿瘤，在手术器械的推、搓、挤、压、刺下可能造成破裂而导致腹腔种植转移。肝实质离断过程中可能切入肿瘤而造成肿瘤残留及腹腔种植等。对于这些危险，在微创手术肝切除过程中应采取一系列相应的无瘤操作技术最大可能地规避这些风险。

（3）对于微创手术下肝切除术，无瘤原则需要注意的几个问题：①及早阻断肿瘤区血供（动脉及门脉支）。②避免间歇式阻断血流，减少肿瘤细胞入血机会。③截断肿瘤区血液回流。④分离钳夹持纱布后推、抬、牵、拉肝。⑤游离肝时动作轻柔，避免直接挤压肿瘤，减少机械性扰动。⑥整块切除肿瘤。⑦术中超声、术中亚甲蓝染色及术中荧光染色确定肝段和肝叶的界限，保证切缘距离，避免残留肿瘤。⑧必要时根据肿瘤类型和术前评估，清除肝门可疑淋巴结。⑨通过氩气刀或电凝形成焦痂封闭肿瘤暴露或破绽区域。⑩避免荷瘤区（门静脉分布区）肝实质缝合。⑪充分施行术中冲洗术，使用热的蒸馏水冲洗腹腔有益于减少细胞脱落转移。对于蒸馏水的温度，各项研究的报道不一，多集中在 43～55℃。⑫双氧水涂布创口，使用双氧水冲洗切口可以减少术后切口感染机会，同时也有益于减少肿瘤种植的机会。⑬术中若无条件更换手术器械，也可将被肿瘤细胞污染的器械浸泡于蒸馏水中 5 min 后再使用。

2.13.2　脾、胰腺疾病手术篇

2.13.2.1　微创手术下脾切除术

自 1991 年 Delaitre 等完成首例微创手术下脾切除术后，微创手术下脾切除术在世界范围内逐渐被推广和普及，并日趋成熟，已被视为多种疾病脾切除的金标准。

（1）微创手术下脾切除手术方式：①微创脾切除术；②微创手术辅助脾切除术：又称小切口辅助手术；③手辅助微创手术脾切除术：在微创手术操作过程中，经腹壁小切口将手伸入腹腔，进行辅助操作，完成手术。

（2）无瘤技术的应用在微创手术下脾切除术中的重要性：脾恶性肿瘤少见，但是由于脾质脆，血窦丰富，再生能力较强，可通过破口处的潜在腔隙或血行播散等途径种植于腹部器官及组织，如胰腺、肝、肺、结肠系膜、纵隔、微创手术穿刺孔等位置，可能出现腹痛、消化道出血及肠梗阻等并发症；种植的脾组织可能与腹膜后肿大的淋巴结组织或肿瘤难以鉴别，容易造成误诊；对于因血液系统疾病而行微创手术下脾切除术的患者，也可能导致疾病的复发。

（3）微创手术下脾切除术无瘤防御技术进展：微创脾切除重点是预防脾在切

除和去除过程中破碎残留在腹腔而引起脾组织的种植形成脾结节，因此也需要遵循前述的无瘤原则。将切除的脾装入标本袋后再适当扩大腹壁切口取出腹腔；若脾组织较大，可在袋中分碎后再取出。

2.13.2.2　微创手术下胰腺切除术

1996 年 Cuschieri 等首次报道了微创手术下胰腺远端切除术。但由于胰腺周围解剖复杂、手术难度大、术后并发症多等原因，最初仅用于活检分期，发展成熟也晚于其他手术。随着微创技术的发展，目前大部分胰腺手术均能在微创手术下完成，如胰腺腺癌、胰腺神经内分泌癌、实性假乳头状瘤、胆管癌或壶腹癌等恶性肿瘤，以及潜在的恶性前胰腺囊性病变，如导管内乳头状黏液性肿瘤或黏液性囊性肿瘤及慢性胰腺炎等良性病变。

（1）微创手术下胰腺切除术方式：主要包括胰体尾切除术、胰十二指肠切除术、中段胰腺切除术、胰腺部分切除术和微创手术全胰腺切除术。

（2）无瘤技术的应用在微创手术下胰腺切除术中的重要性：随着微创手术广泛开展，胰腺切除术中胰腺癌漏诊的病例报道逐渐增多。胰腺癌是常见的消化系统恶性肿瘤，早期诊断困难，恶性程度高，预后差。胰腺神经内分泌肿瘤是适合微创切除手术的胰腺肿瘤，既能体现出微创的价值，又对疾病的远期预后没有不良影响。但对于胰腺腺癌，目前对微创技术的应用仍有很多争议，对于早期胰腺癌（小于 2 cm，没有淋巴转移）争议相对较少。对于进展期胰腺癌，微创技术是否影响预后，目前还没有高级别的循证医学证据证实其价值，仍需要进一步的临床研究才能证实其对肿瘤的长期生存影响。由于胰腺癌对化疗、靶向及免疫等辅助治疗不敏感，一旦出现肿瘤播散种植转移，预后将急剧变差，因此对胰腺癌的微创治疗，在目前的阶段仍要采取审慎的态度，既不盲目冒进，又要探索积累经验总结结果。有报道对于胰腺导管内乳头状黏液性肿瘤可分泌黏液并破坏胰管，通过瘘管播散到腹腔后可形成腹膜假黏液瘤。腹膜假黏液瘤通常表现为惰性生长，但该病的长期生存率仅 20% ~ 30%，在细胞减灭术后联合腹腔热灌注化疗可提高患者生存率。

（3）微创胰腺手术无瘤防御技术进展：微创胰腺切除手术技术发展成熟较晚，其无瘤防御技术仍有待进一步的研究，但也应遵循前述的无瘤技术基本原则并更应重视。

2.13.3　胃肠疾病手术篇

2.13.3.1　微创手术下胃切除术

1994 年，日本首次报道了微创手术下胃切除术，应用微创手术辅助远端胃切除伴 Billroth Ⅰ 式胃十二指肠吻合重建治疗早期胃癌。自此之后，微创手术下胃切除术的手术经验不断增加，特别是在日本、韩国、中国等胃腺癌更为普遍的东方国家。

（1）微创手术下胃癌手术方式：①全微创手术胃癌根治术，胃切除、淋巴结清扫、消化道重建均在微创手术下完成，技术要求较高；②微创手术辅助胃癌根治术，又称小切口辅助手术，胃游离、淋巴结清扫在微创手术下完成，胃切除或吻合经腹壁小切口辅助完成，是目前应用最多的手术方式；③手辅助微创手术胃癌根治术，在微创手术操作过程中，经腹壁小切口将手伸入腹腔，进行辅助操作，完成手术。

（2）无瘤技术的应用在微创手术下胃癌手术中的重要性：胃癌是我国最常见的胃肠道恶性肿瘤之一，其发病率和致死率在我国消化系统恶性肿瘤中均居前列。胃癌术后复发患者中 33%～50% 发生腹膜转移，腹膜转移患者（晚期胃癌）5 年生存率 <20%。胃癌细胞医源性腹腔种植是患者术后腹腔转移的一个重要因素，其将直接影响患者术后生存率。

（3）微创手术下胃癌手术无瘤防御技术进展：①术中应先在血管根部结扎静脉、动脉，防止肿瘤经血液循环播散，同时清扫淋巴结，然后分离切除标本；②操作轻柔，采用锐性分离，少用钝性分离，尽量做到不直接接触肿瘤，避免淋巴结破损，防止肿瘤扩散和局部种植；③对于浆膜层受侵犯者，可采用覆盖法或涂抹封闭胶予以保护；④标本取出时应注意保护切口，防止切口肿瘤种植；⑤术毕应行腹腔冲洗，以尽量清除腹腔内游离肿瘤细胞，冲洗液量应 >3 000 mL，可选用蒸馏水、氟尿嘧啶等；⑥术中脱落细胞病理学检查阳性者，或腹膜转移者，可考虑选择体外热循环持续恒温体腔热灌注技术。

2.13.3.2　微创手术下结直肠切除术

过去 30 年，微创手术在结直肠外科的应用持续迅猛发展。美国 NCCN 指南、欧洲 ESMO、日本大肠癌研究会（Japanese Society for Cancer of the Colon and Rectum，JSCCR）发布的治疗指南均推荐微创手术技术用于结肠癌根治，确立了微创手术技术在结肠癌手术治疗中的地位。近年来多项高级别循证医学研究也充分证实微创手术应用于适应证内直肠癌患者安全、可行。

（1）微创手术下结直肠癌手术方式：①全微创手术结直肠癌切除术；②微创手术辅助结直肠癌切除术，又称小切口辅助手术。

（2）无瘤技术的应用在微创手术下结直肠癌手术中的重要性：中国国家癌症中心发布的《2019 中国癌症统计数据》显示，2015 年我国结直肠癌估算新发病例和死亡病例数分别为 38.8 万和 18.7 万，分别居第 3 位和第 5 位。结直肠癌根治术后，50% 的患者会发生复发或转移而死亡，55%～80% 的复发病例发生在术后 2 年内。有文献报道结肠癌切除肿物前行近远端肠管结扎可使 Dukes C 期的术后肝转移由 15.3% 降至 9.5 %，局部复发由 28.6% 降至 19.3%，吻合口复发由 12.2% 降至 3.2%。规范的无瘤操作技术应用在大肠癌手术中取得显著效果，5 年生存率由 48% 上升到 67%。

（3）微创手术下结直肠癌手术无瘤防御技术进展

1）术前：①对直肠癌患者行直肠指检时，动作宜轻柔，并沿一定的方向检查，不可反复按压肿瘤部位，以免造成癌细胞的脱落和扩散。②肠道准备应尽量避免由下而上的肠道灌洗。常规的肠道灌洗，不但会把远侧端脱落的癌细胞冲向近侧端，还可能在灌肠过程中加重癌细胞的脱落。术前若做过活检，则应尽量缩短活检与手术间的时间。③行 Miles 手术时，先在会阴部作双重荷包逢闭肛门，防止肠腔内癌细胞脱落出肛门外，种植于会阴部切口。④对于进展期直肠癌，可在术前给予新辅助化疗或放疗，最大限度杀灭癌细胞，使肿瘤体积缩小，以达到降期目的，提高手术切除率，同时降低癌细胞活性，减少术中播散及消除潜在的微转移灶。

2）术中：①术中探查时应由远及近，先探查肝、脾、盆腔、腹主动脉周围淋巴结及肿瘤两端肠管，最后再探查原发肿瘤及受累器官。②如肿瘤已浸出浆膜，应覆盖或用封闭胶涂抹肿瘤表面，以防癌细胞脱落、播散。③在距肿瘤近、远端 10 cm 处，先结扎肠管，亦可用氟尿嘧啶 1 000 mg 注入该段肠腔，以杀灭肠腔内的游离癌细胞。④肿瘤血管先在根部结扎静脉，再处理动脉和淋巴管，以阻断癌细胞术中血行转移。⑤完全将结肠或直肠与其附着处游离，尽量减少对瘤体的操作。手术操作要轻巧，尽量采取锐性分离，减少对肿瘤的挤压和牵拉，以免增加癌细胞的播散。术中应广泛采用电刀切割，可使术野清晰，减少止血结扎时挤压肿瘤的机会，并封闭毛细血管和淋巴管的断端，防止癌细胞经此断端进入血管和淋巴管，同时高温杀死切口边缘的残留癌细胞，可以减少肿瘤的局部复发。⑥术中应避免过度牵拉或盲目分离造成肿瘤肠段的管壁破裂，以免肿瘤细胞的直接播散、种植。⑦要在距肿瘤一定范围的正常组织内解剖、分离，根据肿瘤的不同部位和分期，切除肿瘤近、远端一定距离的肠管。结直肠癌要求近端在 10 cm以上，远端结肠癌应 > 10 cm，直肠癌不少于 2 cm。对于直肠中下段癌，可按照全直肠系膜切除术的原则，保证盆筋膜脏层的完整无损且肿瘤远端直肠系膜切除不少于 5 cm。⑧切除癌灶时要遵循整块切除原则，先切除周围部分，再处理癌灶邻近部分，淋巴结清扫时，亦由远及近。⑨肿瘤取出时应保护伤口或是将标本置于取物袋中。套管针应在腹壁上固定好，不能脱出，要避免与污染的器械接触。⑩切除癌灶后，除用聚维酮碘消毒肠腔外，可用氟尿嘧啶液冲洗创面，杀灭术中可能脱落的癌细胞，避免吻合口种植。⑪术毕关腹前可行腹腔热化疗杀灭腹腔内游离的癌细胞及微转移灶，减少术后腹膜复发。

已有大量研究证实，严格的无瘤操作技术对于改善肿瘤患者预后有重要作用。但针对不同部位的肿瘤，在具体操作技术上略有不同。良性肿瘤处理不当同样也有可能发生肿瘤种植，操作中也要讲究无瘤原则。

外科微创手术除了传统的多孔微创手术外，单孔微创手术、经自然腔道的手术方式近年来也在进行着不断的尝试。此外，随着机器人技术的开展，越来越多证据支持机器人手术将是外科手术的主要工具，尤其是在传统微创手术困难部位的肿瘤方面，机器人手术具有一定的优势。然而，无论是何种形式的微创手术，术者无瘤观念的树立，手术的实施中无瘤技术的严格执行，都是避免医源性肿瘤播散，保障患者生命安全的重中之重。

参考文献

［1］刘国礼.现代微创外科学［M］.北京：科学出版社，2003：614-616.

［2］李俊杰，蒋文涛，田大治，等.肝癌肝移植术中无瘤技术［J］.实用器官移植电子杂志，2017，4：266-267.

［3］张万广，龙新.肝癌肝切除术中损伤控制和无瘤操作策略［J］.中国实用外科杂志，2018，38（4）：367-372.

［4］中华人民共和国国家卫生健康委员会医政医管局.原发性肝癌诊疗规范（2019年版）［J］.中国实用外科杂志，2020，40（2）：121-138.

［5］Lee J M，Lee K W，Kim H C，et al. No touch isolation technique for the prevention of postoperative recurrence of hepatocellular carcinoma after liver transplantation-combined with trans-arterial radioembolization［J］. Surgical Oncology，2020，35：189-190.

［6］中华医学会外科学分会胆道外科学组.胆囊良性疾病治疗决策的专家共识（2011版）［J］.中华消化外科杂志，2011，1：14-19.

［7］中华医学会外科学分会胆道外科学组，中国医师协会外科医师分会胆道外科专业委员会.胆囊癌诊断和治疗指南（2019版）［J］.中华外科杂志，2020，4：243-251.

［8］Berger-Richardson D，Chesney T R，Englesakis M，et al. Trends in port-site metastasis after laparoscopic resection of incidental gallbladder cancer：a systematic review［J］. Surgery，2017，161（3）：618-627.

［9］中华医学会外科学分会胰腺外科学组.中国胰腺癌诊治指南（2021）［J］.中华外科杂志，2021，59（7）：561-577.

［10］Kuroki T，Eguchi S. No-touch isolation techniques for pancreatic cancer［J］. Surgery Today，2017，47（1）：8-13.

［11］Misiakos E P，Bagias G，Liakakos T，et al. Laparoscopic splenectomy：current concepts［J］. World Journal of Gastrointestinal Endoscopy，2017，9（9）：428.

［12］Lansdale N，Marven S，Welch J，et al. Intra-abdominal splenosis following laparoscopic splenectomy causing recurrence in a child with chronic immune thrombocytopenic purpura［J］. Journal of Laparoendoscopic & Advanced Surgical Techniques，2007，17（3）：387.

［13］Wang Y，Shen H. Pelvic splenosis［J］. The New England Journal of Medicine，2021，384（3）：e7.

［14］郑民华，余佩武，赵永亮，等.腹腔镜胃癌手术操作指南（2016版）.中华消化外科杂志，2016，15（9）：851-857.

［15］张贵年，黄顺荣.无瘤操作技术在胃肠恶性肿瘤外科治疗中的应用进展［J］.中国实用外科杂志，2010，30（3）：232-233.

［16］季加孚.胃肠道恶性肿瘤外科的无瘤技术和原则［J］.中国实用外科杂志，2005（4）：254-256.

［17］施永康，牟一平，王元宇，等.腹腔镜胃癌根治性切除术后穿刺孔种植转移瘤的外科治疗［J］.中华医学杂志，2019，99（32）：4.

［18］Takii Y，Shimada Y，Moriya Y，et al. A randomized controlled trial of the conventional technique versus the no-touch isolation technique for primary tumor resection in patients with colorectal cancer［J］. Japanese Journal of Clinical Oncology，2014，44（1）：97-100.

［19］中国研究型医院学会机器人与腹腔镜外科专业委员会，中国医师协会内镜医师分会腹腔镜外

科专业委员会，中华医学会外科学分会腹腔镜与内镜外科学组.结直肠癌4K腹腔镜手术操作标准专家共识（2020版）[J].中华消化外科杂志，2020，19（5）：465–477.

（杨志英　王文慧）

2.14

泌尿外科的无瘤防御体系

2.14.1 无瘤手术原则及注意事项

2.14.1.1 保护腹腔镜手术穿刺孔

腹腔镜穿刺点选择，不应拘泥于常规，应以容易暴露手术视野和方便手术操作作为出发点。为预防气体泄露癌细胞种植于穿刺孔处，穿刺孔的大小要合适，以防套管针在腹壁中移动。在穿刺成功后可用缝线将套管针固定在腹壁上。手术结束时，需放尽气体后才可拔除套管，以防"烟囱效应"造成套管针孔肿瘤种植。

2.14.1.2 开放手术切口选择

开放手术切口大小的选择，应以能充分暴露手术视野为原则，不可追求小切口而过分牵拉挤压肿瘤。开阔的手术视野不仅可减少对肿瘤的刺激，并且利于处理手术中出现的意外出血等情况。开腹后，可以将两块腹膜巾缝合于两侧腹膜，或置入大小型号合适的切口保护圈，起到保护腹膜、切口边缘和正常组织的作用。

2.14.1.3 尽早吸尽腹水

手术开始后尽早吸尽腹水，可避免腹水中可能存在的脱落癌细胞污染手术创面，保护周围未被沾染的组织；同时还能防止含肿瘤细胞的腹水雾化后造成腹膜播散转移。

2.14.1.4 尽量减少手术探查

开腹探查因触摸、挤压肿瘤，会增加癌细胞向腹腔内脱落的可能，导致肿瘤种植。所以，术者探查动作务必要轻柔，切忌挤压，并且减少探查次数。探查时应按照由远及近的顺序，最后探查原发肿瘤及受累器官。

2.14.1.5　肿瘤游离原则

术中游离肿瘤采取的顺序是先远后近，即从远离肿瘤部位开始进行，尽量采用锐性分离，减少钝性分离。腹腔镜手术时应用超声刀或电钩锐性分离，不仅可减少术中出血，同时可封闭小的淋巴管或血管，减少癌细胞进入脉管的可能，同时杀灭癌细胞。开腹时游离及切割操作提倡应用电刀或超声刀、氩气刀，可以避免止血结扎时挤压肿瘤，使术野清晰；封闭毛细血管和淋巴管，减少肿瘤细胞的播散和种植；同时，局部高温可以杀死肿瘤细胞。切除肿瘤后应及时更换操作器械或进行冲洗。处理肿瘤血管时应先在根部结扎静脉，再处理动脉和淋巴管。

2.14.1.6　切除肿瘤

切除肿瘤时遵循整块切除原则，先切除肿瘤周围部分，再处理邻近部分，尽量保证肿瘤完整。清扫淋巴结，应先清扫远处，再清扫肿瘤近侧，力求将癌灶、区域淋巴结及邻近组织作整块切除。术中切除的组织，不可随意放置。

2.14.1.7　标本取出及取出口的保护

腹腔镜手术中，为了防止肿瘤外露或瘤体破溃，发生腹腔内或无保护的套管针口肿瘤种植，在标本移出腹腔前，首先经套管针口将无菌密封袋置入腹腔，将标本放入其中，然后根据瘤体大小适当延长切口，避免从穿刺孔拉出较大的肿瘤组织时造成无菌密封袋破裂肿瘤细胞脱落种植。

2.14.1.8　术后冲洗

术后冲洗是防止感染及癌细胞残留的重要措施。常用液体包括：①蒸馏水，作为恶性肿瘤最常用的冲洗液，能有效避免肿瘤细胞的种植和播散；②聚维酮碘溶液，手术中和手术完毕时可以用 0.05% 的聚维酮碘溶液冲洗创面、盆腔、腹腔和擦拭切口，可防止感染并避免肿瘤种植；③抗肿瘤药溶液。手术中器械护士应用无菌盆盛装冲洗液冲洗术野，不可重复使用洗刷过器械的无菌盆。鉴于肿瘤细胞易在低渗液体中破裂，可适当延长浸泡时间。术中应该用吸引器吸尽冲洗液，而不可使用干纱布擦吸，以防对腹膜造成损伤，引起肿瘤细胞的种植。

2.14.1.9　术中器械的管理

术前应准备充足的器械物品，并预留关腹时使用的干净器械，用双层治疗巾遮盖。将器械台划分为"有瘤区"和"无瘤区"，切除肿瘤后，所有与肿瘤接触过的器械均应放置于"有瘤区"，不得与未接触肿瘤的器械混放。严禁将接触过肿瘤的器械再使用于正常组织，以免将器械上的肿瘤细胞带入其他组织。如术中使用的特殊器械无条件更换，可用消毒液（Ⅲ型安尔碘）擦拭器械，或将受污染的手术器械头端浸泡于蒸馏水内，再用蒸馏水由上往下反复冲洗后备用，以灭活污染器械上的肿瘤细胞。

2.14.1.10　关闭腹壁套管针口腹膜

术毕应缝合套管针口腹膜，缝合前还应对套管针口进行冲洗，以减少肿瘤切口转移的可能。腹腔中含有游离癌细胞，有可能随腹腔积液经破损的腹膜流入切口面引起转移。缝合腹膜还可减少套管针处疝的发生率。

2.14.2　肾癌

2.14.2.1　保留肾单位手术

保留肾单位手术绝对适应证：先天性孤立肾、对侧肾功能不全或无功能者及双侧肾癌患者，根治性肾切除术将会导致肾功能不全或尿毒症。相对适应证：肾癌对侧肾并存某些良性疾病，如慢性肾盂肾炎、肾结石或其他可能导致肾功能恶化的疾病（如高血压、糖尿病、肾动脉狭窄等）。可选择适应证：T1a 期（肿瘤≤4 cm）或 T1b 期（肿瘤≤7 cm）肾癌，肿瘤位于肾周边，单发的无症状肾癌，对侧肾功能正常者可选择实施保留肾单位手术。主要禁忌证：晚期肿瘤恶病质者；孤立肾有局部或远处转移者；双肾或孤立肾实质侵犯太广泛，切除部分肾后残存肾组织不能维持生理功能；有严重的出血倾向。

（1）肾部分切除术：可采用开放、腹腔镜和机器人辅助下肾部分切除术三种方式进行。具体需结合肿瘤的位置、大小、患者手术耐受能力等，以及术者自身能力及擅长，制订手术方案，在条件允许的情况下优先选择腹腔镜或机器人手术。对于较复杂的肿瘤，预计手术热缺血时间较长，可采用开腹手术。

1）开腹肾部分切除术：术者应根据病变性质、部位、患者年龄和体重指数等综合考虑切口的选择。常用腰部第 11 肋间或第 12 肋切口，如果病变直径较大，也可采用经腹途径，包括经腹直肌切口或者经肋缘下切口。

手术要点：大部分肾肿瘤周围存在由纤维组织所形成的"假包膜"，方便术者识别与切除肿瘤。沿肿瘤边缘 0.5～1.0 cm 标记切除范围，锐性切割，并完全剔除紧邻肿瘤周边筋膜及脂肪。切割前应阻断肾动脉，并检查动脉阻断夹的大小和牢固度，避免不完全阻断发生术中出血。同时应该警惕可能存在的异位血管。术后应确切缝合手术创面，可吸收线单层缝合较浅的创面，两层甚至多层缝合较深的创面。

2）腹腔镜肾部分切除术：常采用后腹膜腔入路，其优点在于可以避免腹腔内器官干扰，降低腹膜内器官损伤概率，但存在解剖标志不清、技术难度高、操作空间小、直接暴露血管困难等问题。切除方式方面，目前常用的包括上、下极切除，楔形切除，球冠状切除和剜除等。主刀医生应根据肿瘤大小、位置、周围毗邻结构，结合个人经验习惯等综合抉择。

手术要点：手术采用超声刀或单极分离钳，纵行切开肾筋膜及肾周脂肪，暴露肿瘤。分离并阻断肾动脉，记录阻断开始时间。用腹腔镜剪刀距肿瘤边缘 0.5～1 cm 处进行锐性分离加钝性推剥，帮助寻找肿瘤边界，完整切除瘤体。手术尽可能不破坏肿瘤包膜，完整切除肿瘤，同时避免损伤重要组织结构。术后仔细检查手术创面，单极或双极电凝肾创面血管断端出血点。检查肾创面充分止血后，用 2–0 可吸收倒刺线连续缝合肾实质创缘，关闭深层肾实质创面，修补破溃的肾盂。确保创缘对合良好，松开血管阻断夹。采用无菌标本袋套取肾肿瘤标本，扩大套管针口无压力取出标本，确保标本袋完整性。术毕检查确定创面无出血后，放置引流管，取出全部套管针，缝合关闭切口。

（2）肾肿瘤剜除术：研究表明肾肿瘤剜除术可获得与腹腔镜肾部分切除术相当的肿瘤学效果，并有利于保留更多的肾组织，且并发症发生率极低。首先，沿肾筋膜游离肾，探查到肿瘤后，切开肾周脂肪囊，保留肿瘤表面的肾周脂肪。距肿瘤假包膜约 5 mm 处切开肾实质，在假包膜外锐性分离肿瘤。切除组织置入取物袋内完整取出，切除标本术中送冷冻病理，若切缘阳性可再在创面切除一层组织或者改行根治性手术。

2.14.2.2　根治性肾切除术

Robson 最早于 1963 年提出根治性肾切除术，并确立根治性肾切除术作为局限性肾癌外科治疗的金标准。传统上手术范围包括结扎切断肾动脉、肾静脉，在肾筋膜外切除肾，切除同侧肾上腺、从膈肌脚到腹主动脉分叉处淋巴结及髂血管分叉以上输尿管。现有研究不推荐术中常规行肾上腺切除和区域淋巴结清扫。

根治性肾切除术手术适应证：①局限性肾癌，无明确转移者；②肾静脉、下腔静脉瘤栓形成，无远处转移者；③肿瘤侵犯相邻器官，无远处转移，术前估计肿瘤可彻底切除者。禁忌证：①晚期肾癌，全身广泛转移者；肿瘤侵犯相邻器官，估计手术无法切除局部肿瘤者。②有严重出血性疾病者。③心、脑、肝、肺及循环系统有严重疾病，估计不能耐受麻醉和手术者。

（1）开放性根治性肾切除术：根据 2020 年中国根治性肾切除术安全共识，合并癌栓，体积巨大，有肾周粘连或邻近重要器官粘连，存在多发淋巴结转移，腔镜处理较为困难的局部进展肾癌，进行开腹手术仍然是目前的首选治疗方案。

可采用经腹、经腰、腰腹联合切口三种方式。经腹根治性肾切除术适用于体积较大的肿瘤、存在肾静脉和腔静脉癌栓者，包括肋弓下切口和腹正中切口。肋弓下切口的优点在于可在直视下游离血管，不需打开肾筋膜即可结扎肾血管，避免在肿瘤上操作。经腰开放性根治性肾切除术包括经第 11 肋间、12 肋及 11 肋切口。术前需要通过腹部平片了解肾位置来决定切口高低，其优势在于手术不进入胸、腹腔，手术视野好，可直视肾及血管结构。胸腹联合切口优势在于可广泛显露患肾、肾血管、腹主动脉与下腔静脉，适用于肾上极巨大肿瘤及肾上腺巨大肿瘤。

1）经腹切口手术要点：游离显露肾时，尽量不要损伤腹膜下组织。左侧肾癌手术，需要将降结肠与部分横结肠及降结肠内侧的后腹膜从肾周脂肪组织表面向内游离至腹主动脉。切开后腹膜达结肠左曲时，须切断脾结肠韧带。手术时特别注意，避免损伤胰尾、十二指肠降部和下腔静脉。切开肾筋膜前层后，可先将注入肾静脉的精索静脉或卵巢静脉或肾上腺静脉结扎，充分游离肾静脉。拉钩拉开肾静脉充分显露肾动脉，并用 7 号丝线双重分离结扎，切断肾动脉，随后近端双重结扎切断肾静脉。若肿瘤较大或暴露肾血管不满意，可先分别或同时结扎肾动、静脉而暂不切断。如果先结扎静脉，由于动脉血液继续流入，压力升高，促进瘤细胞从丰富的侧支循环扩散。因此分别结扎肾血管时，应先结扎动脉。在肾筋膜外，整块切除肾及肿瘤。

右侧肿瘤，从肾动脉上方 2 cm 开始清除主动脉与下腔静脉间的淋巴结，并切除肾蒂上缘到主动脉分叉范围内，主动脉、腔静脉间及腔静脉后的淋巴结。左侧肿瘤，解剖腹主动脉前和肾静脉窝内的淋巴结，整块清除肾蒂上缘到主动脉分叉范围内腹主动脉旁淋巴结组织。对存在静脉内瘤栓者，术前进行 MRI 或 CT 检查以确定肿瘤及瘤栓大小，手术路径和方案取决于瘤栓的范围。20% 肾癌患者肿瘤可浸润静脉，需要部分或完全切除一段腔静脉，以期完全切除瘤栓，避免术中肿瘤播散。特殊情况下，如瘤栓已达右心房内，取栓时用纱布堵塞肺动脉口，以防瘤栓进入肺循环。

2）经腰切口手术要点：首先将肾和周围组织与后腹壁分离，分离、结扎肾动脉。之后将输尿管、生殖血管及输尿管周围脂肪与腹膜分离。在结扎肾静脉前应先排除瘤栓的存在。游离肾腹侧面时，应先确定操作平面。肾筋膜与腹膜之间是疏松的无血管区，要紧贴腹膜游离，避免损伤肠道。在充分游离右侧升结肠与十二指肠降部，左侧的降结肠与肾筋膜间隙，离开肠道前，不要盲目地钝性牵拉，否则容易损伤肠道壁，引起肠漏。标本表面与腹膜后腔和肝分离。

（2）腹腔镜根治性肾切除术：对不适合行保留肾单位手术的 I 期患者，临床分期为 II、III 期的肾癌患者，优先推荐行腹腔镜根治性肾切除术。可经腹或腹膜后入路进行。若粘连严重或术中发现肿瘤侵犯下腔静脉，需要做好转开腹手术的准备。

1）经腹腹腔镜根治性肾切除术手术要点：手术严格按照恶性肿瘤无瘤原则进行，避免腹腔内污染转移。进入腹腔后需要用电凝钩或剪刀剪开后腹膜，游离肾蒂血管。用弯头血管钳游离肾静脉，用 7 号丝线提起，暂不结扎。在肾静脉后方找到搏动的肾动脉，游离肾动脉，并用钛夹阻断肾动脉。之后结扎肾静脉，近端至少用 3 个钛夹，远端 2 个。剪断肾静脉后充分暴露肾动脉，并用 5 个以上钛夹夹住，近端至少 3 个，远端至少 2 个。在肾下极平面，腰大肌内侧，寻找输尿管。输尿管位于生殖血管的深面，并根据输尿管蠕动，与生殖血管相鉴别，有时需要结扎切断血管。游离输尿管，先用钛夹阻断，并用超声刀或电钩游离其周围的血管、淋巴管。若肿瘤累及同侧肾上腺，应同时切除。若未累及，则在肾上腺下方分离肾筋膜及脂肪囊，在肾筋膜以外分别切除整块肾、脂肪囊及肿瘤组织。提起输尿管，继续向下游离至盆腔，上钛夹两个，并在钛夹之间切断。将切除标本置入无菌塑料袋内，扩大切口至 5～6 cm 取出；或使用特制保护袋，在腹腔镜监视下在袋内碎瘤取出。用生理盐水冲洗肾窝，检查有无活动性出血，排出腹腔内 CO_2，拔除套管，关闭切口。

2）经腹膜后腹腔镜根治性肾切除术手术要点：建议气腹压力应 ≤15 mmHg，流量为 10 L/min。沿腰大肌筋膜与肾筋膜后间隙向中线分离，上至膈下，下至肾下极，内侧至下腔静脉或腹主动脉，形成扩大的手术空间。先处理肾蒂血管，避免挤压肿瘤，以防血行转移。在肾下极内侧位置剪开肾筋膜，找到并用钛夹夹闭输尿管。沿输尿管向上游离至肾盂，在肾盂前方找到肾动脉，锐性、钝性分离，靠近根部结扎肾动脉，并用 5 个以上钛夹夹闭，近端至少 3 个，远端至少 2 个，然后剪断。在肾动脉前方找到肾静脉，可能需要处理注入肾静脉的生殖静脉肾上腺中央静脉，需要游离足够长度后用大号钛夹夹闭切断，近端至少 3 个，远端至少 2 个。切断肾蒂，游离肾上极。若肿瘤累及肾上腺或位于肾上极，需在肾上腺内侧游离，否则在肾上腺外侧游离。同时，仔细辨认肾筋膜与后腹膜的界限，游离肾腹侧面，注意不要打开肾筋膜。之后，提取输尿管游离至髂血管水平，钛夹夹闭切断。将完全游离的肾、输尿管、肾上腺置入取物袋内，在腹腔镜监视下取出，注意避免取物袋破碎，以减少穿刺口种植转移。

（3）淋巴结清扫：无淋巴结转移的局限性肾癌患者行淋巴结清扫无生存获益。建议对影像学证明可疑区域淋巴结转移，有证据表明已发生微转移，后腹膜孤立性复发性淋巴结的肾癌患者进行淋巴结清扫术。根据清扫范围，可分为区域或肾门淋巴结清扫和扩大淋巴结清扫。整块切除血管周围的淋巴结，并用标本袋取出。

2.14.3　上尿路上皮癌

根据 2018 EAU 指南，低危上尿路上皮癌指单发病灶、肿瘤 < 2 cm、尿脱落细胞学发现低级别尿路上皮癌、CT 尿路造影（CTU）表现为非侵袭肿瘤。高危上尿路上皮癌指并发肾积水、多发病灶、肿瘤 > 2 cm、尿脱落细胞学发现尿路上皮癌、输尿管镜活检为高级别尿路上皮癌、有因膀胱癌行根治性膀胱切除史、CTU 表现为侵袭性肿瘤和存在变异病理类型。对双肾、低危上尿路上皮癌及孤立肾或肾功能受损有保肾意愿者可以考虑实施保肾手术。

2.14.3.1　输尿管镜

输尿管镜用于上尿路上皮癌具有诊断和治疗作用。输尿管镜存在感染、穿孔、粘连、损伤、取病理后可能低估病理分期及分级等风险。同时，输尿管内的腔内高压力及活检取样，可能增加根治性术后膀胱内复发风险。因此，对于诊断明确的上尿路上皮癌患者可以不进行输尿管镜检查。

手术要点：患者取膀胱截石位，使输尿管口和尿道口尽量处于同一水平。也可采用健侧下肢抬高，患侧下肢下垂截石位。插入输尿管镜前，留置安全导丝。首先找到输尿管口，贴近管口时，将输尿管镜旋转180°，镜尖指向6点，镜面朝上。在液压灌注下，冲开输尿管。通过壁内段后，降低冲水压力，并将输尿管镜旋转至镜面向下。沿导丝缓慢推进输尿管，整个过程中保持输尿管管腔始终位于视野中央。操作过程中避免水压过高，流速过快，冲水过多，以能保持视野清晰为宜。根据术中情况，决定是否需要进行输尿管扩张。进行输尿管病变活检时，采用硬性镜，边观察边推进，以防肿瘤脱落，造成播散。较小表浅肿瘤，进行输尿管镜下电灼，范围为肿瘤基底及其周围2 mm范围的输尿管黏膜，尽量保持输尿管黏膜的完整性。对于不能用单纯电灼治疗的输尿管小肿瘤，采用电切环电切。只切除突入管腔内的肿瘤，以防穿孔。对于硬镜无法处理的近端上尿路肿瘤，可采用输尿管软镜电灼或激光治疗。

2.14.3.2 根治性肾输尿管切除术

根治性肾输尿管切除术是上尿路上皮癌治疗的金标准。其手术范围包括肾输尿管切除及膀胱袖状切除。可通过开腹、腹腔镜及机器人辅助腹腔镜等方式进行。

（1）腹腔镜根治性肾输尿管切除术：大部分研究表明，低分期肿瘤（T1–T2/N0）、部分高分期肿瘤（T3 ~ T4 期）、肿瘤体积不太大、无广泛淋巴结转移的情况下，腹腔镜及机器人等手术方式可获得与开放手术相似的治疗效果。腹腔镜肾输尿管切除术包括腹腔镜下肾输尿管上段切除及输尿管下段膀胱入口处切除两部分。应严格掌握手术适应证，手术全程遵循无瘤原则，避免进入泌尿道内，防止肿瘤种植播散。

1）经腹膜后途径手术要点：术中尽量保证腹膜完整。尽早阻断输尿管，以免肿瘤细胞随尿液流动种植转移。对于肾盂及输尿管上段肿瘤可以用Hem-o-lok夹，在肾盂输尿管肿瘤的下方夹闭输尿管。进入腹膜后腔后，首先需要清理腹膜外脂肪，离断脂肪可用吸引器或者卵圆钳取出，或暂时放置于髂窝，待下腹部切口时一并取出；单极或超声刀切开肾筋膜，沿肾周脂肪囊和腰大肌、腰方肌表面无血管间隙分离肾背侧，上至膈下，下至髂窝；先游离肾蒂血管，结扎肾动、静脉，再游离肾。用Hem-o-lok夹夹闭肾动脉（近心端2个，远心端1个）后离断。沿输尿管及生殖血管向上游离肾，夹闭肾静脉。以超声刀沿肾周脂肪囊和肾前筋膜之间无血管平面分离肾上极和肾上腺，最后分离肾腹侧。

2）经腹腔操作手术要点：打开后腹膜暴露肾筋膜，沿肾筋膜暴露生殖血管。

沿生殖血管外侧游离输尿管，用血管夹夹闭，以减少挤压过程中肿瘤细胞的脱落种植。如有必要，则行腹膜后淋巴结清扫，清扫务必细致，不要大块钳夹，以免损伤和出血。术中根据主动脉、下腔静脉、十二指肠、生殖血管、输尿管等解剖标志暴露肾门，以血管夹夹闭肾动脉及肾静脉，离断肾蒂血管，随后沿肾筋膜外游离肾及下方输尿管。

3）输尿管切除及标本取出：手术要完全切除输尿管壁内段和输尿管口，以避免输尿管残端肿瘤复发。可经腹腔镜、经尿道电切镜及开腹完成。本次介绍在腹腔镜下及经尿道电切镜输尿管下段切除的手术要点。

腹腔镜下输尿管切除的常用方法及注意事项：① Hem-o-lok 夹处理：腹腔镜下提起输尿管，向盆腔方向游离，于肿瘤远端置 Hem-o-lok 夹钳夹输尿管，以避免上段含肿瘤的尿液外溢。充分游离输尿管末端直至显露膨大位置，于其下置 Hem-o-lok 夹，并在其上切断输尿管。手术应注意血管夹钳夹不全。②腹腔镜下直线切割缝合器处理：在腹膜外间隙，游离盆腔输尿管至末端，向外牵拉输尿管，用腹腔镜下血管闭合缝合器切断结扎输尿管开口。③腹腔内腹腔镜下缝合：经腹腔游离输尿管末端至膨大部位，并在其上剪断输尿管，采用倒刺线或者可吸收缝线进行双层缝合。术中应保证整体切除，避免尿液溢出，并检查输尿管末端完整性。

经尿道电切镜切除注意事项：先用膀胱镜检查膀胱内有无病变，在患侧输尿管开口处插入输尿管导管，环绕导管进行输尿管袖套状切除，完全游离输尿管壁内段及膀胱壁。膀胱内留置 Foley 导尿管，充分引流尿液，防止尿液经膀胱切口反流至盆腔内或后腹膜间隙。

（2）开腹根治性肾输尿管切除术：开腹手术适用于部分高分期 T3～T4 期肿瘤，淋巴结转移较多，肿瘤体积较大患者，有利于控制局部肿瘤。

手术要点：对于肾盂癌及输尿管上段癌，进入腹膜后间隙后，应先于肾下极、腰大肌内侧找到输尿管并尽量向下游离至髂血管分叉处。游离过程中可先于肿瘤下方以丝线扎紧输尿管，以避免因挤压而落入膀胱导致种植。要将附着于输尿管外膜的血管及纤维结缔组织完全剥离，并注意手法轻柔，以防弄破或拉断输尿管。对于输尿管下段肿瘤，于腹膜外游离输尿管下段，向上至髂血管分叉，向下至输尿管膀胱入口处，打开膀胱，距输尿管口周围 1～2 cm 处环行切除膀胱全层后，关闭膀胱。输尿管末端置入无菌手套内并以双粗丝线结扎牢固，以避免肿瘤污染。以无菌蒸馏水冲洗创面后逐层缝合下腹部伤口。

（3）淋巴结清扫：根治性肾输尿管切除术是否行淋巴结清扫仍存在争议。淋巴结清扫有利于明确肿瘤分期，但对于改善预后的作用不确切。EAU 指南推荐高风险上尿路上皮癌进行淋巴结清扫。目前一般认为肾盂肿瘤及输尿管上段肿瘤应考虑清扫同侧肾门淋巴结、主动脉旁淋巴结或腔静脉旁淋巴结，而输尿管下段肿瘤则考虑清扫同侧髂血管淋巴结。

（4）术后灌注：根据上尿路上皮癌诊断与治疗中国专家共识，建议在上尿路上皮癌根治性肾输尿管切除术术后即刻行膀胱内单次灌注。

2.14.4　膀胱癌

非肌层浸润性膀胱癌的标准治疗方式是经尿道膀胱肿瘤电切术，术后根据复发危险决定膀胱内灌注治疗方案。肌层浸润性膀胱癌的标准治疗方式是根治性膀胱切除 + 盆腔淋巴结清扫 + 尿流改道术。

2.14.4.1　经尿道膀胱肿瘤电切术

经尿道膀胱肿瘤电切术适用于影像学或膀胱镜检查发现的膀胱内肿瘤样变，用于明确肿瘤的病理诊断、分级和分期；非肌层浸润性膀胱尿路上皮癌外科治疗；肌层浸润性膀胱癌患者保留膀胱综合治疗的外科手段；中、晚期膀胱癌的保守或姑息性治疗。肿瘤完全切除的方式包括分块切除（包括肿瘤、膀胱壁基底及切除区域边缘）或整块切除（肿瘤 < 1 cm，用单极或双极电切、铥激光或钬激光整块切除肿瘤是可行的，96% ~ 100% 的患者切除标本中有逼尿肌）。

经尿道膀胱肿瘤电切术手术要点：①患者于术前半小时行导尿术膀胱内灌注温热蒸馏水，蒸馏水的低渗透压特点可以使肿瘤细胞肿胀，破坏并杀灭肿瘤细胞，使其失去活性。同时温热的蒸馏水可以使膀胱平滑肌舒张，从而减少膀胱痉挛的发生。②电切时液体灌注要缓慢，术中尽量避免膀胱内压过高或压力变化过快，防止压力过高肿瘤细胞逆行进入血液及淋巴管道。③避免反复进镜致尿道损伤，破坏尿道的正常黏膜屏障，引起肿瘤的尿道种植转移。灌注量在 150 ~ 200 mL，以膀胱黏膜皱襞刚刚展开为宜。④肿瘤切除范围包括肿瘤及其周边 1 ~ 2 cm，深度达深肌层。外生性的乳头状肿瘤，推荐切除边界离肿瘤 1 cm 以上；内生性的原位癌，推荐切除边界距离肿瘤 2 cm 以上。如果肿瘤较小（小于 1 cm），则整体切除肿瘤及基底部部分膀胱壁；如果肿瘤较大，则行分块切除，先切除肿瘤的突起部分，然后切除肿瘤的基底部分。若肿瘤较大且基底较宽，则先切除肿瘤的基底部分以阻断血流，然后从顶部依次切除。在切除所有可见肿瘤后，再利用电切环多切一片基底组织或用活检钳夹取小块基底组织送病理检查，避免切得过深。经尿道膀胱肿瘤电切术时尽量避免烧灼，以减少对标本组织的破坏。⑤尽量保留输尿管口，必要时完整切除输尿管壁内段及肿瘤，尽量不要电凝，以防瘢痕形成。⑥多发肿瘤，先切除小的或不易切到的肿瘤，再切除大的肿瘤，最后切除容易切除部位的肿瘤（膀胱底和三角区）。也可最后切除侧壁肿瘤，以免刺激闭孔神经发生膀胱穿孔。⑦术毕即刻膀胱灌注化疗，以杀灭残存或肉眼不可见肿瘤细胞。可术后拔除导尿管前膀胱灌注 200 mL 蒸馏水，嘱患者自行排出，可以进一步灭活肿瘤细胞并预防可能的尿道种植转移。中高危患者应联合早期膀胱灌注治疗（术后 4～8 周，每周 1 次）+ 维持膀胱灌注化疗。

2.14.4.2 膀胱部分切除术

手术适应证：①局限性浸润的膀胱癌；②孤立的、不能耐受或拒绝根治性全切的患者；③憩室内的膀胱肿瘤；④邻近器官肿瘤侵犯部分膀胱；⑤膀胱瘘，脂肪瘤，纤维瘤。膀胱部分切除术要严格掌握手术适应证。手术可经腹腔镜或开腹进行。腹腔镜手术可经腹或腹膜外入路进行。

手术要点：①术前留置导尿管，生理盐水灌注膀胱。若为膀胱恶性肿瘤，给予化疗药物膀胱内灌注。②术中联合膀胱镜确定肿瘤位置，切除肿瘤周围 2 cm 的膀胱壁。若肿瘤累及输尿管口，则游离该侧膀胱外侧壁和输尿管，将输尿管口与肿瘤一同切除，并重新吻合输尿管和膀胱壁。若腹膜粘连，则连腹膜一起切除。将切除标本置于标本袋内。③缝合创面前，用蒸馏水浸泡创面 5 min。先连续缝合膀胱壁，后用丝线缝合膀胱外膜肌层。经腹入路，需缝合腹膜。留置导尿管，经导尿管注入生理盐水，检查有无渗漏。④创面彻底止血，用蒸馏水或化疗药冲洗膀胱前间隙（腹膜外入路）和盆腔（经腹入路）。留置引流管，扩大切口取出标本。⑤术后膀胱内灌注化疗药物，不建议行膀胱造口，以防肿瘤种植转移。

2.14.4.3 根治性膀胱切除术

手术适应证：① T2-T4a N0/x M0 期肌层浸润性膀胱尿路上皮癌及处于 T1 G3（高级别）期的非肌层浸润性膀胱尿路上皮癌；②治疗后反复复发的 NMIBC 及卡介苗（BCG）治疗无效的原位癌（carcinoma in situ，CIS）；③经尿道电切术和膀胱灌注治疗后仍无法控制的膀胱广泛乳头状病变及非尿路上皮癌等。禁忌证：①膀胱癌远处转移，如侵犯盆壁或腹壁；②体质极弱，身体一般情况差，不能耐受较大手术者，特别是合并心肺等重要器官严重功能障碍的患者；③存在腹腔或盆底既往手术可能造成腹盆腔器官粘连。需根据既往手术情况和术者经验决定。切除范围包括输尿管远端在内的膀胱及周围脂肪组织。男性患者还包括前列腺和精囊切除，女性患者则包括子宫、附件及部分阴道前壁切除。手术可通过腹腔镜及开腹进行。

腹腔镜及开腹手术要点：①术前 30 min 行导尿术并行蒸馏水膀胱灌注，以期破坏肿瘤表面细胞及易脱落细胞，并协助术者快捷准确定位膀胱。②探查盆腹腔有无转移。分离输尿管至膀胱壁，暂不切断输尿管以减少梗阻时间，并行同侧淋巴结清扫。③男性患者，游离输精管、精囊及前列腺后面；女性患者，游离输卵管、卵巢和子宫。钝性分离膀胱前间隙，显露盆筋膜反折及耻骨前列腺韧带（男性）。提起输尿管下段，在膀胱壁外侧上钛夹切断，并暂时低位结扎输尿管，待需做输尿管造口或再植时将结扎处输尿管剪除。游离膀胱侧壁，并切断膀胱侧韧带及前列腺侧韧带（男性）。④根据肿瘤位置及拟施行的尿道改道方式，决定离断尿道部位。用长直分离钳夹住尿道，在钳的近心端用 1 cm 长 Hem-o-lock 夹封闭尿道，用超声刀切断封闭远端尿道，避免膀胱内尿液流出。女性患者，肿瘤位于膀胱三角区时，应同时切除阴道前壁。⑤蒸馏水冲洗腹腔，取头高脚低位，通过各个穿刺孔注入吡柔比星浸泡创面约 15 min。通过更换体位行腹腔及盆腔冲洗，可以更好预防肿瘤的转移。⑥在腹腔镜下将切除组织放入标本袋并结扎袋口，再取下腹部小切口后取出。⑦术后仍定期行尿道内灌注吡柔比星冲洗。

2.14.5　前列腺癌

根治性前列腺切除术是局限性前列腺癌首选的治疗措施。手术切除范围应包括前列腺、双侧精囊、双侧输精管远端，并根据临床分期做不同程度的淋巴结清扫。手术可经腹腔镜或经腹完成。要综合考虑患者病理分型、分期及预期寿命作出手术决策。

2.14.5.1　腹腔镜前列腺癌根治手术

手术适应证：①预期寿命 > 10 年；②无严重合并症；③前列腺特异性抗原

（prostate specific antigen，PSA）或 Gleason 评分高危患者的处理，对于 PSA > 20 μg/L 或 Gleason 评分≥8 分的局限性前列腺癌患者，同时符合上述分期和预期寿命条件的，在根治术后可给予其他辅助治疗；④术前有性功能、T1 或 T2 期、PSA < 10 μg/L 及 Gleason 评分 < 3 + 4 的患者，术中可采用保留神经血管束（neurovascular bundle，NVB）的手术。患有严重内外科疾病，如严重心血管、呼吸系统疾病，凝血功能异常，预期寿命不足 10 年，存在腹腔内炎症，禁行腹腔镜前列腺癌根治手术。经尿道前列腺电切术（transurethral resection of the prostate，TURP）术后 3 个月，前列腺系统活检者 6 ~ 8 周后方可行根治性前列腺切除术。

　　手术可经腹腔或腹膜后入路。

　　腹膜后入路技术要点：①手术要充分游离扩大腹膜前间隙，保证操作空间充分。②术中沿血管行淋巴结清扫，将组织装入标本袋取出。③分离耻骨后间隙，将膀胱颈、前列腺前面和盆底筋膜上的脂肪和结缔组织用吸引器清扫干净，保持视野清晰。分离耻骨前列腺韧带，缝合背深静脉复合体。④正确识别前列腺与膀胱颈交界，是手术成功的关键。若过于靠近前列腺，可能切开前列腺被膜，引起肿瘤扩散。可用弯钳或剪刀推压前列腺和膀胱颈，根据组织质地，判断膀胱颈位置。或助手牵拉导尿管，根据膀胱内气囊位置判断。在膀胱颈与前列腺交界处，切开膀胱颈前壁。抽出导尿管内气体，助手从膀胱内拉出导尿管并向耻骨方向牵拉，使膀胱颈后唇成角暴露，紧贴前列腺被膜横向切断膀胱颈后唇。⑤"正中入路"游离精囊时，超声刀头应垂直向下横向切开前列腺和膀胱之间的纵行肌纤维，以免切割角度倾斜切入前列腺腺体。手术要紧贴前列腺被膜进行。⑥抓起精囊和输精管向前上方牵引，暴露、切开腹膜会阴筋膜，尽可能靠近前列腺分离前列腺和直肠前壁直至前列腺尖部，以免直肠损伤。⑦尽量紧贴前列腺外侧，电凝切断前列腺侧血管蒂，以防神经血管束损伤。⑧沿阴茎背深静脉和前列腺之间的无血管间隙，分离至前列腺尖部。离前列腺 5 mm 切开尿道前方阴茎背深静脉复合体。用剪刀垂直剪开前列腺尖部的尿道前壁，提起尿管暴露并剪开尿道后壁。注意切除前列腺尖部尿道的距离，过于靠近前列腺尖部可能增加切缘阳性率。⑨根据腹膜前间隙和前列腺大小决定是否立即取出前列腺。取出标本时，要观察前列腺被膜及精囊、输精管的完整性。⑩对于切缘阳性的患者，术后需要进行辅助性内分泌治疗和辅助性放疗（尿控恢复后）。

　　经腹腔入路手术要点：进腹腔后，首先要辨认清楚解剖结构，后行淋巴结清扫。游离精囊切断输精管后，紧贴输精管壶腹和精囊纵行切开腹膜会阴筋膜。沿直肠前脂肪层，钝性分离直肠和前列腺背面。术中膀胱内注入 120 mL 生理盐水，以便显露膀胱外形。在膀胱外缘与脐内侧皱襞间切开腹膜，在膀胱侧面沿脐内侧皱襞内侧往前、后游离膀胱，以减少对膀胱的损伤。经过耻骨后间隙向前列腺尖部游离。术中将膀胱前的脂肪向上提拉，以暴露膀胱颈和前列腺之间的边界，锐性分离，向后垂直切断膀胱颈和前列腺之间的组织。切开过于靠近膀胱，则发生输尿管口损伤的风险提高；过于靠近前列腺，则可能会打开筋膜，造成肿瘤播散。向前牵拉背深静脉复合体，切开前列腺尖部尿道前壁，将尿道探子伸入尿道内，暴露切断尿道后壁、侧壁。如何掌握切断尿道的位置十分重要，既要避免切缘阳性的发生，又要避免术后发生尿失控。经套管针置入取物袋，将标本置于标本袋内，适当扩大切口取出。

2.14.5.2 开腹根治性前列腺切除术

手术适应证：①预期寿命 > 10 年的低、中危临床局限型前列腺癌患者；②预期寿命 > 10 年的高危临床局限型前列腺癌患者，部分患者需要联合辅助治疗；③经严格选择的预期寿命 > 10 年的局部进展型（T3b ~ T4，N0 ~ N1）前列腺癌患者，开腹根治性前列腺切除术是此类患者综合治疗的重要组成部分；④不适合腹腔镜手术或者腹腔镜手术风险过大的患者，包括前列腺癌根治性放疗后原发灶局部复发、肿瘤可疑侵犯直肠或膀胱者、盆腔广泛粘连者、心肺功能差不耐受全身麻醉者。开腹根治性前列腺切除术具有顺行切除及逆行切除两种方式。

手术要点：①暴露骨盆腔，先行盆腔淋巴结清扫术。淋巴结清扫按照无瘤原则进行，手法要轻柔，避免损伤大血管和闭孔神经，必要时应用钛夹等处理血管和淋巴管，以防止术后淋巴漏。②切开盆内筋膜时，要适当远离前列腺表面，以免造成前列腺表面静脉的出血。横断耻骨前列腺韧带紧贴耻骨联合切断。避免在肿瘤侧保留神经血管束。如术中发现盆侧筋膜及神经血管束已与前列腺被膜紧密粘连，应行根治性切除术。③在前列腺上方横行切开膀胱颈前壁，将尿管由此切口取出膀胱作为牵引悬吊前列腺用。看清双侧输尿管口位置，在其远侧 1.0 ~ 1.5 cm 处横断膀胱后壁。如术中辨认输尿管口困难，可以静脉注射亚甲蓝，使尿液变蓝，以帮助寻找管口。若肿瘤侵犯膀胱颈部，则需联合部分膀胱颈部组织一并切除，以确保切缘阴性。④手术操作过程中广泛切除前列腺尖后部周围组织，深达直肠前腹膜会阴筋膜。在离断尿道时，不要紧贴前列腺尖切断。离断尿道的位置以距外括约肌近端约 0.5 cm 为宜，通常用剪刀进行准确分离。⑤吻合膀胱颈和尿道时，应注意两断端黏膜对黏膜吻合，以免术后吻合口狭窄。充盈导尿管气囊，牵拉导尿管，使膀胱颈部和尿道远端对合完好后打结。在盆腔两侧各留置引流管 1 根，逐层关闭手术切口；开腹根治性前列腺切除术后有局部复发和远处转移风险，定期随访有助于及时发现复发，进行挽救性或者姑息性治疗。早期更需密切随访，推荐术后 6 周、3 个月、6 个月、12 个月复查，然后 3 年内每半年复查，之后每年复查一次。复查频率可根据肿瘤的性质和患者的特点进行个体化调整，分化差、局部进展期肿瘤及切缘阳性的患者可以增加复查频率，而分化良好、局限于前列腺及切缘阴性的患者，可适当减少复查频率。

参考文献

[1]陈勇辉，黄吉炜，黄翼然，等.肾部分切除术安全共识［J］.现代泌尿外科杂志，2020，25（6）：474–481，500.

[2]魏强，王帆，鲍一歌.如何确保泌尿系肿瘤手术无瘤原则的贯彻？［J］.现代泌尿外科杂志，2019，24（9）：696–699.

[3]孔垂泽，都书琪.肾肿瘤行保留肾单位手术的相关问题［J］.中华外科杂志，2016，54（10）：738–740.

[4]蔡彪，陈勇辉，黄吉炜，等.根治性肾脏切除术安全共识［J］.现代泌尿外科杂志，2020，25（2）：109–115.

[5]田雪梅，王东.腹膜后腹腔镜肾癌根治术中无瘤技术的配合体会［J］.腹腔镜外科杂志，2011，16（12）：936，939.

[6]余云红，叶志华.无瘤技术在膀胱癌围手术期的应用［J］.中华全科医学，2013，11（2）：256–257.

[7]蔡林，高旭，李宏召，等.腹腔镜（含机器人辅助）前列腺癌根治术安全共识［J］.现代泌尿外科杂志，2020，25（7）：575–584.

[8]中国医疗保健国际交流促进会泌尿健康促进分会，中国研究型医院学会泌尿外科学专业委员会，国家重点研发计划微创等离子手术体系及云规划解决方案项目组.经尿道膀胱肿瘤等离子电切安全共识［J］.现代泌尿外科杂志，2018，23（12）：895–901.

[9]毕建斌，白遵光，陈兴发，等.超声引导下经直肠前列腺穿刺安全共识［J］.现代泌尿外科杂志，2018，23（11）：814–819.

[10]黄健，张旭，周利群，等.腹腔镜前列腺癌手术规范专家共识［J］.微创泌尿外科杂志，2020，9（3）：145–154.

[11]Rouprêt M，Babjuk M，Burger M，et al. European Association of Urology Guidelines on Upper

Urinary Tract Urothelial Carcinoma：2020 Update［J］. European Urology，2021，79（1）：62-79.

［12］戴波，董柏君，李响，等. 开放性根治性前列腺切除术安全共识［J］. 现代泌尿外科杂志，2020，25（1）：11-18.

［13］靳英辉，曾宪涛. 中国非肌层浸润性膀胱癌治疗与监测循证临床实践指南（2018 年标准版）［J］. 现代泌尿外科杂志，2019，7：516-542.

［14］戴波，董柏君，李响等. 开放性根治性前列腺切除术安全共识［J］. 现代泌尿外科杂志，2020，25（1）：11-18.

［15］黄健，张旭，周利群，等. 腹腔镜前列腺癌手术规范专家共识［J］. 微创泌尿外科杂志，2020，3：145-154.

［16］丁明霞，李海皓，王海峰，等. 根治性膀胱切除术＋尿流改道术安全共识［J］. 现代泌尿外科杂志，2021，26（1）：9-15，82.

［17］耿江，胡海龙，马志方，等. 非肌层浸润性膀胱尿路上皮癌膀胱内药物灌注治疗安全共识［J］. 现代泌尿外科杂志，2019，24（12）：983-989.

［18］黄健，张旭，周利群，等. 腹腔镜根治性肾输尿管切除术手术规范专家共识［J］. 微创泌尿外科杂志，2020，9（3）：155-165.

［19］叶云林. 上尿路尿路上皮癌外科治疗中国专家共识［J］. 现代泌尿外科杂志，2018，23（11）：826-829.

［19］邓永明，赵晓智，叶长晓，等. 腹腔镜肾肿瘤剜除术治疗 T1aN0M0 期肾癌［J］. 微创泌尿外科杂志，2015，4（1）：11-15.

［20］Rouprê T M，Babjuk M，Compérat E，et al. European Association of Urology guidelines on upper urinary tract urothelial carcinoma：2017 update［J］. European urology，2018，73（1）：111-122.

［21］Mohler J L，Antonarakis E S. NCCN guidelines updates：management of prostate cancer［J］. Journal of the National Comprehensive Cancer Network，2019，17（5.5）：583-586.

［22］Marcq G，Michelet A，Hannink G，et al. Risk of biochemical recurrence based on extent and location of positive surgical margins after robot-assisted laparoscopic radical prostatectomy［J］. BMC Cancer，2018，18（1）：1291.

（周晓峰　刘晓蝶）

3. 手术演示

3.1

无瘤防御下腹腔镜
子宫肌瘤剔除术 📹

（1）完成肌瘤的剔除和缝合后，取出右下腹麦氏点套管针，扩大切口至 2 cm，更换专用大套管针；将缝合线自右侧大套管针取出盆腔。

（2）将密闭取物装置展开，推杆末端"UP"标识朝上，小号硬质导管及大号硬质导管依次自右侧套管针置入盆腔，用无齿卵圆钳钳夹袋口金属环，将袋子整体置入盆腔；在盆腔内展开袋口，将肌瘤置入袋内，收紧袋口，自右下腹套管针取出袋口。

（3）将肌瘤粉碎器组合鞘管及引导棒自袋外置入右下腹套管针内，单齿小抓钳自左下腹套管针钳夹小号导管上的封闭帽上绳索将其取出。用"葫芦钳"钳夹小号硬质导管管身，拧开封闭帽，将小套管针基座拧开，与小号硬质导管管身重新组装。视物镜置入右下腹套管针，充分暴露盆腔内大号硬质导管，单齿抓钳自脐部套管针进入腹腔，钳夹大号导管上的封闭帽上绳索将其取出。"葫芦钳"钳夹硬质导管管身，拧开封闭帽，将大套管针基座拧开，与大号硬质导管管身重新组装。

（4）腹腔放气，袋内充气。将镜头、肌瘤粉碎器及单齿小抓钳依次置入袋内。钳夹肌瘤组织进行粉碎。

（5）粉碎完成后，检查袋内残留肌瘤碎屑，并全部取出。

（6）拆分套管针，将封闭帽重新安装回相应硬质导管上，用操作套管针将硬质导管推入腹腔。

（7）袋内放气，腹腔充气。将密闭装置自右下腹套管针完整取出。交器械护士检查完整性。

（8）常规冲洗盆腹腔，检查出血点，放置引流管，关腹。

所有患者在手术结束时用生理盐水冲洗腹腔，检查出血点，并对腹腔内液体行宏观检查。围手术期的处理包括手术前一天的清洁肠道、配血和麻醉诱导时静脉滴注抗生素预防感染。为了检查组织是否溢出，术后可通过渗漏试验检查密闭取物装置的完整性。

（于　欢　梁海燕）

233

3.2

无瘤防御下腹腔镜
子宫次全切除术

（1）完成子宫次全切除和残端缝合后，取出右下腹麦氏点套管针，扩大切口至 2 cm，更换专用大套管针；将缝合线自右侧大套管针取出。

（2）将密闭取物装置展开，推杆末端"UP"标识朝上，小号硬质导管及大号硬质导管依次自右侧套管针置入盆腔，用无齿卵圆钳钳夹袋口金属环，将袋子整体置入盆腔；在盆腔内展开袋口，将宫体置入袋内，收紧袋口，自右下腹套管针取出袋口。

（3）将组织粉碎器组合鞘管及引导棒自袋外置入右下腹套管针内；单齿小抓钳自左下腹套管针钳夹小号导管上的封闭帽上绳索将其取出。用"葫芦钳"钳夹小号硬质导管管身，拧开封闭帽，将小套管针基座拧开，与小号硬质导管管身重新组装。视物镜置入右下腹套管针，充分暴露盆腔内大号硬质导管，单齿抓钳自脐部套管针进入腹腔，钳夹大号导管上的封闭帽上绳索将其取出。"葫芦钳"钳夹硬质导管管身，拧开封闭帽。将大套管针基座拧开，与大号硬质导管管身重新组装。

（4）腹腔放气，袋内充气。将镜头、组织粉碎器及单齿小抓钳依次置入袋内。钳夹宫体进行粉碎。

（5）粉碎完成后，检查袋内残留组织碎屑，取出大块碎屑。

（6）袋内放气，腹腔充气。拆分套管针，将封闭帽重新安装回相应硬质导管上，用操作套管针将硬质导管推入腹腔。

（7）将密闭装置自右下腹套管针完整取出。交器械护士检查完整性。

（8）常规冲洗盆腹腔，检查出血点，放置引流管，关腹。

所有患者在手术结束时用生理盐水冲洗腹腔和检查出血点，并对腹腔内液体行宏观检查。围手术期的处理包括手术前一天的清洁肠道、配血和麻醉诱导时静脉滴注抗生素预防感染。为了检查组织是否溢出，术后可均通过渗漏试验检查密闭取物装置的完整性。

（于　欢　梁海燕）

3.3

无瘤防御下腹腔镜
子宫全切术 📹

（1）完成子宫全切后，阴道切口电凝止血，查无出血点后聚维酮碘消毒阴道，将密闭取物装置展开，推杆末端"UP"标识朝上，小号硬质导管及大号硬质导管依次通过阴道切口送入盆腔内，用无齿卵圆钳钳夹袋口金属环，将袋子整体置入盆腔。

（2）在盆腔内展开袋口，将子宫体置入袋内，收紧袋口，将袋口下拉至会阴口外，将阴道套管针置入阴道袋口处。

（3）单齿小抓钳自左下腹套管针钳夹小号导管上的封闭帽上绳索将其取出。用"葫芦钳"钳夹小号硬质导管管身，拧开封闭帽，将小套管针基座拧开，与小号硬质导管管身重新组装。

单齿小抓钳自右下腹套管针钳夹大号导管上的封闭帽上绳索将其取出。用"葫芦钳"钳夹大号硬质导管管身，拧开封闭帽，将大套管针基座拧开，与大号硬质导管管身重新组装。

（4）腹腔放气，袋内充气。视物镜置入右下腹套管针，单齿小抓钳置入左下腹套管针，将肌瘤粉碎器通过阴道套管针置入袋内，钳夹子宫体进行粉碎。粉碎完成后，检查袋内残留组织碎屑，并取出大块碎屑。

（5）袋内放气，腹腔充气。拆分套管针，将封闭帽重新安装回相应硬质导管上，用操作套管针将硬质导管推入腹腔。将密闭装置自阴道完整取出。交器械护士检查完整性。

（6）常规冲洗盆腹腔，缝合阴道残端，检查出血点，放置引流管，关腹。

所有患者在手术结束时用生理盐水冲洗腹腔和检查出血点，并对腹腔内液体行宏观检查。围手术期的处理包括手术前一天的清洁肠道、配血和麻醉诱导时静脉滴注抗生素预防感染。为了检查组织是否溢出，术后可通过渗漏试验检查密闭取物装置的完整性。

（于　欢　梁海燕）

3.4

无瘤防御下腹腔镜
卵巢囊肿剔除术 📹

（1）患者全麻后取膀胱截石位，留置导尿管。使用 CO_2 建立 14 mmHg 的气腹，并在整个手术过程中保持恒定。

（2）10 mm 视物镜套管针穿刺脐缘；麦氏点用 5 mm 的套管针探查确定患侧肿瘤位置。卵巢肿瘤同侧下腹部行 20 mm 切口，作为取物通道；肿瘤对侧行 5 mm 切口两个。

（3）更换患侧套管针为取物鞘管（门栓），通过门栓将密闭取物装置置入盆腔。盆腔内展开装置袋口，将患侧卵巢置入袋内，而子宫、对侧正常附件及患侧正常输卵管均置于袋外，下推门栓的外套管于卵巢门处收紧袋口，固定。

（4）将防护装置上的硬质导管牵拉出腹壁切口，将封闭帽置换为普通套管针基座，腹腔排气减压，防护袋内充 CO_2 气构成封闭空间。将视物镜及两把分离钳通过密闭取物装置上的套管针置入袋内。尽量远离卵巢门，纵行剪开囊壁，完整分离囊肿。剥离囊肿后采用"7 号"丝线近卵巢门套扎卵巢皮质暂时止血。如出现囊肿破裂，在防护袋内充分冲洗受污染的卵巢组织。

（5）扩张袋口，将卵巢释放回盆腔。重新收紧袋口，将袋口经过"取物鞘管（门栓）"牵拉到体外，经过袋口取出内容物，也可经过袋口置入组织粉碎器粉碎实性肿瘤并取出。

（6）袋内放气，腹腔充气。更换防护装置上的硬质导管套管针基座并将其推回腹腔。在视物镜直视下，将密闭取物装置自门栓完整取出。拆除卵巢止血线，2-0 可吸收线缝合卵巢创面，重塑卵巢形态。

所有患者在手术结束时用生理盐水冲洗腹腔和检查出血点，并对腹腔内液体行宏观检查。围手术期的处理包括手术前一天的清洁肠道、配血和麻醉诱导时静脉滴注抗生素预防感染。为了检查囊肿内容物是否溢出，囊肿剔除术后可通过渗漏试验检查密闭取物装置的完整性。

（于 欢 梁海燕）

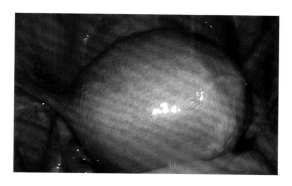

彩图 2.2.1　子宫腺肌病腹腔镜镜下表现

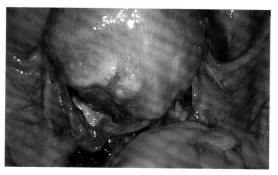

彩图 2.2.2　子宫腺肌病合并盆腔子宫内膜异位症（卵巢及输卵管伞端与子宫后壁粘连）

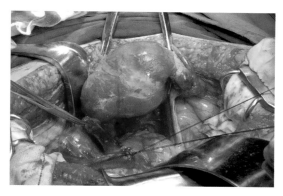

彩图 2.2.3　宫颈癌合并子宫腺肌病、子宫肌瘤

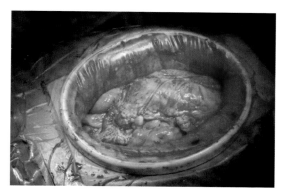

彩图 2.8.1　卵巢癌开腹手术中的切口保护

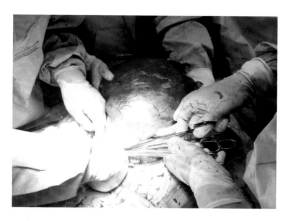

彩图 2.8.2　卵巢癌开腹手术肿瘤的完整切除

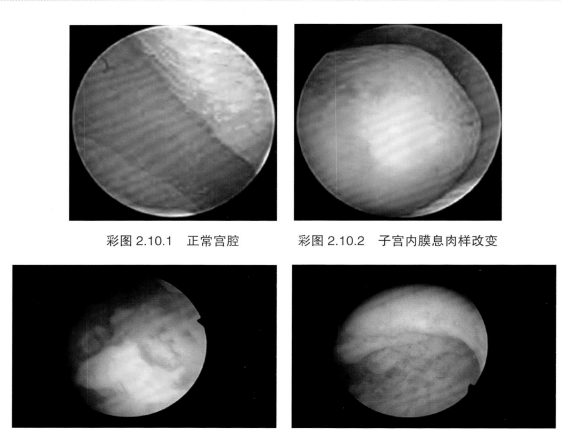

彩图 2.10.1　正常宫腔　　　　彩图 2.10.2　子宫内膜息肉样改变

彩图 2.10.3　子宫内膜局部增厚，质脆，表面不规则，絮状内膜，表面血管走行不规则

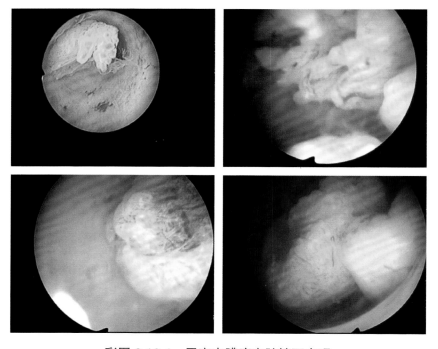

彩图 2.10.4　子宫内膜癌宫腔镜下表现

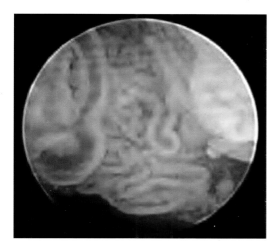

彩图 2.10.5 子宫内膜"脑回样"病变

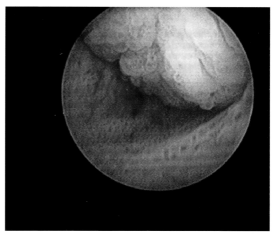

彩图 2.10.6 子宫内膜肾小球样病变

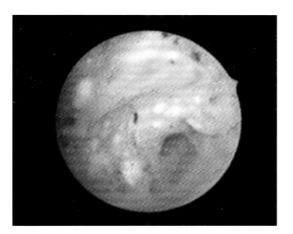

彩图 2.11.1 内膜呈发白的青灰色

依照不同的月经周期阶段，正常的子宫内膜大多呈淡粉色到淡黄色之间，发白的青灰色预示子宫内膜癌可能

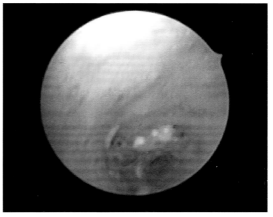

彩图 2.11.2 内膜上有坏疽、缺血和钙化灶

预示子宫内膜癌高度可能

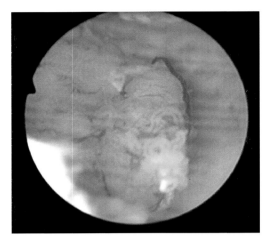

彩图 2.11.3   内膜不典型血管化

不规则赘生物上被覆走向紊乱的血管

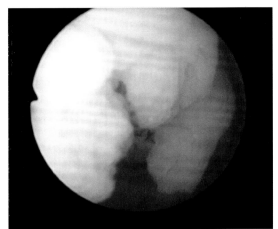

彩图 2.11.4   质地柔软

恶性病变在宫腔镜检查中通常较软，质脆，易出血

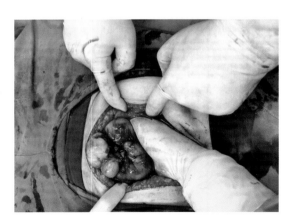

彩图 2.12.1   子宫肉瘤直肠前壁种植复发

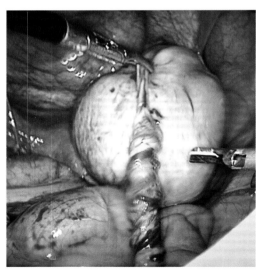

彩图 2.12.2   子宫肌瘤大网膜种植复发